苏州市第五批姑苏卫生人才培养项目成果

家庭医生在身边

女性保健

主　编　任菁菁

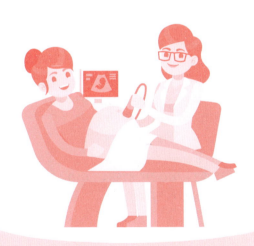

人民卫生出版社
·北京·

图书在版编目（CIP）数据

家庭医生在身边 . 女性保健 / 任菁菁主编 . —北京：
人民卫生出版社，2023.12
ISBN 978-7-117-35649-7

Ⅰ. ①家… Ⅱ. ①任… Ⅲ. ①女性 - 保健 - 普及读物
Ⅳ. ①R-49②R173-49

中国国家版本馆 CIP 数据核字（2023）第 250619 号

人卫智网	www.ipmph.com	医学教育、学术、考试、健康，
		购书智慧智能综合服务平台
人卫官网	www.pmph.com	人卫官方资讯发布平台

家庭医生在身边——女性保健
Jiating Yisheng zai Shenbian
——Nüxing Baojian

主　　编：任菁菁
出版发行：人民卫生出版社（中继线 010-59780011）
地　　址：北京市朝阳区潘家园南里 19 号
邮　　编：100021
E - mail：pmph @ pmph.com
购书热线：010-59787592　010-59787584　010-65264830
印　　刷：北京顶佳世纪印刷有限公司
经　　销：新华书店
开　　本：710 × 1000　1/16　印张：23.5
字　　数：409 千字
版　　次：2023 年 12 月第 1 版
印　　次：2024 年 1 月第 1 次印刷
标准书号：ISBN 978-7-117-35649-7
定　　价：79.00 元

打击盗版举报电话：010-59787491　E-mail：WQ @ pmph.com
质量问题联系电话：010-59787234　E-mail：zhiliang @ pmph.com
数字融合服务电话：4001118166　E-mail：zengzhi @ pmph.com

编写委员会

主　编　任菁菁

副主编　郑园园　马庆华

编　者（按姓氏笔画排序）

马庆华	王丹丹	王炎炎	王莉珉	方玉红	尹　永
史飞涛	邢　冲	朱贤呈	任菁菁	庄文杰	刘　颖
刘可征	刘洁云	刘娟娟	江凌翔	江家欣	孙　丹
孙俊生	劳雅琴	李　帅	李　霞	李慕军	杨立森
杨凯超	吴伟东	吴林飞	邱　艳	沈仙春	沈淑芳
宋　锐	张　禹	张文斌	张艳凯	阿不来提·艾则孜	
陈　平	陈　红	陈　晨	陈　瑶	陈明敏	林　策
林哲涵	金　挺	郑园园	赵宗权	赵静婷	胡　剑
钟素亚	施胜铭	姜浩翔	费鑫法	秦红莉	夏友荣
殷　培	高来龙	高珊珊	唐　平	盛晓园	崔丽萍
蒋　骏	蒋巧巧	蔡东平	蔡旭明	熊　晶	滕一鸣
瞿迪洪					

秘　书　秦红莉　陈明敏

3

序

当今中国，经济与科技实现了快速发展，人民生活水平显著提高，人们对美好生活的追求已不仅仅局限于温饱，还有对更高生命质量的追求。党和国家对全民健康非常重视，中国共产党第十八次全国代表大会以来，将建设"健康中国"上升为国家战略，习近平总书记提出"没有全民健康，就没有全面小康"的重要论断。2019 年，我国印发了《国务院关于实施健康中国行动的意见》《健康中国行动组织实施和考核方案》《健康中国行动（2019—2030 年）》等重要文件，为推动健康中国建设提供政策支持。

然而，我国医疗资源分配尚不均衡，高质量的医疗资源主要集中在一线城市和新一线城市。不少地区仍缺乏医疗人才，社会大众获得医疗信息和医疗服务仍存在一定困难。百姓常常苦于找不到可靠的途径学习科学的保健方法和疾病的家庭护理方法，尤其是对于女性保健方面不甚了解。

在这样的背景下，浙江大学医学院附属第一医院全科医学科主任任菁菁牵头，召集全国各地经验丰富的全科医师，以女性保健为切入点编写医学科普图书，为大众提供专业可靠的健康指导。本书具有较强的科学性，编撰过程又格外注重表述通俗易懂，以便无医学背景的读者也能顺畅阅读和学习。本书涵盖了青春期女性保健、备孕期女性保健、孕期女性保健、产褥期女性保健、更年期女性保健、常见女性疾病保健等方面内容，可以说是百姓期盼已久的家庭健康宝典。同时，本书也是社区医生为居民提供规范、全面的健康宣教服务的重要参考。

本书的出版发行，不仅有助于满足社会大众的健康需求，也是促进医疗服务供给侧结构性改革的重要之举。为此,我欣然提笔作序,将此书推荐给广大读者朋友。

巴德年

2023 年 10 月 10 日

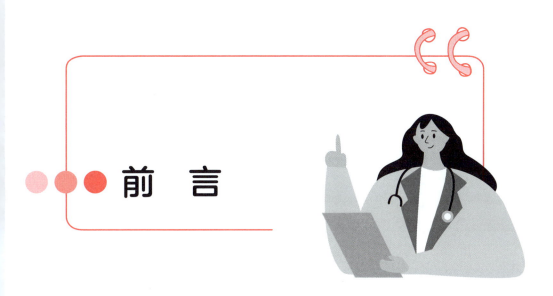

前　言

随着社会和经济迅速发展,人民生活水平显著提高,党和国家及人民群众对健康问题的关注都上升到了新的高度。2019年,我国发布《国务院关于实施健康中国行动的意见》,提出"普及知识、提升素养""自主自律、健康生活""早期干预、完善服务""全民参与、共建共享"的基本原则,以期实现2030年全民健康素养水平大幅提升的总体目标。

全科医师作为"健康守门人",有责任和义务向人民群众提供规范的健康宣教。2018年,国务院办公厅发布《关于改革完善全科医生培养与使用激励机制的实施意见》,致力于培养一批合格的全科医师,促进基层医疗服务机构的建设,维护和增进人民群众健康。

在这样的时代背景下,《家庭医生在身边》系列科普读物应运而生,聚焦群众普遍关注的健康问题,注重将专业的医学知识与大众日常生活相结合,既保持专业性又浅显易懂,赋予广大百姓一本学习医学知识的宝典,更为全科医师提供便捷和规范化的健康宣教途径,同时也构建了一座医生与百姓之间进行医学交流的桥梁,助力健康中国建设。

世界卫生组织研究发现,个人行为与生活方式因素对健康的影响占到60%。健康的生活方式可以预防很多疾病。《家庭医生在身边——女性保健》主要针对常见女性保健方法和女性疾病,对读者进行医学指导和知识普及,增强居民健康意识,不断提高居民自身健康管理能力。

本书凝结了来自全国各地全科医师的心血,由各位编者在紧张繁忙的工作之余,精益求精,联手汇编而成。借此,我谨对参与本书编写工作的各位同道表达真挚的感谢。

由于作者水平有限,书中难免出现疏漏,烦请广大医学同仁见谅与赐教,将您宝贵的意见发给我们(E-mail:zyyyqk@126.com)。衷心地感谢您对本书的关注与支持!

主编　任菁菁
2023 年 8 月 28 日

目 录

01 第一章 青春期女性保健

02 第二章 备孕期女性保健

03 第三章 孕期女性保健

04 第四章　产褥期女性保健

05 第五章 更年期女性保健

06 第六章 常见女性疾病保健

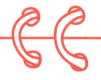

第一章

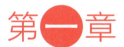

青春期女性保健

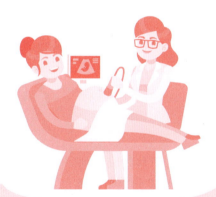

第一节

月经周期和月经量

 小案例

小红：医生，我的月经要 33 天才来一次，这样算正常吗？

全科医师：通常情况下，月经周期为 21～35 天，其中包括月经来潮的时间，不同的人月经周期时间长短不一，不必过分忧虑。那么什么是月经周期？月经量多少算正常？我们今天就来聊一聊女性生理期的那些事儿。

 小课堂

一、月经

女性在进入青春期以后，子宫内膜受到卵巢激素的影响，会出现周期性的子宫出血，称为月经。月经的成分主要是血液（3/4 动脉血，1/4 静脉血）、子宫内膜组织碎片和各种活性酶及生物因子。

二、月经初潮

女性的初次月经被称为初潮，初潮的出现标志着女性已经步入了青春期，初潮年龄大多在 13～15 岁左右，主要和遗传因素有关，但随着营养水平的提高和环境中激素的影响，会导致部分女孩的月经初潮提前。

三、月经周期

通常把月经的第一天到下次月经来临的前一天称作一个月经周期。正常月经周期一般为 21~35 天,其中包括月经来潮的时间,不同的人月经周期时间长短不一,提前或错后 7 天内都可视为正常范围,只要形成一定的规律,都可以认为是正常的,不必过分忧虑。

四、月经量

月经量为一次月经的总失血量,正常月经量为 20~60ml,多于 80ml 为月经过多,且以第 2~3 天最多。

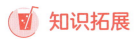 **知识拓展**

一、月经产生的机制

在卵巢激素的作用下,子宫内膜周期性变化,导致月经的产生。正常月经周期包括增殖期、分泌期和月经期三个阶段,雌激素、孕激素以及多种细胞因子均参与这个过程的调节。

月经期会出现月经来潮,时间为 4~5 天,此时子宫内膜功能层崩解、脱落与修复、生长同时存在。增殖期,时间为月经周期第 5 天到下次月经前 14 天,此时在雌激素作用下,子宫内膜表面上皮、腺体、血管均会出现增殖。分泌期,时间为下次月经前 14 天到再次月经来潮。在雌、孕激素的作用下,子宫内膜腺体分泌,此时血管生成迅速并产生进行性弯曲,间质疏松水肿。由于此时期的子宫内膜厚且松软,受精卵容易着床,因而容易受孕。

二、排卵期

排卵是指成熟的卵子从卵泡排出的过程。女性的一生中,只有大概 400 个卵泡能发育成熟,其余会退化。成熟卵泡破裂后,卵巢排出卵子,落入腹腔,即为排卵。排卵通常在月经期前 14 天左右。

三、预测月经初潮时间

1. 进入青春期后定期测量体重和身高,可以考虑每 3 个月测量一次,如果发现突然增加的现象,则考虑大概半年内会出现月经初潮。

2. 观察白带,如果内裤上出现发棕褐色的白带,预示月经初潮在 2~3 天后即将到来,要做好准备。

3. 经常观察乳房,当乳房发育时,膨胀并出现乳晕,触摸时又有一个硬结,预示月经初潮将会在两年内出现。

4. 如果出现了青春痘,排除生理激素分泌异常之后,可以考虑月经将会在 2~3 个月之内出现。

误区解读

一、月经初潮后,月经周期不规律是生病了

不是的。进入青春期后,出现月经初潮的女孩子因为卵巢发育还不完善,可能会出现经期不规律的现象,有可能 2~3 个月甚至半年才来一次,也有可能一个月两次,这样的情况可能会持续一段时间,一般不必过分忧虑,但要注意随身携带卫生巾。

二、月经是脏的

不是的。月经的成分主要是血液、子宫内膜组织碎片和各种活性酶及生物因子,都是身体的组成成分,月经期的来临属于身体正常的生理过程,不必过分遮掩。

三、月经期不能活动

不是的。如果月经期未出现明显不适的症状,可以正常地生活,就没有必要停止日常的锻炼,但要注意避免太过剧烈的运动和可能会有骑跨动作的运动。如果确实腰酸背痛,身体很不舒服,没有必要过分勉强自己,散散步,注意休息就可以了。

四、月经期不能洗头

能洗头。并没有明确的研究证实头痛或者痛经的发生与月经期洗头有关系,保持月经期个人卫生也很重要,但要注意用温水洗头,洗完头后尽快吹干,防止受凉。

五、月经期不能吃辣和凉的东西

并不是绝对的。月经期的饮食禁忌是因人而异的,如果确实吃了不舒服,就要避免,如果没有不舒服,就可以正常地生活。但由于辣的和凉的食物确实可能对身体产生一定的影响,比如肠胃不适、拉肚子等,如果没有特别的需要,可以考虑尽量避免此类食物。

小贴士

　　在女孩子进入青春期以后,家长要告诉孩子青春期会出现大概什么样的变化,包括身体上的变化,例如乳房发育,阴毛和腋毛的产生,以及月经初潮的来临。另一方面,心理上的成长也很重要,帮助孩子正确对待青春期的变化,防止出现焦虑和羞耻的感觉,树立积极乐观的心态。

　　女孩出现月经初潮后,家长应正确指导孩子使用卫生巾,尽量在白天时每四个小时更换一次,时间过长可能会造成月经量积累过多导致侧漏甚至细菌感染的发生,同时要注意选择卫生合格的卫生用品。

　　注意了解孩子的月经周期与月经量,但对于刚刚进入青春期的青少年来说,初潮后2~3年确实会出现不规律的现象,不必过分担忧,必要时及时带孩子到医院就诊。对于孩子处于经期时的精神和身体状态密切关注,如果出现异常状况,例如痛经影响正常生活,或者经期超过7天且出血量过多,注意及时就医。

　　指导孩子记录自己的月经时间和状况,使其能够大致推算自己的生理期。同时由于经期出血,要注意铁和优质蛋白的补充,防止出现贫血。

(劳雅琴　马庆华　黄　丽)

参考文献

[1] 郑友红,王沂峰.正常人月经周期子宫内膜变化及机制[J].山东医药,2016,56(7):90-91.

[2] 张东枚.某高校女大学生月经病症状及其影响因素分析[J].中国学校卫生,2009,30(7):629-630.

[3] 张慧,张亚钦,李辉,等.女童青春期生长突增及其与性发育的关系研究[J].中国循证儿科杂志,2014,9(2):107-111.

[4] 伍洁莹,范利军,黄坚,等.女学生青春期性发育及性教育现状调查[J].中国妇幼保健,2005,20(10):1187-1188.

[5] 祖逸峥,马薇.女童青春期发育影响因素研究进展[J].生殖医学杂志,2017,26(4):387-389.

第二节
月经有血块排出，正常吗

 小案例

患者：医生，我最近每次月经前大概一周都会感觉到胸部胀痛，精神也不太好，而且月经周期不太稳定，月经中有很多血块，颜色也偏黑，家里人说是月经中毒素太多导致的，所以想问问身体是不是有问题。

医生：根据你的描述，这应该属于经前期综合征，很多女性都会存在这种症状，不必太过忧虑，正常情况下也会出现经血中有血块，但需要排除一下子宫肌瘤等疾病的可能。

 小课堂

一、月经血块

子宫内膜脱落引起月经，脱落的子宫内膜和血液混合在一起，最终组成了经血。如果有较大的内膜脱落，混合在经血中，会表现为血块，属于正常的生理现象。

二、经前期综合征

经前期综合征（premenstrual syndrome，PMS）是指女性在月经周期的后期表现出的一系列生理和情感方面的不适症状，包括烦躁易怒、失眠、紧张、压抑以及头痛等，并在卵泡期缓解，在月经来潮后自行恢复，95% 的育龄期女性都会存在经前期综合征症状。

三、子宫肌瘤

子宫肌瘤是子宫平滑肌组织增生而形成的良性肿瘤,含有少量纤维结缔组织,是女性生殖器官中最常见的良性肿瘤。多见于 30~50 岁女性,多无症状。

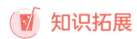 **知识拓展**

一、血块出现的原因

1. **内分泌失调**　内分泌失调可能会导致月经不调,其中月经周期紊乱,血块过多是较为常见的表现。

2. **久坐不动**　由于经血流出不畅,积聚在宫腔内,导致血块的出现。

3. **月经量过多**　由于经血中存在抗凝物质会导致经血本身处于液体状态,但当月经量过多时,抗凝物质不足,就会导致血块出现。

4. **盆腔炎**　患有盆腔炎的女性由于经血流出不畅,可能导致月经中出现血块,但往往伴随有其他症状,如小腹疼痛、坠胀、腰痛等,因而容易鉴别。

二、月经血的颜色

月经由血液、子宫内膜碎片、宫颈分泌的黏液和脱落的阴道上皮细胞等组成。月经血由动脉血和静脉血组成,动脉血含氧量较高,颜色为鲜红色,静脉血含氧量相对较低,颜色相对较暗,所以当血液中静脉血占比较大时,经血的颜色就会相对偏暗。另外,如果经血在宫腔或者阴道中滞留的时间过长,由于经血中含有的铁元素氧化,以及血红蛋白的含氧量下降,最终导致颜色偏暗,都属于正常现象。

其实正常的经血颜色一般为鲜红色,就像女性上厕所时看到的直接排出的血一般都是鲜红色的,此时可以认为身体处于一个比较健康的状态。

三、月经血的气味

正常的月经血大部分属于血液的成分,虽然血液本身没有气味,但在与空气接触后,由于血液成分发生氧化,会出现"血腥味"。所以正常的月经一般会呈现出血腥的气味,但如果存在妇科疾病,就可能会导致经血出现腥臭味,所以如果发现经血气味异常一定要及时就医。

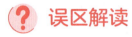

❓ 误区解读

一、经血中有血块是有问题

不是的,经血中存在的血块产生的原因有很多,内分泌失调、久坐不动、经血流出不畅等都可能导致血块的出现,不必过分忧虑,但如果出现大量血块的情况,特别是血块的大小超过$3cm^3$时,一定要咨询医生,进行相关的妇科检查。

二、经血的颜色发黑需要排毒

不是的,经血的颜色偏暗一般是由于其静脉血的成分偏高或者经血滞留时间偏长。一般经血离开人体后,血液就会开始凝固,颜色就会加深,与所谓的毒素是没有关系的,所以不必过分忧虑,更不要相信网上的某些排毒方法,或者"排除宫寒"的保健套餐。

三、月经颜色偏浅是因为贫血

有可能,一般女性严重贫血时,由于血液中血红蛋白含量偏低,会导致颜色偏淡红色。其他可能的原因包括子宫内膜受损导致经血量偏低,或者有些妇科炎症性疾病也会导致月经血的颜色偏浅。偶尔出现一次月经血颜色偏浅或者呈现出淡粉色不必过分忧虑,如果持续性出现,一定要咨询医生。

📋 小贴士

预防经血中出现血块,可以这样做。

1. 针对可能存在内分泌失调或者妇科炎症的女性,建议到医院检查身体状况,根据医生的指导进行治疗。

2. 针对存在久坐不动问题的女性,建议隔一段时间活动一下,避免久坐,可以有效改善经血的流出情况,减少血块出现的可能性。

3. 对于持续出现月经量过多的女性,可以先去医院咨询医生,进行必要的检查和治疗,防止出现贫血的情况,如果感觉到头晕耳鸣,一定要引起重视。

4. 月经中偶尔存在血块或者颜色偏暗的现象,即使出现黑色血块,也不必太过于焦虑,一般都属于正常现象,但如果持续出现一定要引起重视。另外对于月经周期是否稳定,身体是否存在其他不舒服的症状也要综合考虑。关注自己身体状况的女性,可以考虑记录月经的周期,经血的颜色和量等,经常比较,看是否稳定,如果发现问题,方便及时就医。

5. 女性在选择卫生巾的时候,一定要注意其质量和保质期。卫生巾要勤更换,避免经血堆积,防止出现细菌滋生感染等问题。女性在经期应穿着宽松,衣着通风透气,避免穿紧身衣裤。注意经期卫生,经常用温水清洗外阴部,一定要注意避免使用含有杀菌成分的洗液,防止影响阴道正常菌群以及造成感染。

(劳雅琴　黄　丽　马庆华)

 ## 参考文献

谢幸,孔北华,段涛.妇产科学[M].9版.北京:人民卫生出版社,2018.

第三节

什么是痛经

 ## 小案例

小青(16岁):医生,我从去年起开始出现痛经,基本每个月都会痛,痛的时候会吃一些止痛药。因为会痛经,所以经期不吃生冷、辛辣的东西,会多喝一些红糖水,也不太运动,但都用处不大。请问医生,有什么办法可以缓解或者摆脱痛经吗?

医生:根据描述,你可能是原发性痛经,大部分与子宫的发育有关,另外平常受凉、熬夜、劳累也会导致痛经的发生。建议你先做个B超检查,看子宫是否有器质性病变,再考虑具体的治疗方案。

其实痛经在女性群体中属于比较常见的问题,今天我们就来聊一聊。

小课堂

一、痛经

痛经指行经前后或月经期出现下腹部疼痛、坠胀,同时会伴有腰酸或其他不适,症状严重者会影响正常生活,属于妇科较为常见的疾病。痛经分为原发性痛经和继发性痛经两类,生殖器官无器质性病变的为原发性痛经;由盆腔器质性疾病(如子宫内膜异位症、子宫腺肌病等)导致的为继发性痛经。

二、止痛药

止痛药指可部分或完全缓解疼痛的药物,包括非甾体抗炎药和中枢性止痛药两类。常见的止痛药有阿司匹林、去痛片、对乙酰氨基酚、保泰松、罗非昔布等。疼痛不仅影响生活质量,还可能导致心理疾病的产生,造成更大伤害,所以应该及时止痛。

三、子宫内膜异位症

子宫内膜异位症是有活性的内膜细胞种植在子宫内膜以外的位置而形成的一种疾病,属于女性较为常见的疾病。目前普遍认为的致病机制是子宫内膜种植学说,多发生于育龄期女性,青春期前不发病,绝经后异位病灶可逐渐萎缩退化,主要症状为痛经、慢性盆腔痛、月经异常和不孕。

 知识拓展

一、痛经原因

目前原发性痛经产生的原因尚不明确,一般认为主要与以下因素有关。

1. 子宫因素　主要是子宫颈狭窄、子宫过度屈曲等机械性因素使经血流出不畅,潴留在宫腔,刺激子宫收缩而引起痛经。

2. 内分泌因素　主要是前列腺素、血管升压素、催产素等激素作用于子宫的血管及子宫平滑肌细胞导致痛经。

3. 精神因素　精神紧张,压力较大时,会容易对疼痛更加敏感,更易发生痛经。

4. 子宫内膜异位症及子宫腺肌病等疾病也会导致痛经的发生。

二、痛经治疗

痛经属于较为常见的经期疾病,而且在青少年女性中更为常见,有部分女性(主要是指子宫发育不良或者过度扭曲者)在生育后可以缓解。如果痛经并不严重,不影响正常生活,可不必治疗。如果痛经的疼痛时间长达 3 天,影响生活,可以考虑治疗。原发性痛经主要是缓解精神压力、注意休息、保持充足的睡眠,如果疼痛较为严重时可以考虑口服避孕药或者止痛药缓解。

三、月经期常见症状

1. 关节疼痛　月经期前后,部分女性会出现手指关节和膝关节疼痛。一般认为是由于月经前期体内激素水平变化,最终引起膝关节内脂肪垫肿胀,压迫神经末梢,引起疼痛。

2. 皮肤过敏　由于月经期间的皮肤供血和皮脂分泌增多,皮肤容易变得油腻,毛孔粗大,也会更加敏感,应尽量在月经期间不使用刺激性化妆品。

3. 牙痛　经期前后体内雌激素水平变化较大,可能刺激牙龈组织内的特殊受体,造成牙髓和牙周膜血管扩张、淤血肿大,进而压迫到其中的痛觉神经末梢而诱发牙痛。

4. 精神状态　经期女性可能会出现情绪低落、焦虑紧张、过度敏感,甚至暴躁易怒等症状,也伴随出现头晕头痛、容易疲劳等症状,一般认为这属于经前期综合征。

 ## 误区解读

一、痛经不能吃止痛药

没有禁忌证的情况下可以吃止痛药。因为原发性痛经可能与子宫内膜前列腺素有关。所以可以考虑布洛芬、酮洛芬等较为常用的解热镇痛类药物,抑制前列腺素产生,从而缓解痛经,而且不同于阿片类药物,解热镇痛类药物是不会成瘾的,但一定要规范用药,防止药物过量带来较大的副作用。

二、痛经会导致不孕

不一定,主要看引起痛经的原因。如果是原发性痛经,没有特别的器质性病变,一般不会导致不孕,但精神压力大或者内分泌改变等因素确实会导致受孕的概率下降,所以痛经的问题还是需要重视;如果是继发性因素引起,如子宫内膜异位症,确实会导致不孕发生概率上升,需要对原发性疾病进行治疗。

三、生了孩子痛经就会缓解

确实有一部分女性在生完孩子以后痛经缓解了,主要是部分物理性因素,例如子宫颈过窄或者子宫过度扭曲导致经血流出不畅者可以缓解,但如果为了治疗痛经而怀孕确实没有必要。如果是其他原因引起的,一般在生育后也不会发生明显的变化。

四、喝热红糖水能缓解痛经

有一定的缓解作用,主要是热水能舒张血管,在一定程度上就可以减缓疼痛,效果类似热敷。红糖水本身主要成分是糖,并不会有补血的效果,但可以提供一定的能量。由于考虑到经期可能会出现情绪波动,一杯暖暖的红糖水其实也可以作为安抚情绪的神器。

📋 小贴士

如果出现痛经,在不影响正常生活的情况下,可以不必过分忧虑。如果确实难以忍受,可以考虑先咨询医生,进行相关检查,例如双合诊、宫腔镜以及激素水平检查,查看是否属于器质性疾病或者继发性疾病,如果确有问题,应及时进行治疗。

如果未发现异常,可以考虑属于原发性痛经,那么减缓精神压力,养成良好的生活习惯,保持充足的睡眠,适当进行热敷,会更有效。同时也可以考虑咨询医生,采用中药或者针灸等方式进行调节。

疼痛难忍时,可以考虑服用布洛芬、酮洛芬等解热镇痛类药物,但一定要注意在经期前 1~2 天服用,因为此类药物主要是抑制前列腺素的生成,一旦前列腺素生成以后再服用药物就很难起效了。此外要规范用药,防止过量服药对机体造成伤害。

（劳雅琴　黄丽　马庆华）

👤 参考文献

［1］王艳英,马堃 . 2 000 例痛经患者问卷调查及临床特点分析［J］. 中国中药杂志,2015,40(20):3920-3924.
［2］杨继红,陈英,胡佳贞 . 中学女生外周血前列腺素与原发性痛经关系［J］. 中国公共卫

生,2011,27(8):1042-1043.

[3] 金莹,郭红燕.痛经的经验性治疗[J].实用妇产科杂,2015,31(9):642-644.

[4] 聂文佳,徐帅师,张咏梅.原发性痛经治疗方法的研究进展[J].中国中医基础医学杂志,2021,27(4):683-689.

第四节

什么是性病

 ## 小案例

目前,艾滋病在高校学生中的患病率不断攀升,甚至有大学城内曾发生百余名学生感染艾滋病的事件。调查发现,这些感染大部分是由于性接触传播造成的,而且其中男性占绝大多数。相信大多数人会有疑问,为什么艾滋病会在高校中传播? 为什么性接触会造成艾滋病传播? 性接触传播会造成哪些疾病? 我们今天就来聊一聊这些问题。

 ## 小课堂

一、性病

性病全称为性传播疾病,是指以性接触为主要传播途径的疾病。

二、性病的种类

我国《性病防治管理办法》规定的性病包括梅毒、淋病、生殖道沙眼衣原体感染、尖锐湿疣和生殖器疱疹,同时还包括其他可能通过性接触传播的疾病,如艾滋病、非淋菌性尿道炎(宫颈炎)、软下疳、性病淋巴肉芽肿,后两类目前已经较为少见,艾滋病的发病率则呈逐渐上升的趋势。

三、性接触传播

性接触传播指传染性疾病的病原体通过性接触方式,在不同个体之间传播。性接触传播的途径主要包括阴道性交、肛门性交、口腔性交和其他类型的性行为。

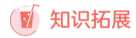

知识拓展

一、性病传播方式

1. **性行为传播** 为性病传播的主要方式,其中包括各种类型的性行为。

2. **血源性传播** 输血或者伤口破损接触时可能发生,如艾滋病、淋病。

3. **间接接触传播** 人与人之间的非性关系的接触传播,主要是通过一些公共用品传播,相对较为少见。

4. **母婴传播** 孕妇可以通过胎盘、羊膜腔或者产道导致胎儿感染病原体,如淋病、梅毒等均可通过此方式传播。

5. **医源性传播** 医务人员感染,以及因为医疗操作导致病原体感染均属于医源性传播。

二、艾滋病

全称为获得性免疫缺陷综合征(acquired immunodeficiency syndrome, AIDS),由 HIV 病毒感染引起,此种病毒主要攻击人体免疫系统中的 CD4+T 淋巴细胞,使人体丧失免疫功能。免疫功能缺乏,会导致人体易于感染各种病原体,甚至发生恶性肿瘤,病死率较高。艾滋病的平均潜伏期为 8~9 年,其间可能没有任何症状,由于性接触传播属于该疾病的传播方式,青壮年等性活跃人群属于该疾病的高发人群。

三、淋病

由淋病奈瑟球菌引起,以泌尿生殖系统化脓性感染为主要表现,为我国较为常见的性传播疾病。急性淋病早期主要表现,男性为尿道炎,排尿时有灼痛,伴尿频,尿道口有少量黏液性分泌物以及附睾炎等症状;女性则主要表现为宫颈炎,部分患者会出现阴道瘙痒和有黏液脓性分泌物的现象,以及尿道炎伴有排尿困难、尿急或尿频等症状。

四、梅毒

由梅毒螺旋体(Treponema Pallidum,TP)引起,主要通过性接触传播,也可以通过母婴传播。早期梅毒感染的主要表现为硬下疳和硬化性淋巴管炎,如果不及时治疗,继续发展则会表现为全身症状,包括皮肤黏膜损害以及淋巴结肿大等,先天性的梅毒会导致胎儿流产、早产、死产等,对于新生儿骨骼和神经系统的发育也会产生较大的影响。

 ## 误区解读

一、在公共游泳池里游泳会感染性病

一般不会。性病的传播是有一定条件的,病原体在自然环境中并不容易生存,高温干燥的环境,紫外线照射或者常规的消毒剂都可以将病原体迅速杀死。目前并未有通过游泳池水传播性病的病例出现,但一定要选择正规的游泳场所,未经合理消毒的游泳池水有可能会造成其他传染病的传播,主要是一些介水传染病,如痢疾、伤寒等。

二、公共马桶的马桶圈会传播性病

一般不会。病原体本身不易在自然环境中存活,而且传播也需要特定的条件(足够数量的病原体进入人体,而人体的免疫力又确实难以抵挡),会得病的概率基本可以忽略。不过马桶圈上细菌的种类和数量是比较多的,所以一定要强调饭前便后洗手,防止病从口入。

三、得了性病就是不自爱

不是的。性病虽然是以性传播为主要的传播方式,但不良的卫生习惯,与他人共用毛巾、剃须刀等用品或者血源性传播,也会导致性病的发生。一旦生病,患者不应该讳疾忌医,大家也不应该对性病患者存有偏见。

四、同性恋容易得性病

不是的。喜欢同性只是一种"取向",而不是得病的原因,在资料中我们看到更多的描述是"男男性行为",主要是指肛交的性行为方式,因为直肠的生理结构决定了无保护的肛交会比阴道性交更易发生黏膜出血,血液接触使病毒侵入、造成疾病。

五、性病会影响结婚生育

一般经过正规治疗，痊愈以后不会影响结婚生育。目前除艾滋病外，一般的性病早期治疗均有比较好的效果，并不会对患者以后的健康造成大的影响，但一定要到正规医院接受治疗。如果患病以后并未就医导致疾病进一步发展，例如女性患梅毒或者男性患淋病性尿道炎，则有可能影响受孕。

小贴士

预防性传播疾病需要注意以下几点。

1. 要避免不安全的性行为，如与陌生人发生性关系或者有多个性伴侣等。

2. 正确使用安全套，研究显示正确使用安全套可以阻断绝大部分性病的传播。

3. 注意个人卫生习惯，性病除了性接触，也会通过日常的接触传播，而且养成良好的卫生习惯，也会阻断许多其他疾病的发生。

4. 定期检查身体，及时了解自身健康状况。

另外，许多人在怀疑自己得了性病以后由于羞于启齿，而不去医院就诊，这是不对的。再次强调大部分性病在早期经过合理治疗以后基本可以痊愈，拖拖拉拉，延迟就医，反而会造成更大的伤害。

如果怀疑自己得了艾滋病，一定要去当地的疾控中心或者医院检测，虽然艾滋病目前还不能治愈，但暴露后尽早上报并采取措施对于预防艾滋病有较好的效果。目前我国对于艾滋病患者实行免费治疗的政策，药物治疗能够明显延缓疾病进展，提高患者生活质量，对于患者的隐私信息也做了很好的保护。

（劳雅琴　黄丽　马庆华）

参考文献

[1] 中华人民共和国中央人民政府 . 中华人民共和国卫生部令第 89 号［ EB/OL ］.［ 2012-11-23 ］. http://www.gov.cn/gongbao/content/2013/content_2344553.htm.

[2] 中国疾病预防控制中心性病艾滋病预防控制中心 . 艾滋病为何"钟情"性传播［ EB/OL ］.［ 2017-05-22 ］.http://ncaids.chinacdc.cn/jb/fzdt/mtbd/201705/t20170524_143 365.htm.

[3] WHO.2016—2021 年全球卫生部门性传播感染战略草案［ 2016-06 ］. https://apps.who. int/iris/bitstream/handle/10665/246296/WHO~RHR~16.09~chi.pdf?sequence=6.

第五节

处女膜是什么

 小案例

网上曾有这样一个案例,主人公在医院确诊子宫息肉,本来正常150元的息肉切除手术就可以解决,但医生却犯了难,因为息肉切除手术不可避免地会对患者的阴道瓣造成损伤,而我们所熟知的"处女膜"也位于这个地方。所以医生推荐她做自费一万元、充分保护处女膜的特殊宫腔镜手术。辗转多次后,她决定接受息肉切除手术,但医生反复让她和家人签字确认,甚至在手术前还曾建议她可以先把处女膜弄破。那到底什么是处女膜?为什么要如此保护处女膜?进行处女膜修复有必要吗?我们接下来就谈一谈。

 小课堂

一、处女膜

处女膜,指阴道外口周围的皱襞薄膜,是阴道口的一层薄膜,膜中间有孔,是月经血流出的通道。不同人的处女膜在大小、形状、厚薄及弹性等方面都有不同,处女膜孔会存在环形、中隔形、筛形、半月形等多种形状。

二、处女膜的作用

一般认为处女膜在未成年时对女性起保护作用,保护生殖系统免受细菌的侵袭,维持生殖系统的正常发育。

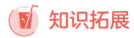 知识拓展

一、处女膜检查

一般来说,要判断处女膜是否完整,需要由专业的妇科医生检查。一般女性自行判断或者与其发生性关系的男性判断处女膜是否完整都是比较困难的。由性交时阴道是否出血来判断女性的处女膜是否破裂是不科学的。除了性交时,一些妇科疾病如阴道炎、子宫肌瘤等均会导致阴道出血。

二、处女膜肥厚

指处女膜纤维结缔组织增生而肥厚。处女膜肥厚会导致性交疼痛、性交困难或阴茎不能插入等问题。一般通过阴道指诊来诊断,并通过处女膜环扩张、切开或切除等手术来治疗处女膜肥厚。

三、处女膜闭锁

正常情况下,处女膜中间是有孔的,如果完全无孔,则为处女膜闭锁,是较为常见的女性生殖器官发育异常。可表现为青春期后无月经初潮,周期性下腹痛逐渐加重,出现逐月增大的下腹部包块等症状,严重时可伴有便秘、肛门坠胀等症状。

四、处女膜修补术

性生活或者某些外伤会导致处女膜破裂,破裂后的残迹称为处女膜痕,处女膜修补术就是对处女膜痕进行修补,重新形成处女膜。

五、子宫息肉

一般指所有借细长的蒂附着于子宫壁的肿物,包括子宫内膜息肉、子宫内膜腺肌瘤性息肉、恶性息肉等,多为良性,可无明显临床症状,也可引起月经增多、白带异常、阴道出血、子宫增大、疼痛等症状。子宫息肉属于妇科较为常见的疾病,其中最为常见的是子宫内膜息肉。

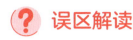

误区解读

一、处女就一定处女膜完整

不一定,主要是因为导致处女膜破裂的因素有很多,并不是只有发生性关系一项。例如某些剧烈运动,像跳高、骑马等,甚至有时骑自行车都有可能导致处女膜破裂;女性清洗外阴部、不当使用内置式卫生棉条、将异物塞入阴道内或者某些自慰方式也有可能导致处女膜破损。另外一些阴道检查或者手术也有可能导致处女膜破裂。

二、初次性交一定会出血

不一定。广为流传的是,在初次性交时处女膜会破裂导致出血。但正如前面所提到的,有很多原因可能导致处女膜破裂,并不一定在初次性交时,处女膜仍然完整。再者,据某些调查显示只有一部分女性在初次性交时会出血,而出血的人中又有一些是因为紧张、不够润滑或者动作太大等导致的。古时之所以会出现"洞房之后落红"的传言,极有可能是因为古人成婚较早,而较小年龄的女性处女膜更厚,在性交时容易受损。

三、处女膜修复术有必要做

没必要。处女膜在幼年时可能有一定的保护作用,破裂后也不会对生活造成什么影响,尽管处女膜修复术的技术并不复杂,但难免会对身体造成一定程度的伤害,反而没有必要。其实处女膜修复术的出现,也是在满足某些男性所谓的"处女情结",如果感情真的需要一层膜来保护,才更显得脆弱。

小贴士

注意避免过于剧烈的运动和一些难度比较大的动作,可以防止处女膜破裂,更重要的是可以防止这些行为对机体的伤害。另一方面,不是说处女膜有多重要,但女孩子要有自我保护意识。父母也要看管、保护好孩子,对于未成年的少女来说,没必要过分强调处女膜,如何教孩子自我保护,避免受到不必要的侵害才重要。

处女膜本身只是一种生理结构,不应该带有社会伦理的观点,过分强调所谓的"贞操"观念,而把处女膜看得过重。女孩不需要通过处女膜来证明自己,而处女膜也不应该是男性评判女性的标准。

虽然现在确实有处女膜修复术的存在,但没必要为了所谓的"处女情结"而去做这个手术。手术即使再简单,技术再成熟,也会有风险,如果因此而发生感染,反而得不偿失。再者处女膜也不是完全封闭的,青春期处女膜的保护作用有限,注意个人卫生、勤换洗内衣裤等更为重要。

但对于存在处女膜闭锁或者处女膜肥厚问题的女性,一旦发现,要及时就医处理,防止对身体造成更大的伤害。

（劳雅琴　黄丽　马庆华）

参考文献

[1] 谢幸,孔华北,段涛. 妇产科学[M]. 9 版. 北京:人民卫生出版社,2018.

[2] 邹倩,王燕,段洁,等. 58 例先天性阴道发育异常临床分析[J]. 中国性科学,2016,25(9):24-28.

[3] 陈容容,邹敬江,孙赛,等. 利用阴道黏膜行处女膜成形术的临床应用[J]. 中华整形外科杂志,2021,37(3):289-294.

第六节

避孕的方式有哪些

小案例

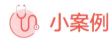

来自美国亚拉巴马州的一个新生儿因为一张手握宫内节育器(intrauterine device,IUD)的照片而走红全网,大家曾以为小宝宝真的是手握 IUD 出生的,但其实 IUD 是在胎盘找到的。孕妈妈说她以前使用 IUD 并未出现任何问题,直到本次放环以后大概 3 周,医生认为她可能怀孕了。虽然 IUD 一般被认为是目前最有效的避孕手段之一,成功率最高可达 99%,但仍然失败了。幸运的是,她最后安全地生下了这个宝宝。但依然还有很多女性因为避孕失败而不得不选择流产甚至引产,而对身体造成伤害。那到底有哪些避孕措施可选? 如何确定具体选择哪种避孕措施? 有效性又如何呢? 今天我们就来谈一谈。

 ## 小课堂

一、避孕

性交时避免女性受孕的措施和行为,称为避孕方式。避孕方式属于性教育的重要内容,可以避免意外怀孕,也能通过合理使用避孕手段阻断性传播疾病。

二、流产

在妊娠不足 28 周、胎儿体重不足 1 000g 的情况下终止妊娠,称为流产。早期流产为妊娠 12 周前流产,晚期流产为妊娠 12~28 周流产。流产一般分为自然流产和人工流产两种,此外还包括特殊流产如稽留流产和习惯性流产。

三、引产

一般为妊娠 12 周后,因母体或胎儿方面的原因无法继续妊娠,而用人工方法诱发子宫收缩来结束妊娠。一般妊娠 14~28 周引产为中期引产,妊娠 28 周以后引产为晚期引产。

 ## 知识拓展

常见的避孕方式有以下几种。

一、避孕套

包括男用和女用两种。男用避孕套主要是由乳胶或其他材料(如鱼皮、羊肠、麻或聚氨酯等)制成的,呈袋状,可以套在男性阴茎上,主要是通过物理屏障的作用阻止精子与卵子接触。女用避孕套主要是由聚氨酯制作的,也呈袋状,但更为柔软、宽松,导热性和韧性比一般乳胶套会更好一些。不管是男用还是女用避孕套,如果能够正确地使用,在避孕的同时还能有效预防性传播疾病。

二、避孕药

避孕药主要是通过影响雌、孕激素的分泌来实现避孕。一般分为以下几种。

1. 口服短效避孕药 属于非处方药,需要常规服用,一般有效率可达99%以上,但注意不要出现漏服。

2. 口服长效避孕药 一般每个月服用一次,但由于激素量较大,发生药物不良反应的概率较大,我国一般已经不再使用。

3. 短效贴片避孕药 由于主要通过皮肤吸收,所以容易受多种因素的影响,效果并不稳定。

4. 紧急避孕药 常见的主要是米非司酮和左炔诺孕酮,由于后者属于非处方药,更容易获得,所以使用者会更多一些。一般在无保护的性行为发生72小时内服用。

一般来说,避孕药虽然不影响性体验,但有可能会出现恶心呕吐、不规则出血或者点滴出血等副作用,短效避孕药相比于紧急避孕药副作用发生率较低,成功率也更高。但服用避孕药需要在了解自身状况以后谨慎选择,防止出现意外状况。

三、宫内节育器

属于放置在子宫腔内的避孕装置,一般认为其作用机制主要为在胚胎着床之前通过不断刮擦子宫壁,造成子宫内产生无菌性炎症,使胚胎无法正常着床,从而达到避孕的效果。主要分为活性宫内节育器(含有铜离子、激素或药物等)和惰性宫内节育器,常见并发症主要包括节育器异位、断裂或者带器妊娠等。有研究数据显示,宫内节育器的避孕失败率约为0.5%~0.8%,属于比较有效的避孕措施。

四、节育

一般包括男性或女性绝育术,主要是通过结扎输精管或输卵管,阻止精子或卵子的排出实现避孕。绝育术避孕效果相对来说比较好,而且如果想要再次生育可以选择复通手术。手术虽然很简单,但也是有风险的,所以在选择之前一定要慎重考虑,做好相关的体格检查。一般来说,男性绝育手术相对来说更简单,伤害更小。

五、皮下埋植剂

属于缓释系统避孕剂，含有孕酮，可以通过缓慢释放入人体内而达到避孕的效果。一般通过手术将其放入上臂内侧，有一定的有效期，到期后需取出。常见的不良反应主要包括不规则出血、月经减少等，避孕效果较好。

以上均属于较为常见的、成功率较高的避孕措施，具体选择哪种，需要综合考虑自身的身体状况、做好相关检查，最好咨询医生。

 ## 误区解读

一、安全期避孕靠谱

安全期避孕是不推荐的，虽然女性排卵有一定的周期，不排卵就不会怀孕，但这仅仅是建立在排卵期非常稳定的基础上，由于排卵周期会受到很多因素的影响，并不十分稳定，所以即使在完全正确掌握相关方法的基础上，安全期避孕仍有 5% 左右的失败率。而现实中，需要通过精确地记录月经周期、观察阴道分泌物、记录体温等来进行估计，较为烦琐，所以失败率比理论上要更高。

二、体外射精避孕法靠谱

体外射精避孕是不推荐的，由于在射精之前分泌的液体中就含有精子，而且射精的时间并不总是能精确地掌握，有可能导致怀孕，在射精之前中断性交也有可能影响射精相关正常神经反射。所以体外射精失败率较高，不能作为常规的避孕手段。

三、避孕药不能长期服用

避孕药并不等于紧急避孕药，短效避孕药还是可以常规服用的，而且避孕效果较好。目前也有研究显示，短效避孕药对于治疗痛经和皮肤痤疮有一定的效果，不良反应相对也比较小，并且短效避孕药在有怀孕需求时可以考虑停药，较短时间内即可正常怀孕。但在考虑服用避孕药时一定要咨询医生，综合自身状况选择，避免盲目服用造成伤害。

小贴士

我们一定要知道的是除了禁欲，不存在 100% 有效的避孕手段。目前，一般认为节育手术是成功率最高的避孕手段,但在综合考虑安全性、方便性和避免性传播疾病等方面后,避孕套可能表现更优。如果没有做好孕育一个新生命的准备,做好避孕措施,及时观察自身的身体状况,防止意外怀孕是十分必要的。如果确实发生了无保护的性行为,一定要在72小时内服用紧急避孕药,但这只是一种补救措施,不能作为常规的避孕手段,因为紧急避孕药无论失败率还是不良反应的发生率都更高一些。

（劳雅琴　黄　丽　马庆华）

参考文献

［1］王兴丽,高学军,王欣,等.北京市石景山地区人工流产情况及避孕失败相关因素分析［J］.中国计划生育学杂志,2021,29(4):667-670.

［2］张艺珊,张雪松,李晓宇,等.青少年生殖健康现状［J］.中国计划生育和妇产科,2020,12(4):4-6.

［3］周颖,乌守恒,郑伟,等.年轻未育女性人工流产术后长效可逆避孕方式的选择分析［J］.生殖医学杂志,2019,28(12):1458-1462.

［4］邹艳辉,刘鸿雁,王晖.新时期避孕模式的演变(2010—2016)［J］.人口研究,2018,42(5):3-16.

第七节

安全套的正确使用方法

小案例

小方:昨天我在和男朋友同房时,他射精以后随便擦了一下,后来第二次戴安全套时戴反了,在戴正后又发生性接触,有怀孕的可能吗?

医生:考虑到安全套的阴道接触面可能与未擦干净的精子发生接触,然后在性交的过程中与卵子接触,所以有怀孕的可能,如果不准备怀孕的话,可以考虑服用紧急避孕药,注意观察月经周期,如果发现有延迟,要及时检查是否怀孕。

 小课堂

安全套

安全套是在性交过程中使用的物理屏障类避孕器具,包括男用和女用两种。在正确使用的基础上,不仅可以避孕,而且可以预防性传播疾病。

 知识拓展

一、男用安全套的使用方法

1. 使用前应首先确认安全套是否在保质期内、包装是否完好。

2. 可用手先将安全套挤至包装袋的一侧,再小心撕开包装袋。注意打开包装时不要用牙齿或者剪刀,防止安全套破损。

3. 打开包装后确认安全套的正反面,小气泡凸起和边缘环可以帮助确定正反,有凸起的一面和边缘环都应当露在外面。如果不小心将安全套戴反,要更换一个新的,不要将其翻转后重复使用。

4. 捏紧安全套前端的小泡,去除其中的空气,将其放在阴茎头上。如果使用者没有割除包皮,需先将包皮往后拉一点,然后再将安全套放在阴茎头上。

5. 用右手捏住小泡,左手将安全套轻轻展开并套至阴茎末端,这个过程需要动作轻柔,以免伤害阴茎,同时避免安全套破损。如果不够顺畅,可以在安全套尖端上滴几滴水基润滑剂或硅酮润滑剂,再滚动展开。在阴茎上佩戴好安全套后,还可以在其外部添加更多润滑剂。

6. 射精后,当阴茎尚处于勃起状态时,需要握紧安全套的边缘,小心地将阴茎从伴侣的阴道中抽出。

7. 将取下的安全套打上死结,用纸巾包好,扔到垃圾桶中。

二、女用安全套的使用方法

1. 使用前应首先确认安全套是否在保质期内、包装是否完好。

2. 使用时用手撕开安全套包装右上角的缺口,取出安全套。注意打开包装时不要用牙齿或者剪刀,防止安全套破损。

3. 女用安全套上有两个环,其中内环为封闭环,需要放入阴道内端,另一个环为外环,需放置在阴道口以覆盖住阴道外部周围区域。

4. 选择有利于插入安全套的姿势,可以坐位或者蹲位,也可以是抬起一条腿的立位姿势。

5. 用拇指和中指捏住安全套的内环,用示指抵住套底,然后将内环送入阴道内部。如果放入有困难可考虑由男方帮助送入阴道内。在放入的过程中,要注意安全套是否破损,保持外环始终位于阴道口外端。如果有必要,可以考虑使用润滑剂。

6. 放入后,用手撑开安全套。

7. 射精后,在起身前将安全套缓慢拉出,防止精液倒流,注意捏紧并旋转外环。

8. 使用完后用纸巾包好,扔到垃圾桶内。

 ## 误区解读

一、用两个安全套比一个安全套更安全

不是的,正规合格的安全套在正常使用的情况下是不会破裂的,没有必要为了安全选择两个安全套,而且由于安全套之间的相互摩擦,会更加容易滑脱或者破损,反而更加不安全。

二、使用安全套就不会怀孕

不是的,有研究数据表明,正确使用的情况下,男用安全套成功率在98%左右,女用安全套成功率在95%左右。也就是说,即使正常使用也有可能避孕失败,而且由于很多时候使用方法不正确也会增加失败率。

三、使用安全套会影响性体验

这个跟个人体验有关系,但并不是绝对的。如果觉得体验不好,可以考虑使用更薄,大小更加合适的安全套。而且部分安全套还有延时和增加情趣的作用,其实是个不错的选择。

四、安全套不可以加润滑剂

可以加。大部分安全套本身就带有润滑剂,如果觉得有额外添加的必要,

可以考虑使用水基或者硅酮润滑剂。油性润滑剂有可能会导致乳胶材质的安全套破损,不建议使用。

 小贴士

一方面,安全套可以避免意外怀孕,由于一旦怀孕,如果没有做好养育孩子的准备,就要面临人工流产的可能性,而不论是药物流产还是人工流产手术都会对女性的身体和心理造成一定的伤害,需要较长时间恢复。另一方面,安全套可以预防性传播疾病,保护自身健康。有性方面的需求是正常的,但一定要注意保护好自己,如果对方没有做好负责的准备,却又拒绝使用安全套,那就一定要拒绝,否则最后往往女性受到更大的伤害。

在使用安全套之前,一定要认真阅读说明书,可以考虑提前练习增加使用熟练度。如果有乳胶过敏的情况可以考虑使用聚氨酯材质的女用安全套,而且女用安全套在导热性和韧性等方面优于男用安全套。

并不是只有在发生阴道性交时才使用安全套,口交时也需要使用口交套,防止某些性传播疾病通过口腔黏膜传播。如果存在肛交的情况,就更需要使用安全套,我国相关标准推荐肛交时要使用加厚或者"极强"材质的安全套,防止安全套破裂,因为直肠黏膜更容易破损,造成疾病的传播。

(劳雅琴 黄 丽 马庆华)

 参考文献

[1] 邹艳辉,刘鸿雁,王晖.新时期避孕模式的演变(2010—2016)[J].人口研究,2018,42(5):3-16.

[2] 薛剑.隔离套:预防性病艾滋病的新工具[J].中国性科学,2017,26(6):159-160.

[3] 周远忠,官黄涛,刘国辉,等.大学生未婚性行为中避孕套使用情况及相关因素分析[J].华中科技大学学报(医学版),2014,43(1):109-113.

[4] 刘天军,王更新,张曦月,等.有性行为大学生安全套正确使用情况及影响因素[J].中国艾滋病性病,2019,25(9):968-969.

第八节

安全期性生活真的安全吗

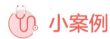 **小案例**

　　小李已经是第三次去做流产手术了,为什么这个姑娘会一次次怀孕呢?原来,她看到网上说安全期发生性关系是不会怀孕的,但是很快就出现意外。做完流产手术后,她觉得上次是自己太倒霉,以后不会还那么运气不好,仍然在安全期同房,结果又怀孕了,就这样,她又一次躺在手术台上。接下来,让我们一起来看一看安全期性生活是否真的安全。

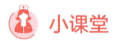 **小课堂**

一、排卵期的计算

　　排卵期有 3 种计算方法。

　　1. 通过日历,一般来月经前 14 天左右为排卵日。但由于个人体质差异性,该日期准确性较低。

　　2. 排卵期阴道分泌的黏液越来越多,有潮湿感,黏液变清,并可拉丝,这种黏液持续的最后一天,一般为排卵日。

　　3. 从体温考虑,女性在排卵后体温立即升高并持续到下一个月经周期开始,基础体温突然升高的那一天为排卵日。

二、安全期的含义

　　在月经期和排卵期之外的时间被称作安全期。女性安全期又分为排卵前安全期和排卵后安全期。从月经干净那天到排卵期开始的前一天的这段日期为排卵前安全期。从排卵期结束后的第一天到下次月经来潮的前一天为排卵后安全期。

对于月经不规则者，单纯考虑天数，安全期计算不准确。

 知识拓展

安全期性生活与怀孕

安全期处于受孕概率较低的阶段，在此时期不采取安全措施进行同房，也有可能会怀孕。在实际生活中，我们很难获得确切的排卵时间，即使将"危险期"定为 5 天，"安全期"也仅仅是相对而言，并非绝对安全。精子在女性生殖道中一般存活 48 小时，这是指一般情况，可还有特殊的精子"长寿"者，保持良好的活力，存活时间延长。此外，排卵时间并非恒定的，情绪、环境、生活状况、体内激素等因素，都可影响卵泡成熟和排出时间。因此，在安全期不采取避孕措施同房也可能会怀孕。

 误区解读

一、"前七后八"是安全的

错误。"前七后八"通常指在月经规律正常的情况下，从月经开始第一天算起，经期前 7 天和后 8 天是安全的。例如，19 号来月经，19—26 号是安全期。这是一个普遍规律，一般来讲排卵前 8 天、排卵后 7 天是安全期。所以很多人误以为月经干净后的几天是安全期而没有采取避孕措施，比"危险期"采取避孕措施意外怀孕的概率要大很多，所以要注意安全措施。

二、同房时不射精就不会怀孕了

避孕是为了阻止卵子受精，那么性生活时不射精是不是就不会怀孕了呢？并非如此，这会对男性的身体造成危害，男性在性生活时强忍不射精，可能会诱发阳痿、前列腺炎等疾病，严重者甚至会影响生育。

 小贴士

无论是否在安全期发生性生活，想要相对安全，都需要采取相应的避孕措施,如果没有孩子且没有生育计划,可以采用宫内节育器、皮下埋植剂、长效避孕针等长效可逆的避孕方法;若没有孩子,但是有生育计划,可采取复方短效口服避孕药与避孕套的方法;对于已经有孩子且没有再生育计划,或女性再次妊娠存在高危风险因素可能危及生命,可以自愿进行男方或者女方绝育手术。

(劳雅琴　苏让让　马庆华)

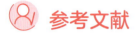

参考文献

中华医学会计划生育学分会.40岁及以上女性避孕指导专家共识[J].中华妇产科杂志,2020,55(4):239-245.

第九节

紧急避孕药一定可以避孕吗

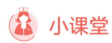

小案例

前两天的一件事,让李红陷入苦恼中。她在某次与男朋友同房时没有做防护措施,这两天是她的排卵期,害怕不小心怀孕,所以去药店询问药师后购买并服用了紧急避孕药。但她担心自己服用不及时,还是会怀孕。所以,让我们一起来看一下紧急避孕药一定可以避孕吗?

小课堂

一、紧急避孕药

紧急避孕药,是一类用于女性在无保护性生活或使用其他避孕措施失败后预防非意愿妊娠的应急性口服避孕药。

二、紧急避孕药的种类及作用原理

目前最常见的紧急避孕药主要有左炔诺孕酮或醋酸乌利司他,通过延缓或停止卵细胞的释放,进而达到避孕效果。

三、需要服用紧急避孕药的情况

1. 同房未采取任何避孕措施。
2. 避孕套破裂、滑脱或使用不当。
3. 三次或三次以上连续漏服复方口服避孕药。
4. 体外射精失败(例如在阴道内或外生殖器官射精)。
5. 使用基于安全期的避孕方法时,对安全期计算错误,或未在月经周期的受孕期采用有效的避孕手段。
6. 宫内节育器或激素避孕植入物脱落。

 知识拓展

一、紧急避孕药与妊娠

服用紧急避孕药就是要避免非预期妊娠,但是在实际情况中,如果错误地使用药物就可能会造成避孕失败,紧急避孕药物只对 72 小时之内距离最近的一次没有保护措施的同房性行为进行避孕,根据避孕需求,应该尽早、按规定、按剂量服用。如果在服用后的 2 个小时内出现呕吐,需要补充服用一次,达到良好的避孕效果。

二、紧急避孕药与月经

紧急避孕药无法直接诱发月经来潮,但会影响月经来潮的周期。服用紧急避孕药物后,一般在预期来潮日的前后 1 周之内出现月经。服用药物的品种不同,月经延迟或者提前出现的可能性也不相同。比如雌孕激素复合制剂和左炔诺孕酮紧急避孕药联合使用后,发生月经提前的概率明显高于抗孕激素药物米非司酮;另外,使用米非司酮紧急避孕后月经延迟比较常见,服用的剂量越大,越有可能发生月经延迟。如果服用紧急避孕药物后月经延迟 1 周以上,就要去医院进行妊娠检查。

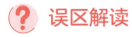
❓ 误区解读

一、紧急避孕药会对身体造成伤害

紧急避孕药对于健康的育龄期女性来说,相对安全,但也有禁忌证,目前还没有使用紧急避孕药后死亡或出现严重并发症的情况。服用紧急避孕药物出现的副反应也通常是轻微和一过性的,一般不需要特殊处理,主要有恶心呕吐、月经延迟、阴道不规则流血、腹痛、乳房触摸疼痛、头痛、头晕、疲劳乏力等。但要注意服药后阴道不规则流血不意味着避孕成功,只有在下一次月经正常到来才说明没有发生意外妊娠,仅仅由于服用紧急避孕药物引起的不规则流血可以不做处理,但是如果同时伴有其他的症状如下腹痛,则需要进行专业检查排除异位妊娠。

二、紧急避孕药会影响下一次怀孕

紧急避孕药是短效补救方法,对于女性器官与功能的改变仅仅是一次性的,停药后即可恢复,**不会影响之后的生育能力**。同时,在服用紧急避孕药的当月发生性行为时要注意采取防护措施,否则仍有可能怀孕。在服用紧急避孕药时,并不是服用的剂量越多避孕效果越好,这样只会让不良反应的发生率以及严重程度提高。紧急避孕药并不是常规避孕药,尽量避免长期反复使用。

📋 小贴士

与其他常规避孕药相比,紧急避孕药相对安全。有些女性患有心脏病、脑卒中等疾病,不宜服用常规的避孕药物或者其他一些激素类避孕药,此时服用紧急避孕药也是相对安全的,但建议在医生指导下服用。

另外,紧急避孕药不能经常反复使用,可以考虑采用避孕套类、宫颈屏障器具类以及杀精子制剂类等方式达到避孕效果。

（劳雅琴　苏让让　马庆华）

👤 参考文献

[1] 胡堃,张丽,张宝喜,等.临床常用女性避孕节育药具研究进展[J].医药导报,2020,39(11):1506-1510.

［2］程利南.紧急避孕药的安全性［J］.实用妇产科杂志,2014,30(7):488-490.
［3］张海珍.服用紧急避孕药后人工流产及宫外孕的临床研究［J］.山东医药,2011,51(52):104-105.

第十节

性生活后出血是什么情况

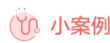 **小案例**

李佳和她的丈夫进行性生活时本来很正常,可是最近她感觉到有点儿奇怪,每次同房后都会有血从阴道里面出来,量并不多,可是她有点儿害怕,打算去医院看一下。那么性生活后出血是怎么一回事呢?让我们一起来看一下。

 小课堂

一、性交出血

女性性交出血是指性交时或性交后,阴道或外生殖器出现局部出血的现象,一般情况下出血量不是很多,血迹颜色常常是少许淡红色或者鲜红色,或者白带中带血(称为血性白带),仅极少数可以引起大出血。

二、性生活后出血的原因

性生活后出血原因有很多,主要有性交不当以及女性妇科疾病等。

（一）宫颈息肉

多见于慢性宫颈管黏膜炎患者,炎症的长期刺激使局部上皮增生形成宫颈息肉。息肉一般在1厘米以下,质地脆软,性交时受到挤压可以引起出血。

（二）宫颈炎

宫颈炎，分为急性宫颈炎和慢性宫颈炎，其表现为宫颈表面不光滑，呈红色糜烂面。慢性宫颈炎一般情况下不会引起性交出血，出血者大多数为急性宫颈炎。在宫颈炎处于急性期的时候，宫颈会严重充血水肿，血管扩张，分泌物增多，会出现性交时出血或血性白带。

（三）阴道炎

当阴道发生炎症时，阴道黏膜会充血水肿，在性交时损伤阴道黏膜而出血。此外，女性患尿道炎、外阴炎、盆腔炎、更年期阴道炎或宫内节育环放置不当等，均可导致性交出血。

（四）宫颈癌

宫颈癌是最常见的妇科肿瘤之一，40岁以上的已婚女性多见。宫颈癌早期症状是有少量性交出血或血性白带，其后发展为持续性少量阴道出血，直至较大量的出血。

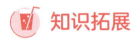
知识拓展

性交后出血的治疗

女性发现原因不明的性交出血时，尤其是年龄在40岁以上的女性，首先要考虑通过妇科检查排除宫颈癌；凡属外阴、阴道、盆腔、尿道等局部的炎症所致的性交出血，应以消除炎症病灶治疗为主，同时可用热水坐浴、阴道热灌洗或透热疗法等促进炎症的吸收；对于息肉、肿瘤类病变，均应及时进行相应的手术治疗。

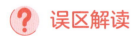
误区解读

一、性生活后出血一定是患癌了

不一定。前面介绍了性生活后出血有许多原因，其中有可能是宫颈癌。但是，性生活后出血应该及时去医院进行相应的检查，性生活后出血是妇产科门诊最常见的主诉症状之一，不必过分担心。根据研究显示，性交后出血的女性与一般人群相比，她们宫颈癌的发生率是明显增加的，但并不意味着出血一定是患宫颈癌。

二、绝经期后阴道一定不会出血了

不一定。对于围绝经期的女性而言，长时间佩戴宫内节育器有时也会出现围绝经期阴道出血的情况,主要是长时间的机械刺激,导致子宫内膜出现浅表性坏死或溃疡,继而诱发阴道出血。

另外,很多围绝经期女性会出现卵巢萎缩,从而无法分泌充足的雌激素,导致雄激素在外围脂肪组织中转变,对子宫内膜造成不良影响,进而引发子宫出血症状。绝经期后出血更应该引起重视,停经一年以上又出现不规则的出血,常常是疾病的早期症状。

小贴士

出现性生活出血后,女性要调节自身情绪,在精神上放松,不要过于紧张忧虑,消除不必要的顾虑,及时去医院检查,查明病因,积极治疗。定期进行妇科检查,男女双方都要洁身自好,注意个人卫生。

（劳雅琴　苏让让　马庆华）

参考文献

［1］王雪霞.探讨接触性(性交后)出血与宫颈癌的发病关系［J］.中国妇幼保健,2008,23(24):3430-3431.
［2］郭建梅.妇产科阴道出血临床分析［J］.中国药物与临床,2021,21(3):429-430.

第十一节
宫颈刮片后可以有性生活吗

小案例

张红最近去医院做了妇科检查,其中有一项是宫颈刮片,做完之后,她询问医生最近能否同房,如果同房的话要在宫颈刮片之后多久?下面让我们一起来看看宫颈刮片后能否发生性生活吧。

小课堂

宫颈刮片检查的是什么

传统宫颈刮片是取样医师在宫颈口使用一次性宫颈刮板刮一圈后,均匀涂在玻璃片上,经过特殊的巴氏染色,然后放置在显微镜下观察。由于其简便易行,经济有效,因此传统宫颈刮片已经作为妇科常规检查,特别是筛查宫颈癌的重要诊断方法之一。

（一）宫颈刮片的巴氏分级

1. I级　为正常的宫颈细胞。

2. II级　细胞核普遍增大,染色质稍增多,还可分为IIA级,即有轻度核异质细胞;IIB级,即有重度核异质细胞。

3. III级　细胞核增大,核形可以不规则或有双核,染色加深,成为典型的核异质细胞。

4. IV级　可见到具有恶性特征的细胞,但数量较少。

5. V级　能见到具有恶性特征的细胞,而且数量较多。

（二）宫颈刮片的注意事项

1. 在操作前 24 小时之内被检查者不同房。

2. 在检查前的 24~48 小时之内不要进行阴道冲洗,不使用要放置在阴道内的栓剂,同时也不要进行阴道内检等相关操作。

3. 如果有炎症发生要先治疗后刮片采样,防止片中白细胞和炎症细胞多,影响诊断结果。

4. 做检查时尽量安排在非月经期间。

5. 宫颈刮片手术会导致黏膜的局部损伤,黏膜需要一段时间进行愈合,一周内尽量不要同房,在此期间尽量避免盆浴,可以进行淋浴。

知识拓展

还有哪些筛查宫颈癌的方法

1. 液基细胞学检测方法　液基细胞涂片检查简便易行,特异度高,仍旧是目前宫颈癌及癌前病变的基本筛查方法,但敏感度较低,需要结合新的检测方法辅助诊断。

2. 阴道镜检查 当宫颈细胞涂片检查发现异常时，就需做阴道镜检查以确定病变部位，必要时取若干块组织送病理检查，为手术治疗提供依据。

3. 宫颈活体组织检查 活体组织检查应用于通过阴道细胞学、阴道镜检查呈可疑或阳性，临床表现为可疑宫颈癌或其他疾病不易与宫颈癌鉴别时的情况，是诊断宫颈癌最可靠的诊断依据。

 ## 误区解读

一、宫颈刮片后不可以进行性生活

宫颈刮片对以后的性生活没有影响，它只是普通的、常用的筛查宫颈疾病的一种检查方法，不会对性生活有影响。但如果宫颈刮片检查之后，患者出现少量流血，这种情况一般需要禁止性生活两周，在不流血之后，并且身体没有任何不舒服才考虑再次性生活。否则，患者出现阴道流血时同房，很容易造成感染，甚至造成一些其他的并发症。如果阴道流血时间比较长，需要就诊。

二、宫颈刮片的结果一定准确

筛查宫颈癌的常用方法有宫颈刮片脱落细胞学检测、阴道镜检查、病理学检查等。其中宫颈刮片法的优点是较为传统，便于操作，经济性强，适用范围广，但是有较高的漏检率；病理学检查的诊断准确率较高，但会对患者造成一定的创伤，不宜频繁进行筛查；阴道镜检查对于宫颈内部结构的观察较为直观，可以是评估疾病的重要手段。

临床常将宫颈刮片脱落细胞学检测与阴道镜检查联合应用，对宫颈癌的初筛效果较好。

三、如果感染人乳头瘤病毒意味着患了宫颈癌

人乳头瘤病毒（human papilloma virus，HPV）是造成宫颈癌的一个罪魁祸首。HPV 检查方法目前都是经过宫颈的分泌物检查，包括定性、定量、分型方法，目前主张通过宫颈分泌物来进行 HPV 的分型检查。

宫颈位于阴道的顶端，窥开阴道后可以看到，之后可以进行取材，宫颈 HPV 取材是拿较柔软的刷子，刷宫颈上面的脱落细胞，细胞粘到刷子上后，再将刷子放到特制的容器中进行检验，经过一系列的检验后，会告知患者有没有 HPV 感染。

如果出现 HPV 高危的阳性感染，要进行适当的干预。特别是出现 HPV16

型和 18 型阳性,由于这两类是宫颈癌高危的因素,所以往往建议要进行阴道镜活检,以早期发现宫颈癌。此外宫颈癌疫苗可以预防 HPV 感染,如果患者年龄为 9~45 岁,可以尽量注射疫苗。

小贴士

宫颈刮片术前术后注意事项:这是一项常规的妇科检查,术前要注意避开月经期,前一晚尽量不要用药或阴道冲洗;术后需要养成健康的饮食生活习惯,注意清淡饮食,少吃或者不吃生冷辛辣等刺激性食物,同时也要注意保持外阴卫生,尽量干净清洁;术后如果没有出血等症状,可以正常性生活,如果有少量出血,不建议性生活,等恢复后可以正常性生活,如果出血时间较长,需要及时就医。

（劳雅琴　苏让让　马庆华）

参考文献

[1]郑传会,林莉,王焱,等.传统宫颈刮片的制作技巧与质量控制[J].临床与实验病理学杂志,2016,32(9):1071-1072.

[2]燕语.宫颈刮片脱落细胞学检测联合阴道镜检查对宫颈癌的初筛价值[J].医疗装备,2020,33(18):90-91.

[3]唐梅,黄健.3476名已婚女性宫颈检查和宫颈刮片结果分析[J].重庆医学,2010,39(6):707-708.

第十二节

私处的毛该不该剃

小案例

苗医生在门诊时遇到病人李红来咨询,李红觉得自己"下面"好多毛发,她感觉不是很好看,但网上说剃毛会引发很多疾病,所以想问问,私处毛发到底能不能剃?下面让我们一起来聊聊这个问题。

 ## 小课堂

一、阴毛什么时候出现

性激素制约着阴毛的生长,一般女性 11~12 岁时,卵巢逐渐成熟,开始有性激素的分泌,刺激阴毛的出现和生长,阴毛的有无以及疏密程度受两个因素的影响:其一是体内的肾上腺皮质产生的雄激素水平,其二是阴部毛囊对于雄激素的敏感程度。

二、阴毛的作用

1. **保护作用**　可以减少衣物对私处的摩擦。私处皮肤比较脆弱,如果没有毛发保护,容易破损,毛发可以避免私处和衣物的直接接触,很好地保护私处皮肤。

2. **阻挡汗液**　私处的汗腺管粗大丰富,出汗多,私处位于两腿之间,位置比较隐蔽,透气性较差。阴毛的存在增加私处和裤子间的透气空间,散发热量,让汗液更好地蒸发,避免湿疹发生。

3. **缓冲作用**　避免阴部皮肤受损,同时避免异物和细菌直接进入阴道中。

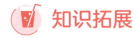 ## 知识拓展

儿童过早长出阴毛,可能患有的疾病

女性在青春期期间,阴毛、腋毛开始生长,但是如果 8 岁之前出现月经以及阴毛生长,可能是性早熟。性早熟可能受其他疾病或情况影响。

性早熟(precocious puberty)是指女孩 8 岁、男孩 9 岁以前呈现第二性征。男孩、女孩均会出现身高和体重过快增长,女孩具体表现为乳房发育,阴毛、腋毛出现,月经来潮等;男孩表现为睾丸容积增大,阴茎增长增粗,胡须、阴毛出现等。

按照发病机理和临床表现,性早熟主要分为三类。

1. **中枢性性早熟**　又称促性腺激素依赖性性早熟、真性性早熟。患儿除有第二性征发育外,还有卵巢或睾丸的发育。中枢性性早熟可进一步细分为特发性性早熟(又称体质性性早熟)、继发性性早熟及其他疾病造成的性早熟。

2. 外周性性早熟 又称非促性腺激素依赖性性早熟、假性性早熟。一般患者有第二性征发育和性激素水平升高,但无性腺发育,下丘脑-垂体-性腺不成熟。

3. 部分性性早熟 又称不完全性性早熟。如单纯乳房早发育、单纯阴毛早现、单纯早初潮等。

误区解读

一、阴毛越多越好

阴毛过于茂盛导致私处长时间处于潮湿的环境中,如果护理不及时,可能导致细菌的大量滋生,容易引发相关疾病。如果将阴毛剃掉,便于清洁,也能减少细菌滋生。大量汗腺分布在私处,易出汗,阴毛过多的女性则易出现难闻体味。

二、阴毛越少越好

当然,任何事情都具有两面性,阴毛过多不太好,阴毛过少也不好。

如果将阴毛剃掉,失去了"保护伞"的私处容易出现摩擦、碰撞等情况,可能导致私处皮肤损伤和阴道受伤;私处的阴毛和其他部位的毛发一样,剃掉之后又会重新长出来,需要不停地剃,而且新长出来的阴毛容易刺人,平时走路、运动或者性生活过程中也会感觉不适。阴毛要不要剃,需要自己权衡利弊之后决定。

三、阴毛稀少会影响性欲和生育

成年女性阴毛的多少存在较大的个体差异,阴毛的生长发育受人种、遗传、营养、体质和精神状态等多种因素的影响。大多数情况下,阴毛多些或少些都是正常生理现象。民间迷信传说影响的,如不长阴毛的女性称为"白虎",被认为是不祥之兆,这些都是反科学的,对于阴毛稀少者,只要不存在病理性问题,不必烦恼。同时有研究表明,阴毛稀少或者无阴毛不会影响性生活与生育。

小贴士

剃阴毛需要注意:要选择一把新的剃刀,不要随便把剃须刀用来剃阴毛,注意个人卫生,避免出现感染;让身体处于放松状态,不要随便乱动,避免剃伤皮肤,对于比较难处理的位置,一定要更加留意,慢慢剃除;剃完后,最好用热毛巾敷一下,缓解不适感;平时注意对于阴毛的清洁,防止细菌滋生引起妇科疾病。

(劳雅琴　苏让让　马庆华)

 参考文献

胡廷溢,赖妍彤.阴毛的生理作用与美学价值[J].中国性科学,2010(1):12-15,24.

第十三节

白带检查是什么

 小案例

女患者:医生,最近我内裤上黄兮兮的,也没其他不舒服,就没当回事儿,没来医院检查。可是今天发现内裤上又出现了黄绿色的东西,脏兮兮的,我很紧张,在想是不是生病了,所以来你这里看看。

医生:根据你的描述,可能是阴道炎症,具体的我要帮你做一下妇科检查,再检查一下白带,也就是要做阴道分泌物的检验,要看化验结果才能对症下药。

女患者:那好的,不过做这个检查会不会很痛,我最怕痛了……

医生:一般是不会痛的,但是过度的紧张会让你在妇科检查的时候有不适感,所以尽量放松自己。

 小课堂

女性的阴道是由阴道微生物群、宿主的内分泌系统、阴道解剖结构及阴道局部免疫系统共同组成的微生态系统。正常的阴道微生物群种类繁多,虽说有多种微生物存在,但这些微生物与宿主阴道之间相互依赖、相互制约,达到动态的生态平衡,并不致病。阴道微生态系统在预防疾病方面发挥着重要的作用。在出现感染或菌群失调的情况下,阴道分泌物会增多、变黄、性状改变。对于这样的病患来说,首先就是要进行白带常规检查,那么大家是否会存在疑问,白带检查到底查些什么呢? 现在我们就来了解一下白带检查是什么吧。

一、什么是白带

白带主要是子宫和阴道黏膜等产生的分泌液,女性白带分泌量和雌激素分泌量成正比,对于正常女性来讲,白带为白色、透明状,且质地比较稀。一般情况下,女性白带分泌量存在差异性,但就正常白带而言无显著气味,不会出现腥臭味。正常情况下只需要进行普通清洁,保证阴道组织的前庭区呈湿润状态,白带性状正常即可。

二、白带异常是什么

白带异常可能会引发宫颈疾病,例如:急/慢性宫颈炎、阴道炎等。反过来,妇科疾病也常常会导致白带异常,比如滴虫阴道炎会导致白带量明显增多,颜色呈微黄;患外阴阴道假丝酵母菌病时会出现豆腐渣或凝乳状白带等。总之出现白带性状改变时均需要予以重视。

三、白带检验的项目有哪些

(一)pH 值

对于成年女性来讲,受卵巢性激素的影响,黏膜的上皮细胞内含有许多物质。这些物质被阴道杆菌分解后会转变为乳酸,致使阴道分泌物呈现弱酸性,弱酸性可以预防病原菌繁殖。女性阴道正常的 pH 为 4.5 左右,如果 pH 超过 5.0,则滴虫阴道炎/细菌性阴道病的患病率将明显上升。

(二)清洁度

在进行阴道的清洁度划分时,通常将其划分成四个级别:Ⅰ~Ⅱ度代表正常,Ⅲ~Ⅳ度代表异常。Ⅰ度指显微镜观察可以发现许多阴道杆菌,未出现白细胞与杂菌,且视野比较干净,均是正常分泌物;Ⅱ度指显微镜下发现少量白细胞和杂菌、中量阴道杆菌,基本是正常分泌物,主要表现在阴道口较为松弛的经产妇;Ⅲ度指显微镜观察发现许多杂菌与脓细胞,会出现少部分阴道杆菌,通常代表女性存在阴道炎症,应该重视;Ⅳ度指显微镜观察未出现阴道杆菌,但发现大量杂菌与脓细胞,存在少量的上皮细胞。

(三)线索细胞

显微镜下观察悬滴涂片,被杆菌凝聚的阴道上皮细胞,其边缘会出现锯齿状,边缘模糊不清,称作线索细胞。线索细胞是诊断细菌性阴道病最特异、最敏感的指标。

（四）阴道毛滴虫

阴道毛滴虫是常见的性传播疾病病原体,喜欢在温度 25~40℃、pH 5.2~6.6 的潮湿环境中生长,在 pH 5.0 以下或 7.5 以上的环境中则不生长。例如,频繁性交(性交后阴道 pH 可上升至 7.2)就容易得滴虫阴道炎。在正常情况下阴道内是酸性环境,能有效防止滴虫生长,但各种原因导致酸性环境破坏反而更容易得滴虫阴道炎,更甚者还会造成邻近器官感染,例如尿道感染或尿道旁腺感染。

（五）胺试验（whiff test）

又称作胺臭味试验,是对白带是否存在胺进行的检查,用于检查细菌性阴道病,如胺试验阳性,即可确诊患有细菌性阴道病。

（六）真菌

常见的是假丝酵母菌,日常会寄生于阴道内,但菌量很少,如果阴道内酸度提升,会使其大量繁殖。常见的发病诱因主要有妊娠、糖尿病、大量应用免疫抑制剂、广谱抗生素及接受大量雌激素治疗。

（七）外观

一般情况下,白带是白色、稀稠样、无气味,白带量随生理期变化而稍有增减。如:排卵期前白带量会持续增加,呈现清澈透明状,比较稀薄,与鸡蛋清类似;排卵期 2~3 天白带变为浑浊黏稠,量减少;经期前白带量又会持续增加;另外,妊娠期女性的白带量会明显增多。

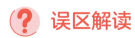 **知识拓展**

做白带检查注意事项:①检查前 3 天避免性生活;②检查前 1 天不使用阴道药物、不进行阴道灌洗;③正常月经来潮时暂缓取白带,应在月经结束后取白带检查;④检查前告知医生是否患有其他慢性疾病,如糖尿病等。

❓ 误区解读

每天冲洗阴道就不会得阴道炎了

错误。每天冲洗阴道会破坏阴道内环境,导致阴道菌群失调,可能会引起致病菌大量繁殖,所以正常情况下只要每天做好外阴清洁,如清水外洗就足矣。阴道是不需要每天冲洗的,除非是进行在医嘱指导下的阴道冲洗治疗。

小贴士

一、白带中带血该查些什么

一般白带中混有血液,血量多少不一,这种情况需要排除宫颈癌、子宫内膜癌、宫颈息肉、子宫黏膜下肌瘤等。但放置宫内节育器也会引起白带中带血丝。

二、出现水样白带该查些什么

持续流出"淘米水"样白带且有臭味者,这种情况考虑宫颈癌、黏膜下肌瘤伴感染、阴道肿瘤、输卵管癌的可能。

以上两种类型的白带都需要到正规医院做妇科检查,切记!

（高珊珊　郑园园）

参考文献

［1］谢幸,孔北华,段涛.妇产科学［M］.9版.北京:人民卫生出版社,2018.
［2］王辰,董梦婷,薛凤霞.重视阴道微生态检测在女性阴道炎症诊治中的应用［J］.中国妇幼保健,2018,58(4):256-258.
［3］吴鸿斌,薛凤霞.阴道炎五项指标联合检测法在阴道微生态评价中的应用价值［J］.中华检验医学杂志,2021.5,36(10):2196-2199.

第十四节

排卵期出血正常吗

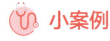 小案例

黄女士最近几个月过得不太舒服,平时的工作忙碌之外,更发愁着一件

事情:她月经刚干净1周,就又来了,虽然量是少的。和周围小姐妹们聊天时,大家有的说是"排卵期出血",有的说是排毒排不干净。所以她怀着忐忑不安的心情来到全科门诊,想了解下"排卵期出血"应该怎么办?

全科医师:排卵期出血确实很常见,如果只是偶发可以观察,连续3个月出现的话还是要排除其他病变的。

 ## 小课堂

"排卵期出血"之中西医的认识

(一)西医认识

西医认为,排卵期出血的病因尚未阐明,目前大多认为与下丘脑-垂体-卵巢轴有关。一般是在月经周期的第10~16天出现。在排卵期,会出现雌激素水平的短暂下降,这个时候如果情绪波动或者过度疲劳等,雌激素水平就可能出现急剧下降,此时较低的雌激素就不足以维持子宫内膜的稳定,就会出现子宫内膜的部分脱落,从而出现排卵期的少量阴道出血。大多数情况下,排卵之后会很快形成黄体,分泌雌激素和孕激素,从而迅速修复子宫内膜,出血停止。也有研究指出,有的女性子宫内膜对雌激素下降过度敏感,也是引起排卵期出血的因素;有学者从凝血功能方面考虑,认为排卵期出血与排卵期体内血小板聚集能力下降、毛细血管通透性提高等因素有关;有的研究认为,排卵期出血的患者,许多患有子宫内膜息肉等疾病。

(二)中医认识

中医古籍并无"排卵期出血""经间期出血"等病名,其病症记载散见于"月经先期""赤白带下"等,《傅青主女科》有"带下而色红者,似血非血",称为"赤白带下";《诸病源候论》有"血非时而下……谓之漏下"。关于排卵期出血的病机,《傅青主女科》中记载:"先期而来少者,火热而水不足也。"历代医家大多认为,本病的主要病机与肾阴虚有关;有人认为本病的病机除与肾虚有关外,也与肝郁、脾虚以及冲任损伤有关;也有人认为与湿热、血热、气虚、血瘀有关;还有人认为本病的主要病机是肝经郁火,因为本病发病前,患者多有精神刺激、情绪变化等。

🥤 知识拓展

一、"排卵期出血"的鉴别诊断有哪些

(一) 排卵障碍性出血

容易发生在三类人群:青春期、更年期和多囊卵巢综合征的患者。青春期由于下丘脑-垂体-卵巢轴的内分泌功能刚刚建立,功能不稳定,会出现月经失调,表现为月经不规律,有时候几个月才来一次月经,有时候来了又很久不干净。更年期是卵巢上卵泡已经消耗殆尽,卵巢功能衰退,再次进入了下丘脑-垂体-卵巢轴功能的不稳定期。而多囊卵巢综合征患者,卵巢上的卵泡数量不减少,但每个月有较多的卵泡发育,因为没有排卵,月经周期会延长甚至闭经,如果长期不来月经,子宫内膜会过厚,无论最终是否排卵,当出血的时候,就会发生出血过多。

(二) 子宫内膜病变

比如子宫内膜息肉是子宫内膜腺体和有着厚壁血管的间质构成的结节,这句话很难理解,通俗讲是子宫内膜上多出了一块"肉",会凸向宫腔。它的主要表现大部分是子宫出血和不孕。但有一些患者长了子宫内膜息肉却一点症状都没有,只有在做妇科彩色多普勒超声的时候会发现子宫腔内有强回声。子宫内膜息肉的发病具体原因还不清楚,可能与炎症、内分泌紊乱有关系。

(三) 宫颈病变

如宫颈息肉、宫颈癌等,但宫颈病变出血多为性生活接触后,不会跟随月经周期而出血,需要到医院通过妇科检查才能看到,等等。

二、"排卵期出血"的治疗有哪些

(一) 西医治疗

对排卵期出血的治疗,一般是给予雌激素药物如戊酸雌二醇,或者给予雌孕激素序贯疗法,或者给予短效避孕药治疗,从而达到止血的作用。

(二) 中医治疗

中医中药通过辨证治疗排卵期出血。如采用内服滋阴、清热、固冲、止血的中草药治疗。也可针灸治疗:关元、肾俞、三阴交、太冲、次髎等治疗妇科疾病的常用穴位,对这些穴位针刺配合麦粒灸,用于排卵期出血患者的治疗,可以帮助患者的阴阳气血在排卵期顺利转化,补气、温阳、止血,有效地治疗排卵

期出血,而且不良反应少。

误区解读

"排卵期出血"是因为体内的毒素排不干净

错误。部分中医认为排卵期出血的中医病机属于阴精不足、阴络失养、阳气内动,病变中有时会出现湿热、瘀血等。部分则认为排卵期出血的基本病机是患者的肾阴亏虚,有的兼夹湿热/血瘀/肝火。还有的则认为排卵期出血患者大多为肾亏脾虚体质,也有患者情志不遂、肝郁犯脾。脾虚则会水湿内生,蕴久化热,湿热内扰冲任。所以"排卵期出血"并不是因为体内的毒素排不干净。

小贴士

"排卵期出血"有哪些注意事项

1. 保持健康的生活方式,做到劳逸结合,注意休息,同时学会调节自己的心态,保持心情的愉悦,避免一些情绪的剧烈波动。

2. 减少生冷、辛辣等刺激性食物的摄入,多喝温水,冬日注意保暖,避免寒冷刺激。

3. 保持会阴部的清洁,穿着棉质、透气性良好的内裤,同时要勤换内衣裤。注意性交卫生。

(郑园园　高珊珊)

参考文献

[1] 谢幸,孔北华,段涛. 妇产科学[M]. 9 版. 北京:人民卫生出版社,2018.

[2] 史同霞,王学华. 中医药治疗排卵期出血的研究进展[J]. 中央民族大学学报(自然科学版),2020,29(3):67-69.

第十五节
胸罩的正确选择
方式

 小案例

"医生,我听说睡觉的时候一直戴着胸罩会得乳腺肿瘤?"一名在全科门诊就诊的女性患者问。

全科医师:市面上的胸罩品种多样,对于胸罩的选择也因人而异,那如何选择适合自己的胸罩,在美观的同时又能预防疾病呢?下面我们就来了解下。

 小课堂

一、正确了解自己的胸型

(一)圆型

如果你的乳房上半部分和下半部分是饱满的,那么就是圆型胸型。这类胸型的人就像戴着天然胸罩,不需要特殊功能的胸罩,你的天然乳房形状已经足够漂亮了。

(二)外扩型

如果你的乳头指向左侧和右侧,或者乳房向左右两侧扩展,那么就是外扩型。对于这种类型的乳房,建议使用 T-shirt bra,它可以使外扩的乳房向内聚焦。

(三)侧胸型

如果你的两个乳房间有明显的平坦空间,那你就属于这种侧胸型,这类胸部上胸处,比起扩胸型更为饱满,可穿着浅罩杯的胸罩。

(四)水滴型

如果你的乳房是圆形的,但上胸部略小且下垂,则您是水滴型的乳房。幸运的是,这是一种"随和"的类型,因为它适用于所有类型的文胸。

（五）苗条型

如果你的乳房在上半部分是无肉的,在下半部分是饱满的,并且上下比左右宽度更长,那么是苗条型的乳房,这种类型的乳房通常尺寸较小。带衬垫的胸罩可以使你看起来更饱满。

（六）大小胸

众所周知,大多数女性的乳房大小不一,但是如果两侧的乳房大小差异非常明显,则可以在一侧增加衬垫,而在另一侧不增加衬垫来使得胸部看起来更匀称。

（七）钟型

钟形胸部大致上就是苗条胸型的加大版,因长度较长、向下垂,所以建议使用支撑力强的胸罩,将下垂的胸部向上托高。

二、正确测量自己的胸围

用软尺在乳房底缘沿水平环绕一周,量出的数值是下胸围,接着再用软尺从胸部隆起的最高点水平环绕一周,这就是上胸围。然后,用上胸围减去下胸围会得到一个数值,这就是相应罩杯的尺寸。

比如,你的上胸围是 82 厘米,下胸围是 70 厘米,那么你的罩杯尺寸则是 12 厘米。这时你可能要问了,我们平时都是说 A 杯、B 杯的,这个 12 厘米又是什么呢？下图的对照表,上下胸围的差值就对应了我们平时用字母表示的罩杯。

> AA 罩杯:上下胸围的差值为 7.5 厘米左右的女士
> A 罩杯:上下胸围的差值为 10.0 厘米左右的女士
> B 罩杯:上下胸围的差值为 12.5 厘米左右的女士
> C 罩杯:上下胸围的差值为 15.0 厘米左右的女士
> D 罩杯:上下胸围的差值为 17.5 厘米左右的女士
> E 罩杯:上下胸围的差值为 20.0 厘米左右的女士

这里我们可以看出,12 厘米的上下胸围差值最接近的是 B 罩杯。内衣商标上的尺码标识通常为数字加字母,比如 70B,这就表示这款内衣适合下胸围是 70 厘米,罩杯为 B 的女性。

三、试胸罩

穿胸罩时,上身要向前倾斜 45°,把乳房全部置入罩杯,双手同时抓住胸罩边带,在身后扣上背扣。起身,自然站立后,将胸罩边缘的赘肉(非副乳)用手收进罩杯,调整乳头的位置,让它正好处于胸罩的最高点,最后,将肩带调整到合适的长度。

四、选胸罩

(一)看肩带

合身的内衣,肩带的力度要刚刚好,背部肩带完全垂直。只有这样,后背的 U 型结构才能起到最好的固定作用。这时抬手试试,如果胸罩下沿向上跑,说明这件内衣下围有点大了,如果感觉肩带有些紧(无法再调整的情况),多半是因为罩杯小了,而不是内衣小了。

(二)看罩杯

乳房的形状与罩杯的四周正好吻合,罩杯上半部分的边缘没有在乳房上形成勒痕。上下摆动胳膊时不会有赘肉从罩杯中跑出,罩杯轻盈地包裹住双胸。

(三)看"鸡心位"

两个罩杯的连接处("鸡心位")轻贴于胸腔,松紧适中。如有向外翘,说明内衣有点小。

(四)坐下试试

日常生活中,我们很多时候是坐着的,所以试内衣时一定要坐下感觉一下,看它是否服帖,效果是否跟站着时一样好。

(五)看面料

在挑选内衣的时候,尽量选择亲肤面料的内衣。这是因为人体皮脂腺、汗腺有分泌物,如果内衣不吸湿透气,身体长期处在温、湿的状态下,病菌就很容易生存、繁殖,从而引起皮肤病变。不宜选购化纤面料的胸罩。化纤面料的纤维,可因摩擦而成茧状丝,从乳头进入乳腺,引起乳腺导管堵塞,并影响日后哺乳,诱发乳腺炎。因此,建议选择纯棉面料或者内衣里料为棉质的内衣。

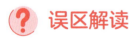 **误区解读**

穿着过紧的胸罩对于乳腺能起到塑形作用

不是的。胸罩佩戴过紧则会致淋巴管受阻,影响其血液循环,长时间则会致乳腺组织病变。所以女性人群要合理调整自我心理状态,正确穿戴胸罩等,做到规律生活、不熬夜等。同时正确穿戴胸罩,最大程度预防乳腺癌发生。如果在减肥的女性,体重下降的同时也会伴随着乳房的缩小和罩杯的减小,这时需要及时调整胸罩大小和罩杯,找到适合自己胸罩。单靠穿着过紧的胸罩不仅不会起到塑形作用,可能会起到反作用。每天戴胸罩的时间最好不超过12小时,晚上对乳房进行适当按摩。

 ## 小贴士

乳房的自我检查

一看:脱去衣服,双手叉腰,面对镜子,检查乳头是否存在回缩和偏移,乳房皮肤有无酒窝征、橘皮样外观。

二摸:坐位或仰位,五指并拢用手指掌面及手掌前半部分平放于乳房上触摸(不要抓捏乳房,防止把乳腺小叶误认为肿块),检查乳房内有无肿块及压痛,以及肿块的大小、形状、质地、表面状态、活动度、边界是否清晰。

三挤:用拇指、示指轻捏乳头看看有无液体溢出。

 ## 小故事

胸罩的由来

关于胸罩的由来有两种说法。

1. 世界上第一只胸罩是美国一位名叫菲玛莉的女士发明的。1914年的一天,菲玛莉为争当巴黎盛大舞会的"皇后",一下子心血来潮,用两条手帕加丝带扎成了能支撑乳房的简单胸罩,在舞会上果然引起了与会人士的浓厚兴趣。一家紧身衣公司老板用高价购买了专利。从此胸罩问世,并很快在全世界女性朋友中广泛流传,成为女性朋友卫生保健、身体健美的必需品之一。

2. 1859年,一位叫亨利的纽约布鲁克林人为他发明的"对称圆球形遮胸"申请专利,被认为是胸罩的雏形。1870年,波士顿有个裁缝在报纸上登广告,售卖针对大胸女性的"胸托"。1907年,专门设计长袍的法国设计师保罗·波烈声称:"我以自由的名义宣布束腰的式微和胸罩的兴起。"虽然不知道他到底设计了什么,但由此被认为是胸罩的发明人。同年美版 *Vogue* 出现了"胸罩"一词,胸罩开始被大众熟悉和接受。

女性戴胸罩,不仅能显示出体形美,而且还能保护乳房。不过,假如使用不当,也会引起乳房疾病。

(高珊珊　郑园园)

参考文献

[1] 陈孝平,汪建平,赵继宗.外科学[M].9版.北京:人民卫生出版社,2018.

[2] 汤志英.乳腺癌发病流行病学影响因素调查及疗效分析[J].中国妇幼保健,2021,36(10):159-163.

第十六节

乳房按摩能促进乳房增大吗

 小案例

　　小果是一个忠实的乳房按摩爱好者,因为自己觉得胸部平坦,影响气质,所以她在按摩店花几万块办了一张乳房精油按摩套餐。近期因为乳房有时胀痛,她在同事的鼓励下,去医院做了相关检查。检查发现两侧乳房都有肿块。但是她不相信检查结果,还质问医生:"我在按摩店经常做乳腺保养按摩,怎么会有肿块呢?"很多女性相信乳房按摩可以丰胸,还可以防止乳腺疾病的发生。今天我们就来聊一聊乳房按摩那些事儿。

 小课堂

一、乳房

　　在青春期,女性的乳房在性激素的刺激下逐渐长大,正常儿童及男性则不明显。成年女性的乳房呈半球形,乳头呈圆柱形,中央部分的皮肤呈淡红色,有皮脂腺,称为乳晕。乳房内部主要为 15~20 个腺体(乳腺)小叶和脂肪组织。腺体呈辐射状排列,其输乳管朝向乳晕,开口于乳头。乳房一般在青春期开始发育,也就是年龄段在 10~16 岁。在此期间,由于女性体内雌激素水平的提升,女孩乳房腺体开始发育,乳腺内脂肪组织开始堆积,从而使乳房逐渐变大,一般乳腺生长在青春期结束后就基本停止了。女性妊娠期间,乳房也会再次出现生长,但是在哺乳期结束之后,又会变回原来的大小。

二、乳房按摩

在一般的宣传中,"乳房按摩"包括乳腺按摩和乳房淋巴引流。乳腺按摩,就是把腺泡里的乳汁通过按摩的手法,加快流经导管,从乳头流出。而乳房淋巴引流,则主要是通过一种类似按摩的手法,加速淋巴液的流动,帮助其通过腋下淋巴结排出。

三、乳房按摩精油

一般乳房按摩广告中推荐的精油,声称均由纯植物提炼而成,天然不刺激,味道芬芳,愉悦心情,缓解抑郁和悲伤。优质的精油确有效果,但一定要注意精油中是否含有激素,特别是雌激素,长期过量的雌激素接触,不仅会导致内分泌功能紊乱,同时也是引起乳腺癌的危险因素之一。

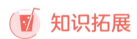 **知识拓展**

一、乳房按摩与乳腺增生

乳房按摩不能治疗乳腺增生,乳腺增生症在临床上是比较常见的,但一般为良性乳腺疾病,致病原因主要考虑是内分泌功能紊乱,但这并不是按摩可以缓解的。普通的乳腺增生并不会导致患乳腺癌的风险增加,也不需要治疗,但要注意进行常规的乳腺癌筛查,如果出现疼痛,建议咨询医生并调整个人生活方式。但是,不科学的乳房按摩,可能导致乳房的损伤,甚至产生乳房肿块。

二、乳房按摩与乳房下垂

乳房是由悬韧带吊在胸前的,日常的运动、体重的增加、怀孕等因素甚至地心引力都会对于乳房的位置产生一定的影响,而且随着年龄的增加,乳房下垂是难以避免的,但注意日常的锻炼,特别是胸大肌的锻炼对于延缓乳房下垂有一定的效果。但是,乳房按摩是否可以预防下垂,还没有科学的依据。

三、乳房按摩与乳腺癌

乳房按摩不能治疗乳腺癌。乳房的恶性肿瘤一般是乳腺癌,目前研究显示雌激素水平、肥胖、年龄、基因等因素均与乳腺癌的发病相关。但并没有研究显示乳房按摩可以降低乳腺癌的发病风险,甚至有加速肿瘤细胞扩散和转移的风险。预防乳腺癌最有效的办法是定期到医院做常规的乳腺检查,如果发现异常,按照医生指导进行进一步检查与治疗。

四、乳房按摩与乳腺炎

科学正规的乳房按摩或可以辅助治疗哺乳期乳腺炎。乳腺炎是女性常见的疾病,其中又以急性化脓性乳腺炎最为常见,它常发生于哺乳期,特别是初产妇产后 1~2 个月内,初产妇急性乳腺炎的发病率相对于经产妇来说更高,发病原因主要是乳汁淤积伴发细菌感染,通常是急性炎症表现,如乳房部位红肿热痛,出现寒战、高热等症状,可在医生指导下服用抗生素进行治疗,早期也可以手法排乳,如采用乳房按摩,一定要咨询医生,以免造成伤害,化脓以后则需要切开引流。

 ## 误区解读

乳房按摩能改变乳房大小

不能。绝大多数情况下,乳房按摩都是不必要的,甚至有可能造成损害。由于胸部主要由乳腺腺体和脂肪组成,而乳房的实际大小主要是脂肪决定的,但脂肪细胞并不会因为按摩而改变它的形状和大小。另一方面,乳腺发育主要受到激素水平的影响,特别是雌激素,青春期是乳房发育的高峰,但乳房最终发育大小又跟基因有很大的关系。如果乳房按摩后,确实出现乳房增大的现象,而恰恰在过程中使用了精油套餐,大家就要考虑一下,是否精油中添加了雌激素。

 ## 小贴士

乳房一般在青春期结束后就停止生长了,所以大家不要轻易相信按摩可以丰胸。

乳房的健康受精神因素影响。恰当的乳房保健,我们推荐保持良好的精神状态,因为精神因素很容易影响人体内激素的分泌与代谢,人体分泌的天然激素对于调节人体内稳态平衡具有很重要的作用,特别是如果雌激素分泌失调,有可能引起乳腺疾病。日常生活中要注意保证充足的睡眠,健康的饮食结构,经常参加体育运动,注意养成良好规律的生活习惯。

饮食方面要注意多吃粗纤维以及含维生素 E 较高的食物,少吃油炸食品、含动物脂肪较多的食物,甜食的摄入要适量,各营养素数量要充足,比例要适当,不要吃含激素的保健食品。

胸罩的选择一定要合适,过大可能难以将乳房维持在一个合适的位置,过小又有可能过于紧绷,造成过大的压迫感,不利于健康。因此应选择大小合适的胸罩,入睡时可以考虑将胸罩取下,给乳房腾出舒适的空间。

(马庆华　黄　丽　劳雅琴)

 ## 参考文献

[1] 陈孝平,汪建平,赵继宗.外科学[M].9版.北京:人民卫生出版社,2018.
[2] 夏俊红,金丽群,魏珍.产后乳房按摩护理对产妇泌乳及乳房胀痛的影响[J].基层医学论坛,2020,24(27):3922-3923.
[3] 郑莹,吴春晓,张敏璐.乳腺癌在中国的流行状况和疾病特征[J].中国癌症杂志,2013,23(8):561-569.

第十七节

取消强制婚检就是结婚前不用做检查了吗

 ## 小案例

小 R 和男友恋爱长跑九年,今年男朋友终于向她求婚,于是选定日子去民政局登记结婚并一起做了婚前检查。第二天,男方接到婚育体检中心的电话,被告知梅毒初筛试验阳性,需要进一步确诊治疗。通过医生对疾病的解说,小R才明白这个疾病对婚育的影响,她该何去何从?

全科医师说:小R同学的经历,令人惋惜。结婚不仅仅需要有爱情,还需要有相互扶持一生的责任和信任。婚前进行相关的医学检查是为了帮助准备结婚的双方及时了解自身和对方的健康状况适不适合当下结婚,按理应该在准备结婚前去完成。但现在大部分人却把"国家提倡自愿婚检"理解成婚前检查是没必要做的。故事里的小R婚前就没有意识到要做检查,直到在结婚登记时听从工作人员的引导去完成婚前检查。幸运的是这次检查对她来说还是非常有意义的。所以,目前国家提倡的免费婚前检查还是值得每一位适婚青年认真对待。

 ## 小课堂

一、什么是婚前检查

婚前检查是婚前卫生保健服务的一项主要内容,是我国妇幼保健工作的重要一环。婚前卫生保健是针对即将婚配的男女在结婚登记前进行的医学检查和保健指导。它包括:婚前医学检查、婚前卫生指导和婚前卫生咨询。这些服务对促进婚姻美满、家庭幸福、生殖健康,预防和减少严重先天性残疾儿的出生,起到了积极的作用。婚前保健的目的在于保障适婚青年的健康婚配,早发现早干预各种影响婚育健康的疾病,特别是对阻断遗传性疾病的延续和传染性疾病的传播起到一级预防的作用。

二、婚前保健的服务内容有哪些

(一)婚前医学检查

婚前医学检查是对准备结婚的男女双方可能患影响结婚和生育的疾病进行的医学检查。

1. 婚前医学检查项目　包括询问病史、体格检查、常规辅助检查和其他特殊检查。

(1)询问病史:主要针对可能影响婚育情况的个人史、既往史、家族史。

(2)体格检查:主要是一般体格检查和男女生殖系统的重点检查。

(3)常规辅助检查:主要进行胸透,血常规、尿常规,血转氨酶和乙肝表面抗原检测,女性阴道分泌物滴虫、霉菌检查。

(4)其他特殊检查:如乙型、丙型肝炎病毒血清学标志物检测,淋病、艾滋病、梅毒筛查,支原体和衣原体检查,精液常规、B 超、乳腺、染色体检查等,应根据需要或自愿原则确定。

2. 婚前医学检查的主要疾病

(1) 严重遗传性疾病:由于遗传因素先天形成,患者全部或部分丧失自主生活能力,子代再现风险高,医学上认为是不宜生育的疾病。

(2) 指定传染病:《中华人民共和国传染病防治法》中规定的艾滋病、淋病、梅毒以及医学上认为影响结婚和生育的其他传染病。

(3) 有关精神性疾病:精神分裂症、情感性精神病(躁狂抑郁性精神病)以及其他重型精神病。

(4) 其他与婚育有关的疾病:如重要脏器疾病和生殖系统疾病等。

(二) 婚前卫生指导

婚前卫生指导是对准备结婚的男女双方进行的以生殖健康为核心,与结婚和生育有关的保健知识的宣传教育。婚前指导的内容有以下几点。

1. 性保健和性教育。

2. 新婚避孕知识。

3. 受孕前的准备、环境和疾病对后代影响等孕前保健知识。

4. 遗传病的基本知识。

5. 影响婚育的有关疾病的基本知识。

6. 其他生殖健康知识。

(三) 婚前卫生咨询

婚检医师应针对医学检查发现的异常结果以及服务对象提出的具体问题进行解答、交换意见、提供信息,帮助受检对象在知情的基础上作出适宜的决定。医师在提出"不宜结婚""不宜生育"和"暂缓结婚"等医学意见时,会充分尊重服务对象的意愿,耐心、细致地讲明科学道理,对可能产生的后果给予重点解释,并由受检双方在体检表上签署知情意见。

三、婚前医学检查在哪里可以进行

在选定准备婚姻登记的日期之前的 3~30 天,准新婚夫妇双方可以前往县区级以上具备"医疗机构执业许可证"并经其所在地设区的地(市)级卫生行政部门审查,取得"母婴保健技术服务执业许可证"的医疗、保健机构进行一次婚前医学检查和咨询。目前,我国已经有超过 22 个省(自治区、直辖市)实施免费婚前医学检查,并且很多地方政府将婚前医学检查科和婚姻登记窗口安排在一起,为群众提供"婚育一站式"方便快捷的服务模式。

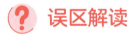

知识拓展

新形势下婚前保健服务的意义是什么

（一）婚前保健服务有利于夫妻双方和下一代的健康

对于新婚夫妇来讲，在结婚登记前进行婚前保健，如果发现一些存在影响婚育的隐患，就可以早发现早治疗，为婚后生活提供健康保障。再者，婚前医学检查是出生缺陷"三级预防"综合策略中的重要一环，在落实叶酸增补工作、降低新生儿神经系统出生缺陷方面的优势明显，也是发现遗传病、预防遗传病延续的重要手段。所以有准备的婚育才能保障下一代的健康。

（二）婚前保健服务有利于婚后和谐性生活，更好地受孕或避孕

婚育中心的相关工作人员会用多种形式定期开展健康宣教，讲解一些正确的性保健知识、疾病预防知识以及科学避孕方法等。新婚夫妇可以根据所学知识选择合适的避孕方法，安排好生育计划，为自己的婚后生活增添健康与甜蜜。

（三）婚前保健服务是诚信婚姻的保障之一

进行婚前保健是通过医生对双方体检指标的解读以及婚前心理咨询等途径，从科学的角度知晓双方当前是否适合进入婚姻阶段。《中华人民共和国民法典》更是明确指出：一方患有重大疾病的，应当在结婚登记前如实告知另一方；不如实告知的，另一方可以向人民法院请求撤销婚姻。请求撤销婚姻的，应当自知道或者应当知道撤销事由之日起一年内提出。所以无论出于保护自己还是保护对方的目的，基于对婚姻的忠诚态度，婚前检查都是有必要的。

❓ 误区解读

一、每年单位都体检，婚前就不用再做一次检查了

错误。婚前医学检查与普通体检并不一样。婚前医学检查不仅可以检查新婚夫妇是否存在影响婚育及子代健康的疾病，还可以通过咨询指导提升男女双方自身生殖健康水平。很多男科、妇科的疾病大都比较隐私，受传统观念影响容易讳疾忌医，比如男性的精索静脉曲张，女性的子宫畸形、卵巢囊肿等。自己可能意识不到，以为平时没有症状就不会有问题，却为婚后出现不和谐的

夫妻关系埋下了隐患。通过婚前咨询可以针对这些个人难以启齿却不得不面对的疾病和问题进行一对一辅导，解除双方一些错误的认知，指导治疗手段，对促进良好稳定的婚后夫妻关系起到积极作用。

二、婚后性生活不和谐，是因为婚前检查没查出来

错误。婚前检查可以查出部分影响性生活的外生殖器结构异常问题，但如果要刻意隐瞒病史，医生也不能完全了解到当事人的性心理和性取向问题。当然，如果是没有一点性经验的准新人，可以通过婚前检查性保健卫生指导时了解到正确的夫妻相处模式，在检查过程中应该大胆咨询保健医生。同样的，如果当事人要隐瞒一些比较隐蔽的遗传性疾病，单凭体检时的几个检查指标也不一定能发现端倪。最好的办法是婚前双方多花点时间在人品个性的了解上，多一些增进感情的互动，理性谈婚论嫁，切忌一时冲动结婚。

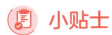 **小贴士**

婚前检查需要准备什么

（一）证件

建议双方一起前往有资质的妇幼机构做婚前检查，需要携带双方的身份证，有的地方还需要提供 3 张一寸免冠照片和户口本，可以提前电话咨询当地政策和所需证件。

（二）女方怀孕需提前告知

女方若是已经或者可疑怀孕，需要提前告知工作人员，因为有的检查项目如胸透等对腹中宝宝有不利影响，需要避免。

（三）女方要避开月经期

经期内的女性尿液内的红细胞含量比平时高出许多，在尿常规检查时会被误诊为肾炎。一般要等经期结束 3 天后再婚检，结果会更加有参考意义。

（四）体检空腹

婚前医学检查有血液检查和空腹肝胆胰脾肾 B 超，为了检测结果的精准性，最好能空腹 8 小时以上。但大部分婚检指标并不受饮食影响，真有少量进食也不用太担心结果不准确。

（李　霞）

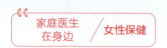

 参考文献

[1] 中华人民共和国民法典[M].北京:人民出版社,2020.

[2] 汪奕名,周学馨,等.我国婚前医学检查实施现状及改善对策[J].中国妇幼保健,2020,35(4):586-589.

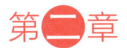

第二章

备孕期女性保健

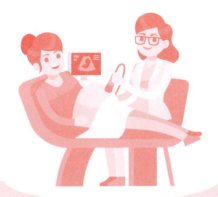

第一节

备孕需要注意什么

 小案例

小陈是个年轻美貌的护士，工作之余生活极不规律，昼夜颠倒，也爱广交朋友，喜欢吸烟、唱歌、打麻将，当年在舞厅结交了一个青年，没多久就怀孕而奉子成婚了。她剖宫产时，手术台上专家们一阵忙碌，但当取出胎儿的瞬间，手术室的空气凝固了。啊！一个唇腭裂宝宝……

全科医师说：没有计划的婚育，出生缺陷儿的降临，极大地考验着一个家庭甚至是几代人的财力和精力。目前，国家5岁以下儿童死亡监测系统数据显示：我国每年新增出生缺陷儿约90万，出生缺陷是婴儿死亡的首位原因。出生缺陷病种多，病因复杂，目前已知的超过8 000种。得益于一系列国家公共卫生服务项目，出生缺陷防治有了一定的效果。但是先天性心脏病、唐氏综合征等还没有得到有效控制。另外，公众对于出生缺陷还存在不少的误区。面对着严峻的现实状况，我们的"主力军"——育龄期夫妇又该做怎样的努力呢？

 小课堂

一、什么是最佳生育期

生育期又称性成熟期，从青春期月经来潮开始逐渐具备生育能力到更年期生育能力下降，一般持续30年左右，男性要再晚约10年。但如果生育年龄过小（<18岁）生殖器官尚未发育成熟，过大（>35岁）则卵巢功能衰退、性功能下降、慢性病增多、配子基因突变、染色体异常，子代的出生风险都会明显增加,包括流产、早产、产伤性颅内出血、脑瘫、低体重儿、胎儿畸形、智力障碍等等。所以在生殖能力最佳状态的 25~30 岁生育可以大大降低这些风险。

二、准妈妈的体质对备孕有什么影响

如果准妈妈在孕前患有慢性病如肥胖、心脏病、肾病、肝病、高血压、糖尿病、甲状腺疾病、结缔组织病等,这些病症控制得好,在孕前并没有影响生活。而怀孕就像是一个"放大器",放大了疾病风险,对孩子和母亲来说甚至是性命攸关的。

有些常见不宜妊娠的疾病如先天性心脏病、风湿性心脏病、高血压病,以及一些肝脏、肾脏、血液系统病、遗传性和代谢性疾病、精神疾病、结缔组织病甚至是早期宫颈癌、乳腺癌等都是可以通过孕前检查预知孕期风险的。产科专家也一直在呼吁育龄女性在孕前应该到医院做详细的检查和评估后再考虑怀孕,从而保证孕期安全和胎儿的质量,特别是针对妊娠高风险的育龄女性群体,更需听从医嘱。

三、有生育计划的夫妇,男方也需要备孕吗

众所周知,受精卵的遗传物质一半来自父亲的精子,所以男性生殖细胞的健康和稳定性是一个优质生命的开始。学界曾认为只有正常功能的精子数达到一定临界值(≥4 000 万),生育力才能保证。但近十几年来,对人类精子库的调查发现每毫升精液里的平均精子数由 1.30 亿下降到了 0.67 亿,精子合格率下降至 15%~26%。

(一) 生精障碍的因素有哪些

1. 先天问题　常见的有亲代自身染色体异常、精曲小管发育不全、精子 DNA 微缺失等。

2. 后天疾病的影响　如甲状腺疾病、高血压、高血脂、高血糖等慢性病都会引起生精功能受损。其次是睾丸、附睾、输精管等损伤性疾病,以及各类病毒细菌感染的性传播疾病等。影响精子质量的很多风险因素可能还未表现出临床症状,但已经存在,所以在备孕期间,男方也非常有必要做一个孕前检查。

3. 生活压力、环境污染、不良习惯等因素的影响也不容忽视　如经常穿紧身裤、蒸桑拿、高温热水坐浴、久坐、大量饮酒(尤其是酒精度高的酒)、大量喝咖啡、大量吸烟、超重甚至肥胖、长期食用外卖等,成了影响人类生育能力的极大危险因素。

(二) 如果精液检查中发现异常,该如何处理

1. 进一步行男科检查,排除上面所说的各种器质性原因,并且根据病因

对症处理。

2. 审视自己的生活方式和习惯,减少损害精液质量的各种不良习惯。在备孕期间减少在外就餐的机会,戒烟限酒,不熬夜久坐,提高睡眠质量。养成科学合理的饮食习惯,保证足量均衡的蛋白质、维生素、微量元素摄入,可以促进精子的产生。此外,一些微量元素如锌、硒、锰等的缺乏也会影响男性的生育能力,平时可以多食用富含锌、硒等的坚果,如核桃、山核桃、板栗等。

3. 关注生活工作环境因素的影响。如:使用有电磁辐射的电器时要保持至少 1 米距离;使用笔记本电脑时不要放在膝盖上;新装修的房子最好通风较长时间再住;不要长时间接触有毒有害的化学品;等等。

4. 如果自觉压力过大,需要及时调整生活节奏,放松心情,用积极向上的心态面对各种压力和问题。适当的运动对提高精子活动力有一定的积极作用,如慢跑、游泳等。

总之,为了孕育健康的宝宝,准爸爸们还是要注意养成良好的生活、饮食和运动习惯,为拥有一个健康的后代自律行动起来。

四、备孕前的医学检查包括哪些内容

自 2015 年开始,全国普及了免费孕前优生检查项目,符合条件的夫妻双方可以在孕前 3~6 个月去当地县(区)级妇幼保健机构进行每胎一次的免费孕前检查(女方需要避开月经期)。

项目内容主要包括健康教育、病史询问、男女科体格检查、血尿常规、肝肾功能、葡萄糖、女方甲状腺功能等内科慢性病检查,梅毒、HIV、乙肝、淋球菌、衣原体等传染病检查,以及胸片、妇科 B 超检查;女方还有预防孕早期感染 TORCH 病毒致畸风险的检查。

体检结束后,医生会根据夫妇的健康状况,结合既往慢性疾病史、家族史和遗传病史,不良孕产史和前次分娩史,生活方式、饮食营养、职业状况及工作环境、运动(劳动)情况、人际关系等,给予孕前高危因素评估和最佳生育时机的指导。

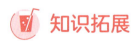 知识拓展

备孕前还需要储备的健康知识

1. 有准备、有计划地妊娠,尽量避免高龄(≥35 周岁)妊娠。
2. 合理营养,体质量指数维持在正常范围(18.5~23.9kg/m^2)。

3. 每天补充叶酸 400~800 微克，或含叶酸的复合维生素。既往生育过神经管缺陷（neural tube defect, NTD）儿的孕妇，则需每天补充叶酸 4 毫克。

4. 有遗传病、慢性疾病和传染病而准备妊娠的女性，应主动寻求孕前保健医师的评估及指导。

5. 合理用药，用药期间需避孕，如有无法停药的疾病需要咨询后选择孕期能用的药物，避免使用可能影响胎儿正常发育的药物。

6. 避免接触生活及职业环境中的有毒有害物质（如放射线、高温、铅、汞、苯、砷、农药及麻醉药品等），避免密切接触宠物和生食肉类食品。

7. 改变不良的生活习惯（如吸烟、酗酒等）及生活方式（熬夜、少动）；避免高强度的工作、高噪声环境和家庭暴力。

8. 保持心理健康，解除精神压力，预防孕期及产后心理问题的发生。

9. 选择适合的、科学合理的运动方式并持之以恒，避免剧烈的对抗性竞技类运动，预防运动损伤。

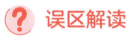

误区解读

孕前检查的体检指标都正常就一定能生育一个健康的宝宝

不一定。影响出生缺陷的因素是复杂的，我们的生活方式、饮食习惯、行为习惯和情绪认知等都影响着孕前孕期的整个过程。当然在孕前检查中发现不利于优生的医学问题，是可以进一步做优生咨询、医疗干预去努力改善的。总之，要想生一个健康的宝宝，我们先要学会善待自己，积极维护身体健康。

小贴士

实际上，生育年龄并不是影响优生的决定性因素，个体之间还是有差异的。比如案例中的小陈，按年龄是在最佳生育期，却因长期的生活黑白颠倒、无节制地胡吃海喝、没有刻意回避有毒有害的工作环境，即使在最佳生育年龄也不能避免地生出缺陷儿。所以没必要为了符合最佳生育年龄而急于结婚生子。若想顺利实现优生优育，一定要遵循"懂科学、有计划、够重视、勤检查"十二字方针，因为只有在孕前做好疾病排查，才能做到早发现、早治疗，为孕期做好铺垫，赢得满意的妊娠结局。

（李　霞）

参考文献

[1] 谢幸,孔北华,段涛 . 妇产科学[M] .9 版 . 北京 : 人民卫生出版社 , 2018.
[2] 中华医学会妇产科学分会产科学组 . 孕前和孕期保健指南(2018)[J] . 中华妇产科杂志 , 2018,53(1):7-13.

第二节

什么是排卵期

小案例

　　小李已经是第 3 次走进妇产科门诊做人工流产手术,她抱怨自己明明都已经避开排卵期,为什么还是"中招"? 全科医师问她:你怎么知道自己的排卵期呢? 小李回答:我是网上看来的,月经周期的中间那个星期是排卵期,月经的"前七后三"是安全期,难道不是吗?

　　全科医师:每个人的月经周期长短不同,用安全期避孕这种方法是不安全的,那么排卵期到底是怎么回事?

小课堂

一、什么是排卵期

　　女性青春期后,在促性腺激素作用下卵巢增大,卵巢的形态和功能逐渐成熟并发生周期性变化。成熟的卵巢每月都会发育一批(3~11 个)卵泡,经过募集、选择、竞争,在体内激素调节的作用下,其中一般只有一个优势卵泡可以达到完全成熟;从优势卵泡快速发育成熟到卵细胞的排出,这个过程称作排卵。

一个正常的月经周期(28 天)中,基本是月经的第 7 天开始显现优势卵泡,到第 14 天时成熟卵泡(直径在 2.0 厘米左右)在激素的作用下迅速破裂将卵子排出,而排出后 24 小时内未受精的衰老的卵细胞会被免疫细胞吞噬清除。卵子排出的 14 天后就是下次月经来潮的第一天。所以如果要推算排卵期,首先需要确定的是下一个月经周期的开始日,再往回数 14 天就是排卵日,而结合卵子和精子的存活能力,围绕着排卵日容易受孕的这段时期(排卵前后 7 天左右)就是我们俗称的排卵期。

二、排卵期和月经来潮有什么关系

初中生理课让我们知道月经来潮是女性走向性成熟的标志,那么是先有月经来潮还是先有排卵呢? 现代医学已经解释了月经来潮的最直接原因是体内下丘脑-垂体-卵巢轴上的各种激素相互促进、相互抑制的作用结果。

在青春期阶段,下丘脑-垂体-卵巢轴的激素反馈机制尚不成熟,不能诱发正常排卵的情况也时有发生,故月经周期常不规律,甚至导致青春期无排卵性功能失调性子宫出血发生。排卵发生在月经来潮之前,比如:一个 10 岁的留守女孩还没有过初潮,却因不幸被长期性侵直到 12 岁时怀孕 5 个多月才被发现。由此可见月经来潮之前就已经有排卵。

所以它们的关系是:通过体内性腺轴上的激素正负反馈机制可以有月经来潮,但不一定有排卵;但有月经来潮说明可能已经有排卵发生,而且排卵后卵泡壁的剩余组织形成的黄体会继续分泌一定量的雌孕激素维持有利于受孕的子宫内环境,但如果卵子没有受精,黄体功能仅限于 14 天。黄体衰退后,子宫内膜得不到足量的雌孕激素支持就会剥脱出血。子宫内膜这种在雌孕激素的协同作用下周而复始的修复、剥脱就形成了月经周期。

三、排卵期为什么不固定

由于下丘脑-垂体-卵巢轴的生理活动还受大脑皮层神经中枢的调节,所以情绪波动、饮食变化、生活环境、工作压力等都会影响到卵巢排卵功能和月经周期。如果这些情况刚好发生在优势卵泡成熟过程中,受波动的激素影响,卵泡也会提早或推迟排卵,虽然排卵后到月经来潮的时间依旧是 14 天,但月经周期已经不规律,不能算到下次月经来潮时间。另外,还需要先排除黄体功能不全引起的病理状态,这时候会出现月经周期缩短、月经频发,排卵后的时间也相应会缩短(<11 天)。这种情况也没办法正确估算排卵期。

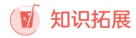
 知识拓展

排卵期出血是怎么回事

有很大一部分女性成年后的 30 年的月经周期中,遭遇过排卵期出血的困惑。关于排卵期出血,我们的判断不能太主观,需要排除其他原因导致的阴道内异常出血情况,还需连续观察 3 个月经周期后作出诊断。

这个过程需要通过了解出血的诱因是否与同房有关,出血的时间是否就在两次月经之间的中期,以及出血量多少、血色如何等来判断。如果月经规律,连续 3 个月在月经中期无外界诱因情况下,出现少量暗褐色到鲜红色出血,可以考虑为排卵期出血。但是需要先去妇科做宫颈检查排除宫颈癌、宫颈炎症和 B 超检查排除卵巢癌和子宫内膜癌等原因造成的异常出血,必要时还需要动态监测性激素。

观察月经周期不同时段的性激素动态变化发现,排卵期出血的大多数情况是由于雌激素在排卵发生前上升缓慢,并长时间维持在一个较低水平,影响到下丘脑-垂体-卵巢轴的正常反馈,不能诱发正常排卵,从而影响后续雌、孕激素的进一步分泌,导致子宫内膜激素受体少或者不敏感的部分区域不能同步生长增厚,提前脱落出血。因为面积不大加上子宫内膜有自限性的修复特点,所以这时基本出血不多,三四天会自行好转。

但也有些排卵期出血会进一步加重,出现持续时间较长,排卵后周期的白带颜色偏深,一直持续到下一个月经周期。而长期渗血又容易滋生细菌感染,加重炎症反应。所以如果有排卵期出血还是需要引起重视,可以在月经前半周期适当补充小剂量天然雌激素调整,如果在没有生育要求时也可以采用短效避孕药调整周期达到局部止血和避孕双重效果,当然所有这些治疗措施均需要在专科医生的指导下进行,切记不要讳疾忌医。

❓ 误区解读

一、安全期避孕是安全的

错误。这个排卵期的估算只能用在月经周期非常准确的 28 天这种理想状态下。我们实际生活中,个体之间月经周期的差异很大,所以排卵期也会因人而异,需要根据自身其他表现综合去判断。

比如一个月经周期规律却只有 24 天的人,她的排卵时间也会提前,那么如果这个人月经期需要 7 天,月经干净的第 3 天不就已经是排卵日了吗？前面小故事里所谓的"月经前七后三"的月经干净后的 3 天就变成不安全时间了。相反,月经周期如果超过 28 天,排卵的时间也会相应后延。这时也会听到有人说:我感觉要来月经前是安全的,结果还是意外怀孕了。这其实就是排卵期延后的原因。

所以,用安全期的方法避孕是很不安全的方法,我们千万不要被未经证实的网络知识给误导了。

二、借助促排卵药物能一次完成二胎梦

错误。其实在产科,有一种说法是双胞胎是产科危症之首,这是因为双胎发生流产、畸形、早产的概率都比怀一个孩子的概率高。而且在整个孕期,妈妈和宝宝也很容易出现各种并发症(如妊娠高血压综合征、胎盘早剥、早产、双胎输血综合征、产伤性脑瘫等),另外双胎结构上有畸形被漏诊的风险也比较高。因此大家还是不要试图通过服用促排卵药物的方法来达到怀双胞胎的目的。

当然如果你是真被诊断为因不排卵引起的不孕不育,而且你已经做好了监测排卵这些准备,医生会权衡利弊给你开处方,用口服或者注射的各种促排卵药物,在严密的医学监测下进行下一步的治疗和干预。如果你没有这些问题,仅仅是一些人为的渴求想法,则需要谨慎考虑使用了促排卵药物的副作用是否是你能承担的结果,比如出现月经不调、闭经、卵巢过度刺激综合征等,严重的甚至出现远期的卵巢功能早衰和卵巢肿瘤的风险。

所以还是建议大家不要对怀孕进行过多的人为干预,顺其自然就好。

📋 小贴士

了解排卵期的这些规律并不只是为了避孕,这是不安全的。而是可以通过对排卵期的了解,识别一些妇科内分泌疾病的早期信号,比如排卵期出血,就是警示我们近期可能有造成内分泌紊乱的生活事件发生,需要我们及时调整作息,为保持身体健康选择良好的生活方式。由于内分泌系统很容易受到周围环境、精神压力等复杂因素的影响出现激素分泌紊乱现象,所以我们不能只靠概率推算去掌握身体这个精密的自我调节系统,一旦推算错误将造成身体和精神上的双重伤害,就得不偿失了。

（李 霞）

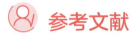
参考文献

谢幸,孔北华,段涛.妇产科学[M].9版.北京:人民卫生出版社,2018.

第三节

如何监测排卵期

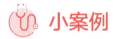

小案例

小 C 和先生备孕已经大半年,却不见肚子鼓起来。于是夫妻俩一起来到全科门诊看病。

小 C 说:医生,我先生精液检查在正常范围,我月经规律且一直在监测排卵,每次同房都是在排卵期内,为什么大半年了还没怀上?

全科医师问:你用什么方法监测的?

小 C 答:市面上买的测排卵试纸。

全科医师说:对于监测排卵这件事情不要过度紧张和纠结,过度紧张会影响到排卵,打乱原有的排卵周期,反而不利于成功受孕。

临床上我们发现很多备孕女性在监测排卵这件事上有太多误解,今天就来聊聊监测排卵那点事儿。

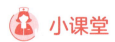

小课堂

一、排卵是怎么发生的

通过前一节的学习,我们已经了解到排卵是卵巢在体内激素的作用下,每个月会有一个优势卵泡成熟后排出。其实体内参与这个过程的激素很多,神经-体液调节系统的机制也很复杂,这里做不了太详细的解说。我们只需要知道卵泡的发育和排卵是由卵泡刺激素(follicle-stimulating hormone,FSH)和黄体生成素(luteinizing hormone,LH)协同作用为主,只有当 LH/FSH 分泌迅速达到一定高峰时,才能促使卵泡破裂完成排卵。LH 峰是即将排卵的可靠指标,出现在卵泡破裂前 24~36 小时。市面上的很多测排卵试纸就是利用了这个激素作用原理来监测排卵的。但各类产品质量良莠不齐和个人操作方式等原因,都会影响它的准确性。

二、为什么要监测排卵

其实对于正常备孕来说,不需要特意去监测排卵情况。真正需要进行监测排卵的主要是以下 4 种情况。

1. 夫妻二人长时间异地,或者有一方经常出差,或者因为工作性质经常值夜班。这些夫妻因为工作原因没法进行规律的性生活,就容易错过怀孕的最佳时机,而监测排卵可以让夫妻双方根据女性排卵情况指导同房时机,提高受孕率。

2. 女方月经周期不是很规律。这种情况不容易准确判断月经周期内有无排卵或什么时候排卵,需要通过医学手段来确认。但女性的月经不规律时,其实最好是先到医院进行妇科检查,看是否有多囊卵巢综合征或其他妇科疾病。

3. 已经在不孕不育科确诊为需要辅助生殖的夫妻,应在医生的指导下进行排卵监测,为的是提高人工授精的成功率和"试管婴儿"取卵的成功率。

4. 对怀孕这件事情要求过于完美,非要知道自己是哪一天怀的,避免怀孕前后做一些影响胎儿发育的事情。这类女性也可以监测一下排卵期,这样她能准确知道怀上的时间,心理或许会轻松一些,对胎儿及母亲的心理健康都比较好。

总结来说,如果你们夫妻双方性生活规律,没有出现多囊卵巢综合征、早发性卵巢功能不全等疾病,是不需要监测排卵的。要相信大多数夫妻的身体状态是健康的,做到顺其自然、放松心情等待您和孩子的缘分到来就可以。

三、监测排卵的方法有哪些

(一)自然观察法

一些比较敏感的女性是可以通过感知自身的变化来估计排卵情况的。比如有人会在有排卵的月经中期,感觉到下腹部左右两侧每月交替发生轻微的疼痛不适。

另外,我们还可以观察到白带会在月经周期第 6~7 天开始出现逐渐增多,其最主要成分是宫颈口轻度扩张而分泌的黏液,稀薄透明像鸡蛋清一样,越靠近排卵日延展性越好,拉丝度甚至可以拉到 10 厘米以上。这个变化就像是为精子们"打开了城堡大门、让护城河水位上涨",有利于更多精子能快速穿透宫颈。但是,如果有妇科炎症或者过于频繁的性生活都会改变白带的性状,就会影响透明稀薄有弹性的宫颈黏液产生。所以,我们单靠观察白带还是不能准确判断排卵期。

（二）基础体温监测法

我们大多数人对于排卵时身体发生的变化并没有那么敏感,监测基础体温是医学上认为最经济、最直观的一个方法。随着生理周期的变化,我们的基础体温会出现波动。在排卵之前,女性的基础体温在 36.5~37.0℃,排卵之后,基础体温相较于排卵前会升高 0.3~0.5℃,并会持续一段时间。如果排卵之后你怀孕了,基础体温会保持这个"低热"状态;如果没有受孕,月经来潮后基础体温就会回落到排卵前的水平。这在医学上称作"双相体温",用图表可以很直观地看到哪一天是排卵时间。但如果月经紊乱或者受到活动干扰、测量误差等因素影响,单凭基础体温还是没办法知道准确的排卵日,需要结合别的监测手段,比如 B 超。

（三）B 超监测排卵

B 超监测排卵的好处是可以通过普通超声或阴道 B 超的办法直接看到是你身体里面哪一侧卵巢的哪个卵泡在逐渐长大并排出。由于优势卵泡的生长以及是否能顺利排出都是一个动态过程,需要连续多日多次前往医院检查,从实际性价比的角度考虑比较费时、费钱、费精力。如果不是因为不孕不育症治疗的需要,我们通常也是不建议大家频繁地到医院进行 B 超监测排卵的。

（四）测排卵试纸的运用

现在市面上有越来越多品牌的测排卵试纸,这说明现代人对科学受孕的方法越来越重视。如前所述,测排卵试纸的工作原理是利用 LH 这个激素的释放高峰值来判断排卵期。但这个激素又是受卵巢释放的雌激素负反馈和下丘脑促性腺激素释放激素正反馈的调控,这个过程不仅受卵巢功能是否健全的影响,还受到大脑皮层的活动影响。如果长期饮食不规律,熬夜吃夜宵、进行高强度的脑力劳动、精神压力过大都会影响 LH 的峰值高度和出现时间,甚至连累排出卵子的质量。这时,有人就会遇到明明在测排卵试纸条出现两根红杠时同房却仍没有受孕的情况。所以,单单只靠排卵试纸也是会有失误的。最好的办法就是在医生的指导下选择两种以上适合自身情况的监测方法,结合起来判断,提高监测排卵的准确度。

🥤 **知识拓展**

"卵巢多囊样改变"是怎么回事儿

近几年的婚前体检中,B 超发现多个卵泡(一侧卵巢内 ≥10 个)发育而无优势卵泡的"卵巢多囊样改变"(polycystic ovarian morphology,PCOM)病例有上升趋势,约占体检人数的 5%。PCOM 需要我们警惕排卵障碍的可能,因排卵障碍性不孕女性中约 70% 为多囊卵巢综合征(polycystic ovary syndrome,PCOS)患者。这就需要我们及时结合临床症状和实验室检查来确诊并尽早干预。

临床诊断的 PCOS 有合并肥胖、糖脂代谢异常的情况,对生殖健康的影响不容忽视,可导致不孕、流产、孕产期并发症等风险增加。流行病学资料显示,约 50% 的 PCOS 存在胰岛素抵抗,而胰岛素抵抗进一步增加了卵巢雄激素的产生,如此循环往复加重了排卵障碍性不孕,即使成功受孕也容易出现妊娠糖尿病;甚至产妇远期 2 型糖尿病、心血管疾病的患病率均较健康女性增加 3~5 倍;如合并脂代谢异常,则心脏局部缺血性疾病及心肌梗死的发病率为健康人群的 7 倍以上。

所以如果有母亲是早发 2 型糖尿病患者或曾被诊断为 PCOS 患者的女儿,以及进入性成熟期(>18 岁)后仍持续有月经紊乱、稀发、肥胖的年轻女性都应提早排除 PCOM,不要等到谈婚论嫁或者备孕的时候才来关注排卵监测。卵巢不排卵状态的早发现、早纠正对远期自身健康也是有益处的。

 ## 误区解读

想生一个健康宝宝一定要监测排卵

错,这种为了生育监测排卵的性生活会让人非常紧张,反而不利于怀孕。例如,有一对久备不孕的夫妻,后来试管婴儿很多次后生了一个小宝宝。生完之后夫妻俩都放松心情,很安心地享受不用监测排卵的夫妻生活,结果却很轻松地怀上了二胎。所以对于"监测排卵期",只作为对自身情况的大概了解是可以的。最重要的还是放松身心,好好享受婚后幸福的夫妻相处时间,这样才能更好地增加受孕机会。

 ## 小贴士

一、测量基础体温需要一个完整月经周期的观察时间

利用基础体温监测排卵,需要坚持至少 1 个月的时间,每天记录基础体温,如果有月经紊乱病史的则需要记录 3 个月以上。测量方法是休息 8 个小时的

情况下早晨醒来,把体温计放到舌下含 5 分钟,这样测量的体温就是基础体温。

二、基础体温监测需要注意的 3 个情况

1. 最好测量舌头下面的温度,腋温容易受到周围环境的影响。

2. 如果你在排卵前的基础体温总是偏高,可能会有一些潜在的炎症感染问题,如肺结核、肺炎等疾病。需要及时到医院就诊。

3. 最好把测量结果用曲线绘制成直观的图,方便医生结合你的个人情况,比如你的一些病史或其他的检查,给出更合理科学的建议。

(李　霞)

参考文献

[1] 谢幸,孔北华,段涛 . 妇产科学[M].9 版 . 北京:人民卫生出版社,2018.
[2] 宋颖,李蓉 . 多囊卵巢综合征中国诊疗指南解读[J]. 实用妇产科杂志,2018,34(10):
737-741.

第四节

高龄女性想怀孕,
需要注意什么

小案例

　　小 C 今年 35 岁,结婚 7 年,遭遇两次流产,一次宫外孕。受打击后她迟迟不敢再怀孕,直到过了五年后才鼓起勇气打算备孕,却发现自己已经过了最佳生育年龄。于是前来门诊咨询:高龄女性备孕需要注意什么吗?

　　全科医师:女性年龄超过 35 周岁后,即使月经正常、有过顺利的生育史,生育能力也会较年轻时不同程度地下降,各种不良妊娠结局的风险也会大大增加。所以需要注意科学备孕,如果还有过不良孕产史就更加需要认真完成

相关孕前检查。

 ## 小课堂

一、什么是高龄妊娠

女性最佳生育年龄是 25~30 岁,这个年龄段的女性生殖系统功能发育成熟,生育能力也达到了高峰。过了 30 岁,女性的生育能力开始下降,最初下降趋势比较平缓,至 35 岁左右则下降比较明显。40 岁以后,女性的生育能力明显降低,虽然衰退速度会因人而异,但生殖能力走向衰退的趋势是不可避免的,所以医学上把女性 35 周岁后的孕育过程定义为高龄妊娠。目前,我国产科专家的共识是预产期当日之前达到 35 周岁的孕妇即为高龄孕妇。

二、高龄对生育的影响是什么

（一）受孕概率降低

研究表明,有生育愿望的女性在 1 年内怀孕的概率,30 岁时为 75%,35 岁时为 66%,40 岁时降到 44%,而到 45 岁时就更低,一般不会超过 20%~30%。

（二）异常妊娠风险增加

医学上认为在 35 岁以后妊娠发生流产、早产、胎儿宫内发育迟缓、新生儿夭折等不良孕产风险大大增加;先天畸形的发生率尤其是先天愚型的发病率也明显上升。

（三）罹患各种影响生育能力的慢性病的机会增加

很多女性在 35 岁以后,身体机能下降,容易罹患各种慢性病,如肥胖、糖尿病、高血压、高血脂、子宫肌瘤、卵巢囊肿、乳腺疾病等。这时候怀孕会促使慢性病加重,妊娠期合并慢性病无论是否用药治疗都会影响胎儿在子宫内的生长环境,从而增加流产、早产、胎儿生长受限等不良妊娠结局,甚至对子代成年后的身体健康状况也存在远期影响。"都哈理论"（DOHaD）提出者指出,母体宫内环境的好坏和子代几十年后高血压、糖尿病、癌症等慢性病的发病率呈正相关。

三、已经超过 35 岁,但还有生育要求怎么办

从"优生优育"的角度来说——年龄是一个重要参考指标,但不是说 35 岁以后就不能再生育了。只是超过 35 岁,我们的遗传物质受外界不良因素影

响的概率增大,身体出现不利于优生的状况就更多。因此,备孕时需要对存在的不利因素有认知,对可控因素有改善,并且有意识地将身体机能、营养摄取、精神情绪等方面调整到相对良好的状态后再考虑受孕。

此外,那些有过异常孕产史的高龄夫妇除了进行必要的孕前检查和补充叶酸外,还需要重点进行妇科检查,并到遗传咨询门诊咨询。可进行子宫内环境评估、卵巢功能评估,以及性激素、精子质量等方面的检查,必要时对前次的流产物做染色体核型分析,通过遗传咨询排除夫妇自身存在的基因突变对本次备孕的影响。

四、高龄女性备孕前要怎么做

（一）生活规律,合理运动,维持良好的身体状态

高龄备孕期间需要选择一项自己喜欢的运动,并坚持每天 30 分钟以上的锻炼时间。在生活起居方面也要做到劳逸结合,保证充足的睡眠和情绪稳定,饮食上应强调少油、少盐、多膳食纤维的烹饪方式,做到营养均衡。由于高龄孕妇易发生妊娠高血压、妊娠糖尿病等与代谢相关的慢性病,因此建议孕前就应将体重控制在合理范围,并且根据每日活动量进行必要的孕期体重增长管理。

（二）评估现有的患病情况,并合理用药

高龄备孕时建议在孕前 6 个月做一次全面的检查,选择适宜受孕的最佳时机。不在患病急症期匆忙备孕,即使是在疾病缓解期也需要针对自身患病情况进行专科评估并及时调整不合理的用药。由于孕早期(囊胚着床后到孕12 周左右)时胚胎各器官处于高度分化、迅速发育、不断形成的阶段,是药物致畸最敏感的时期,此时孕妇如有用药,其毒性会干扰胚胎组织细胞的正常分化,容易造成胎儿畸形。因此不建议在孕早期用药,必须用药时也需在医生指导下谨慎选择。

（三）高龄怀孕后需要尽快建立孕产妇档案,定期产检

高龄怀孕后应及早开始产前检查,最好在怀孕 3 个月内即行产前登记检查,进行全面的病史询问和体格检查,包括身高、体重、血压、血常规、尿常规、乙肝标记、肝功能、心电图等,及早发现异常并及时治疗,必要时进行遗传咨询。

（四）预防 TORCH 感染

TORCH 是一组能引起胎儿感染并致畸或导致胎儿发育异常的常见病原体。是弓形体(toxoplasma),风疹病毒(rubella virus,RUV),巨细胞病毒(cytomegalovirus,CMV),单纯疱疹病毒(herpes simplex virus,HSV)及其他病原体(other)的总称。由于感染此类病原体的临床表现大部分时候都类似于普通

感冒或者肠胃不适,因此容易被我们忽视。感染后病原体能在体内存留很长一段时间,孕早期如果被感染就非常容易导致胎儿宫内发育异常,所以孕前就应注意预防排除。

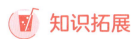 **知识拓展**

一、什么是先天愚型

先天愚型是指因常染色体比正常人多一条而导致的智力低下伴或不伴有多脏器畸形以及特殊面容的一种先天性疾病,又称唐氏综合征(Down syndrome)。它是目前人类最常见的一种染色体病,也是最常见的智力低下的原因。其染色体数目异常的来源大多数为母原性,占90%以上。主要是由于亲代的生殖细胞在减数分裂时或受精卵在有丝分裂时,21号染色体不分离,造成胚胎细胞内多出一条21号染色体。也可能是因为父母本身就是常染色体异常而表型正常的携带者。

二、孕妇年龄和先天愚型的发生率相关性大吗

先天愚型儿在活产新生儿中的发病率为1/800~1/600,该病与母亲的妊娠年龄密切相关,孕妇在20~34岁,胎儿唐氏综合征的患病率为1/1 250;唐氏综合征的发生风险与母亲分娩年龄有关,孕妇的年龄越大,生出唐氏综合征患儿的风险也越大。因此,提倡最佳生育年龄对预防先天愚型的发生有一定意义。

三、预防先天愚型儿出生,我们该怎么做

由于这类先天愚型儿的预期寿命长,生活自理能力弱,在缺乏一定社会支持系统时容易成为一个家庭的巨大负担。所以从优生优育的角度出发,终止其出生是最好的选择。

首先,先天愚型儿的出生与母亲年龄成正相关关系,因此提倡在最佳生育年龄内妊娠。但染色体异常也不全都是年龄因素,还要考虑到环境因素对生殖细胞或受精卵分裂时的影响。建议高龄女性备孕提前半年或更早就应避免接触有毒有害的生活工作环境(如放射线、农药、苯等),改变吸烟喝酒、熬夜追剧等不良生活习惯,均衡营养,适当运动。

其次,怀孕后需要尽早参加孕产期保健管理,完成各项指标的基础监测并实行全孕期的动态管理。建议产前筛查和产前诊断相结合,提高先天愚型儿的检出率。

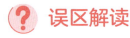

❓ 误区解读

一、第一胎正常，再生育年龄无论多大都无须再进行孕前检查

错。大多数孕前优生健康检查项目的有效期为半年，而生育第二胎与第一胎的间隔时间肯定超过半年。更何况过了 35 岁高龄分界线，身体也会出现新的状况，比如出现高血压、糖尿病等疾病，或者出现亚健康状态，因此需要通过相关的优生检查了解目前的状况是否适合再生育。

二、优生优育和母亲年龄有关，父亲年纪多大都没影响

错。在《自然》杂志上，科学家曾证明男性的生育年龄越大，突变基因遗传给其子女的风险就越大。冰岛的研究人员对 78 位父母及其子女进行了 DNA 测序，他们发现，高龄父母所生子女的 DNA 上存在着与自闭症和精神分裂症相关的基因突变，且约 97% 的基因突变来自父亲。研究发现，40 岁以上男性所生孩子携带突变致病基因的概率是 20 多岁男性所生孩子的 2 倍。研究人员还把 45 岁以上的父亲生下的孩子与 20~24 岁父亲生下的孩子进行了对比，结果发现，前者患躁狂抑郁症概率是后者的近 25 倍，患注意缺陷多动障碍的概率是后者的 13 倍，患精神分裂症的概率比后者高约 1 倍，患孤独症（自闭症）和有自杀倾向的概率也比后者高 3 倍多。所以要想优生，男方也要考虑年龄因素去积极备孕。

📋 小贴士

孕前应先评估高龄女性容易出现的妇科疾病，如子宫肌瘤、卵巢囊肿、宫颈炎症等，如出现以下几种情况，建议先治疗后怀孕。

1. 子宫肌瘤有明显症状伴有严重贫血，需要先纠正贫血；单个瘤体大于 5 厘米需要先手术治疗；黏膜下肌瘤无论大小都需要宫腔镜判断和手术后再备孕。

2. 卵巢囊肿大于 5 厘米或不能确定其性质时，都建议先手术，避免孕期出现急腹症、大出血、恶变、腹水等加重病情。

3. 单纯宫颈炎症可以先怀孕，但如果宫颈液基薄层细胞学检查（thin-prep cytology test，TCT）有明显的不典型增生改变，还是要先治疗后观察，并且注意随访 HPV 的结果。

（李　霞）

参考文献

[1] 刘玉玲,耿正惠.高龄孕妇的孕期保健[J].中国实用妇科与产科杂志,2006,22(10):743-745.

[2] 孙惠兰,许凌.再生育知识读本优生 200 问[M].杭州:浙江科学技术出版社,2014:45-46.

[3] 章锦曼,阮强,张宁,等.关于 TORCH 感染筛查、诊断与干预原则和工作流程专家共识[J].中国实用妇科与产科杂志,2016,32(6):423-425.

第五节

孕前需要接种疫苗吗

 小案例

小沈怀孕 4 个月时 B 超发现有胎儿多发畸形,只能终止妊娠。在引产时羊水检测出风疹病毒核酸阳性,追问病史她才记起孕早期有一次着凉了,有"感冒"症状,但在家休息一天就好转了,也就没当回事儿。

全科医师:可以推测小沈是在孕早期感染了风疹病毒,从而引起胎儿畸形。如果在孕前检查发现风疹病毒 IgG 阴性,在没有感染的情况下先接种风疹疫苗再备孕,小沈就可以避免这样的不幸结局。

 小课堂

一、什么是疫苗接种

疫苗接种是指将病原微生物(如细菌、病毒等)及其代谢产物,经过人工灭活、减毒后,使其丧失致病性但仍保留免疫原性,或通过基因工程方法制成的一种主动免疫制剂,将其作为抗原打入人体内,让人体产生免疫反应,形成针对特定病原体的特异性抗体。接种疫苗后,当真正的病毒和细菌入侵人体时,就会刺激机体内相关的抗体产生免疫应答,去中和入侵的病原体抗原,从而阻断了相关传染性疾病的发病和在人群中的传播。因此疫苗接种是目前阻断传染病大面积传播的常用手段。

长期的临床实践证明,疫苗接种对孩子、老人、孕妇等免疫力相对低下人群,能起到很好的保护作用,也是快速控制一些传染性较强的、人群普遍易感的严重致死性传染病的有效手段。例如,近四五十年来,我们通过对全人群的预防接种,消灭了天花,也实现了无脊髓灰质炎的目标。又如,20 世纪 90 年代末,我国全面开展儿童乙肝疫苗常规接种后,全国乙肝病毒表面抗原的人群携带率从 1992 年的 9.75% 降到现在的 5.00% 以内。在 2020 年初,在全球暴发新型冠状病毒感染,在相关疫苗大规模投入后,尽管因新型冠状病毒变异快、致病性强,导致感染率较高,但据医学统计,目前已接种人群感染新型冠状病毒后的重症率与死亡率明显低于未接种人群。因此,疫苗接种是目前传染病预防最经济有效的手段之一。

二、疫苗的种类有哪些

目前,我国普遍使用的疫苗大体可分为两类。

(一)第一类是强制性免疫规划疫苗

这类疫苗主要是针对婴幼儿人群,由政府集中采购提供给适龄儿童免费接种,并要求所有婴幼儿必须完成规定剂次的接种,这也就是我们常说的常规疫苗。它们主要有乙肝、结核病、脊髓灰质炎、百日咳、白喉、破伤风、麻疹、甲肝、流脑、乙型脑炎、风疹、流行性腮腺炎等 12 种。这类疫苗有的也面向成年人,提供有偿接种。

(二)第二类是非计划内收费疫苗

这类疫苗主要是近二十年来,由微生物实验室的科学家团队针对水痘、手足口病、轮状病毒、流感嗜血杆菌、肺炎链球菌、HPV 等传染病研制的新疫苗制剂,也称为二类疫苗。随着这类疫苗有效性的逐年显现,这类疫苗的接种已经被群众广为接受,很多人都会根据自身需要和经济条件,自费前往预防接种门诊进行接种。

三、孕前需要接种疫苗吗

由于大部分女性在孕期会出现抵抗力下降,容易被病毒细菌等微生物感染,有些病毒还可以通过胎盘直接感染胎儿,引起胎儿的畸形、流产、早产、死胎等严重后果,所以孕前有针对性地接种疫苗,有利于减少孕期感染的致畸风险。

如果孕前检查发现缺少某些抗病毒抗体的时候,一般建议先接种疫苗并且在完成疫苗规定剂次后避孕 1~3 个月后再考虑受孕。

四、疫苗接种期间发现意外怀孕怎么办

如果在疫苗接种期间意外怀孕,应该及时停止剩余剂次的接种,此外还要根据疫苗成分进行优生门诊的用药咨询。如果是灭活疫苗和基因重组疫苗一般不影响受孕。例如,在备孕期间注射了新型冠状病毒灭活疫苗,但注射完所有针次疫苗后发现自己怀孕,只需加强孕期监测,可以继续妊娠。如果发现自己怀孕之后,新型冠状病毒疫苗还有第二针没注射,这种情况下不建议继续注射剩余剂次,可以暂缓接种到分娩结束之后再去完成第二针补种。而如果是减毒活疫苗,在接种时就相当于感染了一次活微生物,虽然该类疫苗弱毒或无毒,但活的微生物可能会通过胎盘屏障导致胎儿感染,这种情况则需要由遗传咨询门诊医生评估接种时机和剂量来判断其致畸风险。

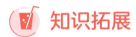 **知识拓展**

一、孕前要接种风疹疫苗吗

孕早期感染风疹病毒后,不论发生显性还是隐性感染,病毒都会通过胎盘屏障感染到胎儿,在孕 11 周前发生的风疹病毒(rubella virus,RV)宫内感染导致胎儿出生缺陷的概率高达 90%。新生儿先天性风疹综合征(congenital rubella syndrome,CRS)表现为:心脏畸形、白内障、青光眼、听力障碍和智力发育不全等。而在孕 20 周后感染风疹一般不会导致先天畸形,但可导致胎儿生长受限(fetal growth restriction,FGR)。

由于风疹病毒感染后的临床治疗除了对症处理没有特效药,但通过疫苗接种可预防风疹发病,而且风疹疫苗单剂接种就可获得 95% 以上的长效免疫力,与自然感染诱发的免疫力接近,因此建议备孕女性在孕前 3~6 个月常规进行风疹病毒 IgM、IgG 抗体定量测定,如果 IgG 抗体阴性的女性应注射麻风腮三联疫苗后避孕 1~3 个月再计划妊娠。另外有证据显示孕前注射疫苗后意外妊娠者,孕妇及胎儿还是安全的。

二、什么是宫颈癌疫苗

宫颈癌疫苗是预防 HPV 感染进而引起宫颈癌的疫苗,它的抗原性是根

据价数决定的,分别有二价苗、四价苗和九价苗;针对相关 HPV 型别引发的生殖器疣、宫颈上皮内瘤变(cervical intraepithelial neoplasia,CIN)、外生殖器或阴道上皮内瘤变(vaginal intraepithelial neoplasia,VIN 或 VaIN)等起到预防作用。临床试验显示,各型 HPV 疫苗都能有效减少相关类型的 HPV 持续感染,并可以预防宫颈、阴道、外生殖器的癌前病变,其保护效力均可达到 90% 以上。

根据实验室数据分析,理论上宫颈癌疫苗不会对妊娠造成不良影响。只是出于医学伦理要求,目前还缺乏相关的临床研究数据。因此各国指南均不推荐女性在孕期预防性接种 HPV 疫苗。但由于目前宫颈癌发病有年轻化趋势,孕期合并宫颈癌时有发生,严重威胁母婴健康。因此建议有需求的备孕女性在孕前 6 个月或更早的时候能尽快完成宫颈癌疫苗的全程针次接种。若近期准备怀孕,孕前 HPV 和宫颈细胞学 TCT 筛查均阴性者可以先备孕,疫苗推迟到哺乳期后再接种。若接种期内意外怀孕,应停止未完成剂次,并做好孕期监测。

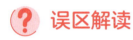 误区解读

一、接种疫苗后发现怀孕需要终止妊娠

错。疫苗对早孕的影响,主要取决于疫苗的种类,即这种疫苗是活疫苗还是灭活疫苗。减毒活疫苗是指用弱毒或无毒,但免疫原性强的病原微生物及其代谢产物,经培养繁殖后制成的疫苗,能起到长期或终身的保护作用。常用的减毒活疫苗有卡介苗、麻疹疫苗、脊髓灰质炎疫苗等,这类疫苗孕妇最好不要接种。

灭活疫苗则是指经过处理的死病原体及其代谢产物制成的疫苗,利用其抗原性使机体产生保护性抗体而发挥免疫作用,要反复注射几次才能得到长期的保护作用。常用的灭活疫苗有伤寒疫苗、百日咳疫苗、钩端螺旋体疫苗、斑疹伤寒疫苗、乙型脑炎疫苗等,这类疫苗接种后不会影响到胎儿,孕妇在需要时可放心接种。

二、孕妇不小心被狗咬了只能局部消炎处理,不能接种疫苗

错。狂犬病是一种人畜共患的急性传染病,可防不可治。狂犬病病毒进入人体后潜伏期一般为 15 日~6 个月,多数在 3 个月内发病,发病后死亡率达 100%。因此,被狗咬伤后必须及时接种狂犬病疫苗。目前我国的人用狂犬病疫苗均为灭活疫苗,一般情况下不会对胎儿的智力发育和身体发育造成影响。根据《中华人民共和国药典(2020 年版)》规定,狂犬病疫苗无特殊的绝对禁忌证,所以孕妇被狗咬伤后,应当和普通人一样,立即按预防狂犬病的常规救治要求

进行治疗,注射狂犬病疫苗;如果孕妇在半年内曾经注射过狂犬病疫苗,则无须再注射该疫苗。顾虑注射狂犬病疫苗和抗狂犬病血清可能发生的不良后果,拖延或拒绝治疗,反而会因此付出本可避免的代价。同样的道理,如孕期被铁锈钉子等刺伤深部肌肤,除局部伤口的清创处理外也需要及时注射破伤风疫苗。

 ## 小贴士

孕前接种疫苗有哪些注意事项

1. 确定末次月经时间,避免接种时已经怀孕。
2. 如实向疫苗接种医师提供既往疾病史和疫苗接种史。
3. 仔细阅读知情同意书,了解疫苗可能出现的不良反应。
4. 接种疫苗后可适当增加饮水量,观察 30 分钟后再离开。
5. 接种后需要继续采取避孕措施,或询问医生所需避孕时间。

(李　霞)

参考文献

[1] 蒋文.河南省周口市乙肝疫苗预防接种工作与效果评价[D].郑州:郑州大学,2012.
[2] 孙惠兰,许凌.再生育知识读本优生 200 问[M].杭州:浙江科学技术出版社,2014:102-103.

第六节

做完 CT 能够马上备孕吗

 ## 小案例

小马膝关节受伤去医院拍 CT 做检查,还好最后只是皮外伤,简单处理后就回家休养,可是半个月后她却发现自己意外怀孕了。小马内心很纠结,这次 CT 检查到底对怀孕有没有影响,这孩子还能要吗?

全科医师:放射检查的辐射对人体的影响其实并非如我们想象得那么可怕,美国妇产科学院关于孕期 X 线检查的指南表明,低于 50 毫西弗(mSv)的 X 线照射不会造成胎儿损伤或畸胎,拍一张胸片的辐射量约为 0.1mSv,一次筛查肺癌的低剂量 CT 辐射量约为 1mSv 或者更低。因此我们完全没有必要"谈辐色变"。今天,我们就来讲讲"拍片"会不会引起胚胎畸变这个话题吧。

 ## 小课堂

一、什么是辐射

辐射(radiation)指的是由物质能量场发出的电磁能量,其中有一部分脱离场源以电磁波或粒子(如 α 粒子、β 粒子等)的形式向远处传播,而后不再返回场源的现象。自然界中的一切物体,只要其温度在绝对零度(−273.15℃)以上,都会以电磁波和粒子的形式时刻不停地向外传送热量,这种传送能量的方式被称为热辐射。辐射本身是中性词,现在普遍指电离辐射。

二、医学影像学检查中有哪些辐射

首先影像科有以下几类检查项目:普通 X 线摄影、超声检查、电子计算机断层扫描(CT)、磁共振成像(MRI)、核医学和介入放射学。其中超声和 MRI 检查不含电离辐射,其他检查项目都存在不同程度的电离辐射。一般辐射检查只要低于 5mSv/年,对于人体健康是没有任何伤害的。

三、做了 CT 检查后却发现怀孕了,该怎么办

正如案例里全科医师所说:常规 CT 检查的辐射剂量很低,一次照射基本不会引起辐射积累。况且放射检查前,医生一般都会询问月经史和性生活史,你只要如实反馈,医生就能权衡利弊作出专业判断,选择适合的检查方法。当然也有月经不调的患者,自己都记不清末次月经,难免会发生拍完 CT 后发现自己怀孕的意外情况。根据临床研究,妇产科专家提出了早孕期"全或无"的理论,就是在早孕的最初 4 周内用药或者照射 X 线,对胚胎的影响存在两个结果:第一种是受到不利因素影响发生自然流产现象;第二种是受精卵没有受到影响或者受影响很小,能及时自我修复并正常发育。所以如果没有出现流产的

征象,你就可以在严密观察下继续妊娠。当然在已经明确知道早孕而且刚好在致畸敏感的孕 5~11 周内,我们还是要权衡利弊,非必须尽量不做有辐射的影像学检查。

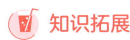
知识拓展

一、辐射的危害与剂量有关系吗

辐射的剂量是以照射的剂量单位——mSv,或吸收的剂量单位——戈瑞(Gy)来表示,1 000mSv 等于 1Gy。日常生活中低剂量、短时间的辐射对健康没有多大影响。只有当遭受到 100mSv 以上的辐射量照射,人体才会出现不同程度的损伤,严重者可立即致死。

短时间内的辐射量≤100mSv 时,对人体没有危害;如果 >100mSv 时,辐射对人体造成危害的程度与其照射剂量成正相关关系;而辐射量在 100~500mSv 时,虽然人体还不会感觉到有临床症状,但血常规会表现出白细胞总数减少;当辐射量在 1 000~2 000mSv 时,人体则会出现轻微的非特异性的临床症状:疲劳、恶心、呕吐、发热、腹泻、食欲减退、暂时性脱发等;辐射量达到 2 000~4 000mSv 时,人的骨髓和骨密度就会遭受破坏,出现造血功能障碍:红细胞数和白细胞数急剧减少、内脏出血、组织坏死、感染及发生恶性病变等;当辐射量 >4 000mSv 时就会危及生命,但依然可以救治,成功率可达 90%;只有当辐射量 >8 000mSv 时,救治希望比较渺茫。此外,当局部因辐射损伤时,可以表现为受辐射部位的红斑、水肿、干性脱皮、湿性脱皮、起水疱、疼痛、坏死、坏疽或脱发等症状。

二、辐射的致癌致畸原理是什么

我们的生活中不可避免会接触一些电离辐射,辐射对人体和生物的危害并非只有短时间内大剂量的中毒影响,也存在长时间小剂量的累积影响。这种长时间小剂量的累积是引起个体发生癌症的最大威胁,最常见的就是导致白血病和甲状腺癌。原因在于辐射的持续存在干扰了细胞正常的新陈代谢过程,容易产生无功能、无秩序生长的癌症细胞。另外,辐射可导致处于分裂阶段的生殖细胞发生基因突变,因而有致畸风险。

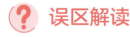 误区解读

一、在放射科等候区域也有辐射危害

错。只要等候区域的防辐射处理按行业标准做到规范合格，其安全性还是有保障的。正规的放射科装修要求墙体有专门涂料加厚，这种涂料里掺有可以屏蔽辐射的硫酸钡；而门窗则用铅板内嵌制成，完全可以屏蔽辐射。因此，在放射科门口安全警示线以外的等候区域不用担心受辐射影响。

二、有人说拍完 CT 半年不能怀孕，否则容易畸形

错。在备孕期间，很多人对胸片、CT 检查影响生殖细胞质量存有顾虑。但这是对生殖细胞生长周期以及对影像学检查会致畸的条件不了解所造成的误会。

首先，通过小课堂的学习，我们已经知晓常规检查的 CT 辐射量对人体细胞的伤害可以忽略不计，更何况不是专门针对生殖细胞直接照射，致突变作用微乎其微。而且能够用于受孕的成熟卵细胞和精子的生长周期是 72~85 天，如果真的介意辐射对生殖细胞的影响，最多 3 个月经周期的时间也足够消除辐射对细胞突变的影响，所以不存在需要避孕半年之说。

其次，射线对胎儿的影响与检查时的孕周及暴露的辐射剂量相关，研究表明：

1. 在胚胎发育早期，大剂量暴露（>1 000mSv）对胚胎是致命的，但诊断性影像检查的暴露剂量一般远远低于这个辐射量。

2. 在暴露辐射剂量 <50mSv 时，目前尚无造成胎儿畸形、生长受限或流产的报道。如 1 次腹部或盆腔 CT 检查，平均有效剂量是 10mSv，也完全低于美国妇产科学院关于孕期 X 线检查指南里指出的安全剂量：<50mSv。

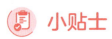 小贴士

一、医学影像检查身体每个部位的辐射剂量有多少

美国放射学会（American College of Radiology，ACR）、北美放射学会（Radiological Society of North America，RSNA）等国际组织联合制定的《常见成人影像学检查平均辐射剂量的参考值对照表》中给出了答案。

常见成人影像学检查平均辐射剂量的参考值对照表

检查部位	检查项目	一个部位有效剂量/mSv
中枢神经系统	头部 CT 检查	2
	头部 CT 增强检查	4
	脊柱 CT 检查	6
胸部	胸片	0.1
	胸部 CT 检查	7
	肺癌 CT 筛查	1.5
	CT 冠状动脉血管造影	12
	CT 冠状动脉钙化积分	3
腹部	腹部、盆腔 CT 检查	10
	腹部、盆腔 CT 增强检查	20
	结肠 CT 检查	6
	静脉肾盂造影 CT 检查	3
	钡剂上消化道造影	6
	钡剂下消化道造影（灌肠）	8
骨骼	四肢 X 线摄影（手、足等）	0.001
	脊柱 X 线摄影	1.5
	骨密度测定	0.001
牙齿	口腔平片	0.005
乳房检查	乳腺钼靶检查	0.4
核医学检查	PET/CT 检查	25

二、诊疗所需的规范医学影像学操作,辐射量都是在安全范围内

通过上表可以看出,在确定没有怀孕的情况下,孕前检查如胸片等,不必过于担心辐射对优生的影响,一次 CT 检查也没必要就得避孕 3 个月甚至半年以上。反之,由于恐惧辐射而不去做必要的影像学检查所带来延误诊断的实际风险,才是我们需要关注的问题。

（李　霞）

参考文献

[1] 中华医学会放射学分会.CT 辐射剂量诊断参考水平专家共识[J].中华放射学杂志,2017,51(11):817-822.

[2] 孙惠兰,许凌.再生育知识读本优生 200 问[M].杭州:浙江科学技术出版社,2014:71-72.

第七节

胎儿性别由什么决定

小案例

　　小陈和先生来城市打拼十年,已经有个活泼可爱的女儿。今年准备要二胎,婆婆听闻消息后专程从老家跑来,掏出一包中药丸非要让小陈吃,还神秘地说这是"转胎丸",希望小陈这次能生个儿子。小陈心里明知道胎儿性别是由男方精子决定的,但拗不过偏执的婆婆,于是带着婆婆来孕前咨询门诊。

　　全科医师说:现代医学已经证实了,生物学意义上的人类性别是由性染色体决定的,在受精卵形成的那一刻就已经为既定事实。到目前为止的科学研究还没发现有什么手段可以随意改变胎儿性别,孕早期乱吃药反而增加胎儿生长畸形风险,小陈婆婆的这种行为应当被制止。

小课堂

一、性别与性染色体的关系

　　医学研究已经证实:人类的性别是由性染色体所决定的。每一个正常的人体细胞中都有 23 对染色体,其中 22 对染色体与性别无直接关系,称为常染色体(autosome),而另外一对与性别有直接关系的染色体称为性染色体(sex chromosome),其中包括 X 染色体和 Y 染色体。男性细胞中的性染色体组成为 XY,而在女性细胞中的性染色体组成为 XX,这种性别决定方式称之为 XY 型性别决定。因此,在配子发生时,男性可以产生两种精子,含有 X 染色体的 X 型精子和含有 Y 染色体的 Y 型精子;而女性则由于细胞中有两条相同的 X 染色体,分裂后只能形成含有一条 X 染色体的卵子。受精时,X 型精子与卵子结合形成的性染色体为 XX 受精卵,将来发育成为女性;而 Y 型精子与卵子结合形成的性染色体则为 XY 受精卵,将来发育成为男性。所以人类的性别是精子和卵子在受精的瞬间决定的,确切地说是由精子决定的。

二、如何看待胎儿性别选择的需求和危害

(一)阻断性连锁隐性遗传病的需求

由于生物学技术的进步,对出生缺陷的认识也到了基因芯片级别,很多性染色体连锁的单基因遗传病和线粒体遗传病被一一破解。从优生学角度出发,对严重的性连锁隐性遗传病患儿的宫内诊断和治疗成为临床的新需求。比如进行性假肥大性肌营养不良(duchenne muscular dystrophy,DMD)和血友病 A 等性连锁隐性遗传病,往往发生在携带致病基因而表型正常的女性与正常男性婚配所生的后代中。他们的儿子将有 50% 的概率是病患,女儿则有 50% 的概率成为携带者。DMD 患儿出生后并无异常外观,多在四五岁时发病,大部分人会因用不起特效药维持到 20 多岁死亡,给他们的家庭造成经济和精神上的双重打击。据相关统计,目前该类疾病的发病率高达 1/3 000,是我国出生缺陷防治工作中需要高度重视的疾病之一。因此,临床上建议 DMD 女性携带者在怀孕后需要进行产前诊断,对胎儿的性别有所选择。

(二)人为的性别选择造成性别比例失调

在自然状态下,不同的精子与卵子的结合是随机的,因而人类的男女比例大致保持在 1∶1。然而近三四十年来,旧思想遗留下来的传宗接代意识仍然存在,很多家庭会在胎儿性别选择这件事上费尽心思。若进行主动的性别选择,对家庭和谐、社会稳定都是有害的。首先它是以伤害女性身体健康为代价的。无论是 20 世纪 90 年代后期的通过 B 超检查有针对性地引产来选择胎儿性别的行为,还是新世纪初通过绒毛膜检测技术的应用来决定胎儿的去留的做法,都是和国家政策相违背的,因此均不可能在正规场所安全实施,很容易造成女性的生殖系统损伤和身心摧残。另外那些由

于性别期待不同而造成家庭成员之间激烈矛盾，影响家庭和谐的案例也有很多。长期男女比例失调会引起低结婚率、低出生率，使社会不稳定现象增多。

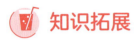 知识拓展

一、两性畸形的常见原因

男女生物学性别根据性染色体、生殖腺结构、外生殖器形态以及第二性征加以区分。有些患者的生殖器官同时具有某些男女两性特征，称为两性畸形，其常见原因有以下几种。

第一类是外生殖器有明显男女特征，但在青春期时不能正常发育。其中大部分人是由于性染色体异常引起的。如胎儿的生物学性别是由精子中带有的 X 染色体或 Y 染色体所决定的，然而 X 染色体和 Y 染色体在人类性别决定中的作用并不相等。一个个体无论其有几条 X 染色体，只要有 Y 染色体就决定男性表型（睾丸女性化患者除外）。性染色体异常的个体，如核型为 47,XXY 或 48,XXXY 等，他们的表型是男性，但却是一个"不正常的男性"。没有 Y 染色体的个体，其性腺发育基本上是女性特征，即使只有一条 X 染色体如核型为 45,X 的个体，其表型也是女性，但却是一个表型异常的女性。

第二类是由于孕期胚胎和胎儿暴露于过高或不足的雄激素环境中。这类情况根据发病原因可分为：女性假两性畸形、男性假两性畸形和生殖腺发育异常 3 种。生殖腺发育异常又包括真两性畸形、混合型生殖腺发育不全和单纯型生殖腺发育不全 3 种亚型。如女性假两性畸形又称外生殖器男性化，其程度取决于胚胎和胎儿暴露于高雄激素的时期和剂量。而男性假两性畸形则是男胎在母体内缺少雄激素刺激发育，它可以是合成睾酮的酶缺乏引起，也可能是一种 X 连锁隐性遗传病的表现。这种染色体核型正常而表型异常的假两性畸形的发生，可能是外源性，也可能是基因位点突变，但更多可能是遗传和环境因素共同作用下的结果。所以，孕早期的不合理用药和不良生活环境都会影响胎儿性别发育，需要重视和谨慎选择用药。

二、性别的社会性表现

按生物决定论和本质主义的看法，出生时生理性别不同的人，理所当然地决定了他/她的一生自然而然应该是什么样子。但实际上，生理性别只是生物学上的事实，并不一定是个体自我认同的结果；性取向和性别认同是人格

和个体尊严的基本方面,对个人的自我认同和归属感来说是必不可少的。社会上诸如变性人、喜欢穿异性服装者、扮演异性角色者、性别含混不清或有两性性特征的人,其性别转换的程度,可能受到环境因素、个人条件与主观喜好的影响,具有丰富多样的内涵。当个人的性别认同与生理性别不一致时,往往会通过变性、整容、化妆等来实现。所以,一个开放文明的现代社会需要有对这类人群的容纳和接受环境,使其在社会生活中也能找到自我实现的价值。

 ## 误区解读

一、"转胎丸"能改变胎儿的性别

错。这种不科学的方法一定要摒弃。很多不法分子为了骗取钱财而制成的"转胎丸",其主要成分是高雄激素,如果孕妇在妊娠早期服用了此类药物,可导致女胎外生殖器男性化的假两性畸形发生,而男胎成年后的雄激素相关的疾病发病率也有增高风险。

二、小孩儿啥都不懂,当女孩儿养或男孩儿养都没关系

错。部分地区的传统习俗认为从小体弱的孩子当异性养容易养活,认为"反正两三岁的小孩儿啥都不懂,把他/她当女孩儿养或男孩儿养都没关系"。其实无论孩子多小,如果要发展出正常的性心理,建立正常的社会关系,都需要尽早有和生物学上的性别保持一致的社会化教育。人类的性心理是在生理的基础上,在社会环境、文化背景的影响下形成的对性及性活动的认识、体验、观念和情感等心理活动。早年体验会影响一个人成年后的自我性别认同的选择倾向。

小贴士

准父母对胎儿性别的期待是可以理解的。通过学习,我们了解胎儿性别最主要是由来自亲代两个配子随机组合形成的遗传物质所决定。但这只是生物学意义上的性别,而一个个体的社会适应性性别还受社会环境影响,尤其是家庭内部环境,对新生命自我性别认同的形成会产生终其一生的影响。所以关于优生教育,我们更需要的是在一个家庭生命周期中去维持家庭成员之间的互敬互爱、和谐相处的良好生活环境,而一个文明的社会也需要有更开放包容的环境,才有利于每一个生命个体健康的生存和发展。

（李　霞）

参考文献

[1] 左伋,顾鸣敏,张咸宁,等.医学遗传学[M].6版.北京:人民卫生出版社,2013.

[2] 傅启华,徐晨明,余永国.临床检验一万个为什么:遗传检验分册[M].北京:人民卫生出版社,2018.

[3] 王滨有.性健康教育学[M].北京:人民卫生出版社,2011.

第八节

什么时候开始补充叶酸,叶酸基因检测的意义是什么

 小案例

去年小张在孕 20 周产检时发现胎儿脊柱下端膨出畸形,只能引产终止妊娠。今年孕前检查时小张说出了心中的疑问:都说补充叶酸就可以预防胎儿畸形,我已经在孕期补充过了,但还是没能避免。这叶酸有什么作用? 需要什么时候开始补充? 还有叶酸基因检测有必要做吗?

全科医师:备孕期间叶酸的补充确实非常重要,关系到整个孕期的母婴健康。具体是什么原理,什么时候该补充,现在"时髦"的基因检测有必要做吗? 这些问题可以通过我们的小课堂一一解答。

 小课堂

一、什么是叶酸

叶酸是 B 族维生素的一种,它主要来源于动植物类食品,尤其在酵母、肝脏及绿叶蔬菜中含量比较多,因为最早从菠菜中发现了这种生物因子,所以被命名

为叶酸。但由于天然的食物中叶酸极不稳定,易受阳光、加热的影响而发生氧化,并且食物叶酸生物利用度较低,大约在 50%,所以人体真正能从食物中获得的叶酸并不多。为了解决天然叶酸的这些不足,科研人员利用硝基苯甲酸为原料经酰氯化、缩合、还原等化学方法合成叶酸,大大提高了叶酸的生物利用度。

二、叶酸的生物学作用和人体需要量

叶酸是人体利用糖分和氨基酸时的必要辅酶,对细胞的分裂生长及核酸、氨基酸、蛋白质的合成都起着重要的作用。它还帮助蛋白质的代谢,并与维生素 B_{12} 共同促进红细胞的生成和成熟,是制造红细胞不可缺少的物质,也是体内很多激素合成的重要催化剂。

中国营养学会 2013 年提出的中国居民膳食叶酸参考摄入量,成人推荐摄入量(recommended nutrient intake,RNI)为 400 微克膳食叶酸当量(dietary folate equivalence,DFE)/天,而人体自身不能合成叶酸,只能靠从外界摄取补充,尤其是孕妇对叶酸的需求量比正常人高 4 倍,因而需要特别补充。

三、围孕期叶酸缺乏的危害有哪些

首先,叶酸缺乏会导致胎儿发生神经管缺陷(包括脊柱裂、无脑儿、脑膨出)、唇腭裂、心脏畸形等出生缺陷。其次,受母体缺乏叶酸的不良宫内环境影响,胎儿也易发生宫内发育迟缓、早产和出生低体重等,这样新生儿出生后生长发育和智力发育都会受影响。此外,孕期叶酸缺乏还会引起孕妇发生巨幼红细胞贫血、胎盘早剥、妊娠期高血压疾病、先兆子痫等危险并发症。

美国疾病控制与预防中心曾指出:育龄女性在受孕前至少 1 个月,并且在孕期的头 3 个月坚持每天服用推荐剂量的叶酸,就能把宝宝出现神经管缺陷的风险降低 50%~70%。由此可见,在整个孕期叶酸是确保胎儿正常发育不可缺少的营养素。在围孕期保证充足的叶酸摄入有着十分重要的作用。

四、什么时候开始补充叶酸合适

孕早期(3~6 周)是胎儿中枢神经系统生长发育的关键时期,最易受到致畸因素的影响,这时胚胎的脑细胞处于迅速分裂增殖状态,对叶酸的需要量明显增加。然而此时大多数孕妈还未意识到自己已经怀孕,如果在孕前的日常饮食中深绿色叶菜类摄入偏少,加上天然叶酸的生物利用率低导致叶酸长期储备不足,就会面临孕早期叶酸缺乏的危险。

所以建议从怀孕前 3 个月开始到孕早期 3 个月里，每天额外补充叶酸 400~600 微克，确保一旦受孕母体就能有受精卵发育需要的叶酸储备量。另外，在孕中、后期，胎儿器官发育、母体组织和红细胞增加都需要大量叶酸的参与，此时叶酸的缺乏仍然会引起巨幼红细胞性贫血、先兆子痫、胎盘早剥等不良妊娠结局发生，所以建议叶酸可以一直补充到产后 42 天。

🥤 知识拓展

一、围孕期该如何正确补充叶酸

补充叶酸，首先应从天然的食物开始，动物肝、肾，深绿色叶菜中叶酸的含量都很丰富，可以让它们经常出现在你的餐桌上。育龄女性备孕前就要有意识地改变一些烹制方法，尽可能减少蔬菜中的叶酸流失，还要有意识地加强富含叶酸食物的摄入。

由于食物烹调加工后叶酸损失率可达 50%~90%，单纯通过饮食调整很难满足妊娠期的需要量。合成的叶酸补充剂生物利用度要比天然叶酸高，性质稳定，与膳食混合时生物利用度可以达到 85%，比单纯来源于食物的叶酸高1.7 倍。因此，在围孕期选择合适的叶酸增补剂，不仅服用方便，而且和膳食混合食用后更有利于叶酸的吸收利用。

二、围孕期补充叶酸是不是越多越好

很多孕妈可能会想：既然叶酸对宝宝健康那么重要，那么孕期补充叶酸是不是也越多越好呢？天然叶酸是水溶性的维生素，超出血清及组织中和多肽结合的量均会从尿液中排出，通常也没有什么副作用。但人工合成的叶酸过量服用还是会存在一定的风险，主要表现在以下几个方面。

1. 过量的叶酸会掩盖维生素 B_{12} 缺乏的早期表现，有可能导致孕妇自身神经系统受损。

2. 如果连续服用叶酸超过 350 毫克，还有可能影响锌的吸收，而锌缺乏会使胎儿宫内发育迟缓，增加低出生体重儿的风险。

3. 长期大剂量服用叶酸，会有厌食、恶心、腹胀等消化道症状，增加结直肠腺瘤发病率。

4. 服用叶酸片还可以干扰抗惊厥药物的作用，诱发惊厥发作。

5. 肝脏吸收合成叶酸的量有限，未被吸收的过量合成叶酸会进入血液，有引起白血病、关节炎等疾病的风险。

因此,孕期叶酸容易缺乏,但也不是补得越多越好,需要定期监测血液中叶酸含量,并在孕产期保健医师的指导下及时调整叶酸补充量。

三、叶酸基因检测的意义是什么

目前实验室针对叶酸基因的研究已经比较成熟,及时了解一些相关内容,可以指导我们更好地掌握叶酸补充的适合剂量。

（一）什么是叶酸基因

临床上,有些按推荐量补充叶酸的孕妇还是发生神经管缺陷胎儿的病例,这些孕妇在按照推荐量补充叶酸的情况下,检测其血液内实际具有活性的5-甲基四氢叶酸含量还是有不同程度的缺乏。研究人员通过对叶酸代谢路径的探究发现,合成叶酸需要在叶酸还原酶（methylenetetrahydrofolate reductase,MTHFR）的参与催化下,经过多重步骤转化为具有生物活性的5-甲基四氢叶酸后才能被吸收和利用,这个酶的缺乏会导致部分人出现叶酸代谢障碍,使其体内叶酸利用度降低。

MTHFR 在叶酸代谢过程中起到至关重要的作用。由于制造 MTHFR 的基因在 C677T 位点上有 3 种分型,分别为 CC、CT、TT 型。当一个人 MTFHR 酶的基因型为 CC,其体内利用叶酸的能力是正常的。而基因型为 CT 或 TT 的人则有不同程度的缺陷,其中 CT 型 MTHFR 酶的叶酸转化效率为 60%,TT 型的则更少,摄入的叶酸仅 30% 可以转化成 5-甲基四氢叶酸。因此,拥有后两种基因型的人往往需要增加单次叶酸的补充剂量才能达到与正常人相当的量,从而满足机体的需要。

（二）备孕期不想监测叶酸基因,可以直接加大补充叶酸量吗

"小课堂"里我们已经了解到合成叶酸过量的风险,人体肝脏虽然可以有效地将天然叶酸转换为 5-甲基四氢叶酸,但转换合成叶酸的能力却极其有限。口服生理剂量的合成叶酸,其大部分以未代谢的形式进入肝门静脉循环,直接进入血液。这些多余的未代谢叶酸会降低免疫力,增加癌症风险,增加新生儿过敏性疾病风险。而这种对人体可能造成的有害影响最长需要 20 年才能完全显现出来。

四、男性需要补充叶酸吗

代谢异常的男性需要补充叶酸,不然有一定概率导致胎儿畸形。但是,不是每个男性都需要额外补充叶酸,对不缺乏叶酸的人来说,摄取少量叶酸不会有什么影响,但若补过量会造成肝损伤等后果。想知道自己是否缺乏叶酸,可以进行血清叶酸含量测定,再结合叶酸代谢酶基因检测就可以知道了。

误区解读

一、服用叶酸增补剂就能保证不会生出神经管缺陷儿

不能。国内外大量研究显示：常规补充叶酸可以降低70%的新生儿神经管缺陷发病率，这不等于只要服用叶酸就肯定能避免神经管缺陷。因为叶酸缺乏虽然是导致神经管缺陷的重要原因，但还有其他遗传因素、环境因素共同作用。反之，也不是说不服用叶酸就一定会导致神经管缺陷，只是发生的风险会提高。准妈妈们不要存在侥幸心理，盲目地认为厄运不会降临到自己身上。为了降低胎儿发生神经管缺陷的风险，应尽量按时、按量补充叶酸。

二、食补能代替叶酸片

不能。有些准妈妈感觉服药片不如食补安全，就想着能食补就尽量不吃药。但是有调查显示，我国育龄女性膳食叶酸摄入量平均每天不足0.266毫克，如果再减去烹调损失的部分，实际摄入量不足0.2毫克，远远低于中国营养学会和世界卫生组织推荐量。因此，服叶酸片还是有必要的，只要按医生指导服用，就不会有很大副作用，准妈妈不必担心。

补充叶酸不仅有助于孕期预防胎儿神经管缺陷，还有利于降低血清同型半胱氨酸含量，可以降低家族性早期高血压、高脂血症发生的风险。所以，如果没有放弃怀孕的打算，即使备孕超过3个月还没怀上，也是可以继续吃叶酸片的。

 小贴士

一、备孕补充叶酸还需要注意以下几点

1. 备孕期最好能在医生的指导下服用叶酸制剂。

2. 如果曾经孕育过神经管缺陷儿的女性，再次备孕时建议增加每日的叶酸服用量至800~1 000微克，直至孕后12周。

3. 长期服用避孕、抗惊厥等药物会干扰体内叶酸的代谢，增加胎儿神经管缺陷的发生风险。所以最好在孕前6个月就能停止用药，并及时补充叶酸等维生素。

二、叶酸的食物来源

叶酸广泛存在于各种动植物食品中。富含叶酸的食物有猪肝（236μg/100g）、猪肾（50μg/100g）、鸡蛋（75μg/100g）、豌豆（83μg/100g）、菠菜（347μg/100g）等。

三、每天摄入 DFE 的自我估算公式

$$DFE(μg) = 膳食叶酸 μg + (1.7 \times 叶酸补充剂 μg)$$

（李　　霞）

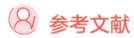

参考文献

［1］葛可佑.中国营养师培训教材［M］.北京：人民卫生出版社,2007：122-125.

［2］吴定,高云.食品营养与卫生保健［M］.北京：中国计量出版社,2008.

［3］孙惠兰,许凌.再生育知识读本优生 200 问［M］.杭州：浙江科学技术出版社,2014：
83-85.

第九节

流产后多久可以怀孕

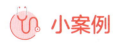

小案例

小 L 又怀孕了,可她一点儿都高兴不起来,因为上个月刚做完"人流"。这次出血以为是来"例假",结果是再次意外怀孕,还出现难免流产症状,她连忙来咨询医生,流产后要多久再次怀孕才安全呢?

全科医师：流产后子宫内膜修复需要时间,不良的宫内环境也不利于受精卵着床,过长或过短的备孕时间都不利于身体健康和优生优育。那么流产后多久再怀孕合适? 我们可以进入"小课堂"聊聊流产相关话题。

小课堂

一、什么是流产

流产是指在怀孕 28 周之内,胚胎或胎儿从母体里主动或被动排出的过程,它包括各种原因导致的"自然流产"和采用手术方式的"人工流产"。"人工流产"逐渐成为很多意外怀孕但暂不具备养育条件家庭的无奈之选。在怀孕 12 周之内的人工流产方式有:药物流产术和负压吸宫术、刮宫术;在怀孕 12~16 周有钳刮术;而怀孕大于 16 周采用的终止妊娠方式称为引产术。这些手术操作对女性生殖系统甚至全身心都会产生不同程度的损伤,是避孕失败或者难免流产、胎儿异常、孕期严重并发症等不适宜继续妊娠患者不得已而选择的补救措施。但由于很多年轻女性对人工流产的危害认识不足,加上现代无痛人工流产手术的推广使得术中的痛苦体验大大减轻,让很多年轻人产生错觉:无痛人工流产是方便有效的避孕方法。因此频繁的人工流产导致其身体损伤,最终结果得不偿失。

二、流产会对身体有哪些损伤

大家都说"流产伤身体",那么都会有什么伤害呢? 主要包括以下几个方面。

(一)流产过程中容易发生子宫穿孔、宫颈损伤、人工流产漏吸和人工流产不全等伤害

这些流产过程中的损伤基本跟手术操作者有关,所以当意外怀孕发生时,千万不要因为羞愧之心为避人耳目而去缺乏资质的"黑诊所"做人工流产手术。此外,术中可能会出现比较严重的并发症——"人流综合征",规范叫法为心脑综合征,它的发病率在 12% 左右,跟受术者本身体质和"吸宫操作"负压过大有关,表现为突然出现心动过缓、心律失常、血压下降、面色苍白、大汗淋漓、头晕头痛、恶心呕吐等一系列症状,严重者甚至发生昏厥和抽搐。现在采用了"无痛人流"手术方式后,心脑综合征发病率有减少,但由于此时受术者在麻醉状态下头痛头晕、恶心呕吐等表现不明显,使得心脑综合征变得更隐蔽,所以"无痛人流"手术操作需要在有经验的麻醉师全程参与、严密监护下进行。

(二)人工流产可能出现术后感染并造成一系列问题

1. 人工流产后大部分女性都会出现不同程度的逆行感染 人工流产过程中一旦出现组织创伤,原本附着在子宫颈管黏膜的条件致病菌便会迅速繁

殖,打破宫腔原始无菌状态,引起宫腔内感染,随着感染的蔓延常累及输卵管,造成输卵管水肿、坏死增生,甚至导致输卵管狭窄或闭塞,使受精卵不能正常通过,阻碍正常受孕进程,导致不孕、宫外孕等并发症。

2. **人工流产造成子宫内膜损伤后会降低女性生育能力**　这是由于流产使得子宫内膜破坏,导致子宫壁细胞因子出现表达异常,纤维蛋白溶解酶原激活因子增加,而纤维蛋白溶解酶原活化因子减少,损伤部位纤维蛋白不能够及时分解,最终纤维组织增生取代了子宫内膜,造成子宫内膜纤维化,影响再次妊娠时受精卵着床。

3. **宫颈损伤、人工流产不全等损伤增加远期生育风险**　因人工流产时被动、机械地扩张宫颈会造成宫颈不同程度损伤,若术后恢复不良,会导致子宫口松弛,增加再次妊娠时的流产概率,还会发生不孕不育、习惯性流产、宫颈机能不全性早产等远期风险。

4. **药物流产也存在不良后果**　药物流产由于没有宫腔操作,对机体损伤较小,但也存在药物不良反应、肝肾功能损害、阴道持续出血、内分泌紊乱、不全流产增加手术操作风险等后果。

5. **频繁流产后也容易发生再生育时的产后大出血、胎盘异常等危险**　频繁流产容易导致子宫内膜感染或损伤,使宫腔内部分底蜕膜发育不良,在后续再生育时就容易发生胎盘粘连、残留,甚至胎盘植入,造成产后胎盘剥离困难,影响产后子宫收缩复旧,导致产后大出血和子宫切除等一系列严重后果。

（三）随意任性地多次流产还会发生卵巢内分泌功能紊乱,并由此导致一系列自身健康问题

女性生殖系统会在下丘脑-垂体-性腺轴的一系列激素的协同作用下,形成有规律的月经周期,而妊娠会暂时打乱这个规律（也就是中断了原有的激素分泌节奏）,直到妊娠终止后机体会根据生理需求逐渐恢复到原有规律。有关专家认为,这个内分泌平衡的恢复过程至少需要 3 个月经周期。所以过于频繁和多次的妊娠、流产、再妊娠、再流产破坏了机体恢复月经规律的能力,加重卵巢激素分泌紊乱和排卵障碍,甚至不再触发排卵而出现"卵巢早衰"现象。

🥤 知识拓展

一、流产后如何选择再次怀孕的适合时机

通过前文,我们了解到流产会对女性身体带来不可避免的损伤,而且流产

后的愧疚、失落感也会不同程度地影响女性心理健康状态。因此流产后需要等待身心都恢复到最佳状态后再次备孕，那么流产后要多久可以再怀孕呢？

虽然相关的医学指南里并没有明确指出自然流产后再次妊娠的适宜间隔时间，但妇产科医生一般会建议在流产后有过2~3个月经周期以上再备孕。这是由于女性怀孕过程中的生殖系统会产生怀孕状态下的内环境改变，而"人工流产"又是一种有创伤的手术，这两个因素协同作用下容易引起生殖系统局部抵抗力减弱，急于受孕的女性容易发生再次流产和远期胎盘粘连、胎盘植入等风险。因此，给予损伤的宫内环境一定的修复时间，可以减少多项妊娠并发症的发生，也能降低再次流产、早产、胎儿异常的发生率。

二、流产后避孕时间是否越长越好

为避免再次意外妊娠的发生，妇科医生一般都会建议术后即刻采取适当的避孕措施，但也不建议有备孕计划的家庭避孕时间过久，这样会掩盖部分由于流产后内分泌紊乱的排卵障碍、输卵管阻塞、子宫内膜的部分粘连等隐蔽病症造成的习惯性流产、继发不孕。此外，国外也有调查发现，有生育意愿的家庭在女方流产后等待再次妊娠的时间长短会影响夫妇双方备孕的心理状况。如自然流产后等待8个月以上仍然没有受孕，出现焦虑、恐惧、怀疑等心理症状的夫妇人数明显增加，家庭矛盾冲突也增多。

因此，建议有备孕需求的家庭在女方流产后的3~6个月，综合评估其身体健康状况，选择再次受孕的最佳时间。

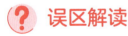

❓ 误区解读

一、"无痛人流"比"普通人流"损伤小

错。手术的损伤不是体现在疼痛感觉程度上的。虽然"无痛人流"的个体疼痛感明显低于"普通人流"，但它们的手术过程仍旧是一样的，所以它们都会发生同样的流产损伤。有时"无痛"反而还让损伤的发生更隐蔽。

"无痛人流"手术过程中，由于在麻醉制剂的作用下，子宫平滑肌也会比一般人工流产手术过程中松弛，大大增加了对医生操作时手感的考验——在没有丰富手术经验的医生操作过程中更容易发生子宫穿孔、组织残留或过度吸刮——这些并发症会破坏子宫内膜基底层，导致宫腔粘连，增加继发不孕风险。所以在正规的医院里，"无痛人流"手术一般是要求高年资有经验的医生来操作把关。

二、流产后需要半年时间才能再次备孕

这个理解不是很准确,要根据具体情况具体分析。有学者进行回顾性调查得出自然流产后再次妊娠的间隔时间可能对围产结局没有影响。因此有生育要求的夫妇,在无严重流产并发症且身体恢复较好的情况下,不必刻意延长再次妊娠间隔时间。而且研究还认为,自然流产后迅速妊娠对备孕女性的心理健康有益,能增强育龄女性怀孕的信心,从而缩短自然流产带来的伤痛,有利于减少孕期产后抑郁症的发生。因此如果待孕夫妇希望迅速妊娠,家人和朋友应当给予鼓励,没有理由劝其等待更长的时间。一般有 2~3 个规律月经周期后就可以鼓励待孕夫妇再次受孕了。

 # 小贴士

一、流产后可以选择哪些避孕方法

为了避免反复流产伤害,妇科医生会在术后建议患者采取一种安全合适的方式进行避孕。现在常见可选择的避孕方法种类有很多,如宫内节育器、皮下埋植剂、女性绝育术、男性绝育术、长效避孕针、复方短效口服避孕药、男用避孕套、女用避孕套等,不建议使用事后紧急避孕药、安全期法、体外排精法等。

二、对于近期有生育计划的家庭,最推荐的避孕方式是什么

我们推荐的最佳避孕方式是男用避孕套,在实现避孕的同时还能减少交叉感染的性传播疾病发生,有生育要求时就可以随时停用。此外也可以选用复方短效口服避孕药,容易落实且高效避孕,在停药后有过一次正常月经周期就可以考虑备孕。

(李　霞)

 # 参考文献

[1] 曾丽萍.流产后不同间隔再次妊娠和妊娠结局关系[J].哈尔滨医药,2019,39(2):123-125.

[2] 漆洪波,龙晓悦,刘云,等.自然流产后再次妊娠间隔时间的探讨[J].中华围产医学杂志,2004,7(3):165-167.

第十节
预防宝宝出生缺陷，有哪些注意事项

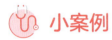 **小案例**

小詹备孕前上网查了很多有关优生优育的保健知识，为了生一个健康宝宝可谓做足了功课。但看到太多各种出生缺陷的负面报道后，小詹反而迟迟不敢怀孕，生怕自己也生出畸形儿。于是她和丈夫到全科门诊咨询：为了预防出生缺陷，我们该怎么做才能万无一失呢？

全科医师：造成出生缺陷的因素很多，有可控因素也有不可预见的意外，我们能做的就是用科学的态度认真地对待整个围孕期的三级预防，尤其是在备孕前要多储备优生知识，剩下的就是积极行动、调整心态、不急不躁、接受现实。

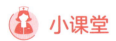 **小课堂**

一、什么是出生缺陷

出生缺陷又称先天异常，是指由于先天性、遗传性和不良环境等原因引起的新生儿出生时存在的各种结构性畸形和功能性异常的总称。它包括形态上的畸形（如脊柱裂）、细胞的异常（如先天性白血病）、染色体异常（如 21-三体综合征）、分子的异常（如苯丙酮尿症），也包括精神、行为等方面的异常等。

二、出生缺陷的现状

出生缺陷是目前世界范围内围产儿、婴儿死亡的主要原因，并导致大量儿童患病或残疾，给社会和家庭带来沉重的经济负担和精神压力，已然成为影响经济发展和人们正常生活的社会问题。在中国每年有 20 万~30 万先天畸形儿出生,加上出生数月才显现出来的缺陷,先天残疾儿童高达 80 万~120 万人/年。我国每年因出生缺陷造成的经济损失超过 142 亿元,先天愚型的治疗费超过 20 亿元,先天性心脏病的治疗费高达 120 亿元。所以预防出生缺陷值得我们全社会的合力参与和育龄夫妇的正确行动。

三、预防出生缺陷我们该怎么做

育龄夫妇可以通过学习,了解孕前、孕期、产后的"三级预防"策略,实现降低出生缺陷风险的目标。

(一) 一级预防——减少出生缺陷儿的发生率

这一阶段,育龄夫妇要重视婚前、孕前检查和必要的优生咨询。通过合理营养、预防感染、谨慎用药、戒烟戒酒、主动避免接触放射线和有毒有害物质、避免接触高温环境等措施积极备孕。例如,长期在涂料厂和接触油画颜料的环境工作容易使人体铅超标,血液中铅含量超出正常值界限值后,孕妇发生自然流产概率变大,因此备孕期间要主动避免有重金属超标可能的工作环境和有明显污染源的生活环境。

另外,孕前开始到孕早期 3 个月及时、适量补充叶酸已被证实是减少胎儿神经管缺陷发生的有效一级预防措施。备孕夫妇需要在孕前 3~6 个月就开始有规律地每日服用 400 微克以上的叶酸。

(二) 二级预防——减少出生缺陷儿的出生率

主要是指怀孕后通过产前诊断做到早发现、早诊断,有缺陷胎儿应采取相应的补救措施,在孕期排除掉有明显预后不良或影响日后生存的严重畸形儿的出生风险,如无脑儿、严重脑积水、内脏外翻、心脏畸形、21(18)-三体综合征、重型地中海贫血、先天性风疹综合征、新生儿溶血病等。还有部分出生缺陷是因为分娩时产伤造成的,如宫内缺氧造成的脑瘫,因此到了足月也需要准妈妈们重视产前保健,到正规医院的产科待产分娩。

(三) 三级预防——对出生缺陷儿的早发现、早治疗

如果在整个围孕期都已经做好充分准备、严密监测,还是发生新生儿患有出生缺陷时,我们需要调整心态、面对现实,积极寻求治疗和帮助。很多先天性疾病是机体功能受损,在出生时体表并没有异常表现,比如先天性白内障、先天性耳聋、苯丙酮尿症、先天性甲状腺功能缺乏等,只要配合新生儿筛查做到早发现、早干预,还是能实现让孩子与缺陷共存、健康成长的愿望。

当然无论是孕前、孕期还是产后,有焦虑、抑郁、多疑、压抑、不稳定的心理状态都会影响到母婴身心健康。所以整个围孕期,我们更应该注重自我心态的调整,多参加有益身心健康的户外活动。采取放松心情、顺其自然的备孕策

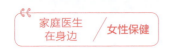

略更有利于子代的优生优育。

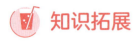
知识拓展

孕前有必要做基因筛查吗

随着生物实验室的人类基因编码测序技术日趋成熟,加上很多基因公司的大力宣传,使得在围孕期做基因检测的观念开始深入人心。然而如果夫妻双方都没异常,没有家族遗传病史,面对其两三万组基因位点的筛查无疑是大海捞针,并不可取也不可信。

当然那些在人群中携带率较高、致病位点明确的单基因隐性遗传病值得孕前关注。如先天性耳聋,由于它的致病基因里常见十五个位点在人群中有1/20的高携带率,使得表型正常的夫妇也可能出现等位点突变造成子代患病。国内相关研究显示:80%的先天性耳聋宝宝都是由听力正常的父母所生。因此针对备孕夫妇做一些常见的单基因隐性遗传病携带者筛查还是有一定的优生指导意义。

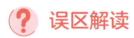
误区解读

一、备孕就要避免接触电脑、电视和手机等各种辐射源

错。到目前为止这种观点还是缺乏科学依据的。出生缺陷的致病因素错综复杂,大多数是环境因素和遗传因素相互作用的结果。有研究指出,电离辐射的致畸作用是人体基因自我修复能力与外界辐射环境之间博弈的结果,和接触辐射源的时长、剂量都有关。而我们日常生活中正常时间范围使用的电子产品包括电视、电脑、手机、电热毯、加热床等产生的电离辐射量以及电磁场并不增加不良妊娠结局及畸形的发生率。

不过,过度依赖这些电子产品消磨时间本身就是一种不健康的生活方式,所以要想生育一个健康的宝宝还是建议放下手机多做户外运动。就像所有动植物一样去接受阳光雨露的滋养,更有利于我们身心的健康发展。

二、孕前检查正常就不会发生出生缺陷

这样的认知过于片面。因为我们生存在一个复杂的生态系统中,生存和繁衍受到多因素的共同影响,其中医疗手段对于优生优育的影响只占了大约

8%，而日常养成的生活方式对能否优生的影响却占了 60% 以上。而且医学本身就是一门不断发展的科学，是人类积极探索自我的过程。由于技术的局限性，有一些结论现阶段看似正确但在多年以后又可能被证实有误，这样的例子不胜枚举。所以，即使检查结果的数据都未见异常，也不能断定就不会有出生缺陷发生。我们能做的就是相信科学，要结合自己的实际情况，认识到自身可能存在的不利于优生优育的坏习惯，孕前就引起重视并能在行动上积极纠正，尽可能地改善那些可控因素，为优生做好身体和心态上的充分准备。

小贴士

老婆怀上了却总是流产，或者已经孕育过有先天缺陷的宝宝，男方也要做一些检查。

一、精液的常规检查

排除少精、弱精或无精的发生，即使有过正常生育后的继发不孕，也有可能是男方因素。

二、精子 DNA 碎片率检测

精子 DNA 碎片率高意味着生精功能出现问题，容易引起女方的反复流产。若想正常怀孕，需要进行适当的干预治疗，一部分患者会慢慢恢复到正常水平。

三、染色体检查及其他基因检测

建议有过异常孕产史的夫妇，可以做一个外周血染色体检查，若担心生下有遗传病的孩子，可以同时进行单基因病携带者筛查。

（李　霞）

参考文献

[1] 吴颖臻，傅咏南，方茹，等．当前我国生殖健康与出生缺陷的现状分析与思考[J]．中国优生优育，2013，19(1)：45-49．
[2] 陶小君，赵如青，辜俊梅，等．44 925 例孕前优生健康检查整合出生缺陷干预示范性研究结果分析[J]．中国妇幼保健，2014，29(13)：1980-1981．

第十一节

孕前需要做哪些检查

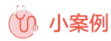 **小案例**

小文结婚时已经完成婚前检查,近期想备孕所以来孕前体检中心咨询:我婚前检查指标均在正常范围,还需要再做孕前检查吗?

全科医师:婚前检查和孕前检查的内容有部分重合,但侧重点不同。现在国家为育龄夫妇提供每胎一次免费孕前优生健康体检项目,为节约未婚未育新人的时间,有些地区会在婚前检查时将部分孕前检查内容合并完成,但孕前检查的内容会更广泛一些。具体还有哪些我们在"小课堂"里带大家再了解一下。

 小课堂

一、什么是孕前检查

所谓"孕前检查"是在怀孕前为优生优育做准备的健康体检。最佳的检查时间是在孕前的 3~6 个月,这可以为检查出来的影响生育的健康问题留出充裕的治疗和改善时间。

二、国家免费孕前优生健康检查项目都包含哪些内容

从 2015 年开始,全国各地广泛开展了国家免费孕前优生健康检查项目,凡是符合条件的夫妇均可以在孕前 3~6 个月去当地县(区)级妇幼保健机构进行每胎一次的免费孕前健康检查(女方需要避开月经期)。项目内容主要见"国家免费孕前优生健康检查 22 项基本服务内容"表格。

国家免费孕前优生健康检查 22 项基本服务内容

序号	项目		女性	男性	目的	意义
1	优生健康教育		√	√	建立健康生活方式,提高风险防范意识和参与自觉性	学会自我识别风险因素
2	病史询问(包括既往史、家族史、个人生活习惯等)		√	√	评估是否存在相关风险	降低不良妊娠结局风险
3	体格检查	常规检查(包括身高、体重、血压、心肺等)	√	√	评估健康状况,发现影响优生的相关因素	减少影响受孕及导致不良妊娠结局发生的风险
		女性生殖系统检查	√		检查双方有无生殖系统疾病	
		男性生殖系统检查		√		
4	实验室检查6项	阴道分泌物 白带常规检查	√		筛查有无阴道炎症	排查因生殖道感染、宫内感染胎儿死亡和胎儿宫内发育迟缓
		淋球菌检测	√	√	筛查有无感染	排查因生殖道感染、宫内感染胎儿死亡和胎儿宫内发育迟缓
		沙眼衣原体检测	√			
5	血液常规检验		√	√	筛查贫血、血小板减少等	减少因重症贫血造成的胎儿宫内发育迟缓,有无地中海贫血的初步判断;减少因血小板减少造成的新生儿出血性疾病
6	尿液常规检验		√	√	筛查泌尿系统及代谢性疾病	排查泌尿系统疾病对生育的影响
7	血型(包括 ABO 血型和 Rh 阳/阴性)		√	√	预防血型不合溶血	减少胎儿溶血导致的流产、死胎死产、预测新生儿黄疸程度等
8	血清葡萄糖测定		√	√	糖尿病筛查	减少因妊娠合并糖尿病造成的流产、早产、胎儿畸形等风险
9	肝功能检测(谷丙转氨酶)		√	√	评估是否感染及肝脏损伤情况	指导生育时机选择;指导干预措施,预防妊娠期急性重型肝炎发生;减少母婴传播风险
10	乙型肝炎血清学五项检测		√	√		
11	肾功能检测(肌酐)		√	√	评价肾脏功能	指导生育时机选择;减少胎儿宫内发育迟缓风险
12	甲状腺功能检测(促甲状腺激素)		√		评价甲状腺功能	指导生育时机选择;减少流产、早产、胎儿宫内发育迟缓、死胎死产、子代内分泌及神经系统发育不全、智力低下等

续表

序号		项目	女性	男性	目的	意义
13	病毒5项	人免疫缺陷病毒抗体筛查	√	√	筛查有无艾滋病感染	减少流产、死胎、死产、母婴传播风险
14		梅毒螺旋体筛查	√	√	筛查有无梅毒感染	减少流产、死胎、死产、母婴传播风险
15		风疹病毒 IgG 抗体测定	√		发现风疹病毒易感个体	减少子代先天性风疹综合征：先天性心脏病、耳聋、白内障、先天性脑积水等
16		巨细胞病毒 IgM 抗体和 IgG 抗体测定	√		筛查巨细胞病毒感染状况	减少新生儿耳聋、智力低下、视力损害、小头畸形等
17		弓形体 IgM 和 IgG 抗体测定	√		筛查弓形体感染状况	减少流产、死胎、胎儿宫内发育迟缓等
18	影像3项	妇科超声常规检查	√		筛查子宫、卵巢异常	减少不孕、流产及早产等不良妊娠结局
19		肝胆胰脾双肾 B 超	√	√	筛查肝胆胰脾肾异常	减少内科疾病对不良妊娠的影响
20		胸部正位片	√	√	筛查心肺的异常	减少心肺功能异常对不良妊娠的影响
21		风险评估和咨询指导	√	√	评估风险因素,健康促进,指导落实预防措施,降低风险	减少出生缺陷发生,提高出生人口素质
22		早孕和妊娠结局追踪随访	√		了解早孕及妊娠结局相关信息,做好相关指导和服务	降低出生缺陷发生风险

三、国家免费孕前优生健康检查的参考意义是什么

1. 除了上述表格所列举的具体项目的意义外,其实一次完整的孕前检查还包括专业医生根据夫妇的体检结果结合环境风险因素、内科疾病风险因素、生殖系统疾病风险因素、精神心理疾病风险因素、生活方式风险因素这五个维度给出的 A、B、C、D、E 五个风险等级的评估。在此基础上,医生针对夫妇双方存在的危险因素通过专业的咨询和指导,给出符合目前医学水平共识的处理意见,以及与风险等级相适应的干预措施,促使更多的育

龄夫妇在备孕期能降低各种可控因素的风险,确保全面提高我国的出生人口素质。

2. 国家免费孕前优生健康检查基本涵盖了与优生相关的健康检查内容,在检查结果提示"未见异常"的情形下可作为健康备孕的参考。但如果某个项目指标有异常,则还要去对应的医学专科做进一步的检查和确诊,并且要重新评估影响优生优育的风险等级。

例如检查项目中的促甲状腺激素(thyroid stimulating hormone,TSH)这个指标,它的升高提示有甲状腺功能减退的风险存在,如果不及时纠正就去盲目受孕,会导致反复流产、早产和死胎、新生儿智力受损等不良妊娠事件发生。所以通过孕前检查,对这种还没临床表现但对妊娠过程已经有潜在不良影响的风险因素,能做到早发现、早干预、早获益,值得我们孕前去重点检查。

但由于 TSH 的试剂盒理化性质不稳定(容易受外界因素干扰),不同实验室的结果也存在差异;所以单凭一次检查中这个单项指标不能直接作出甲状腺疾病的诊断,如果孕期检查中 TSH 值异常时还需要及时到内分泌科进一步确诊。

 知识拓展

除了完成国家免费孕前健康检查项目还需要做其他哪些检查

国家免费孕前优生检查属于基本公共卫生项目,是政府买单百姓受益的普惠性政策。但作为个体还有个性化需求,不同地域也存在疾病谱的差异。比如 20 世纪 90 年代初曾有过输血经历的准妈妈备孕前建议增加丙肝抗体的筛查,避免母婴传播风险和孕期发生急性重型肝炎;而在两广地区多发地中海贫血的区域则需要增加地中海贫血基因携带者的筛查,减少新生儿严重致死性地中海贫血的发生。因此,建议有条件的备孕夫妇还可以增加以下几个方面的检查。

（一）丙肝筛查

丙肝抗体阳性的母亲将丙肝传播给新生儿的危险性为 2%,若母亲在分娩时丙肝 RNA 阳性,则传播的危险性为 4%~7%,且目前对阻断丙肝母婴传播尚无有效的办法。如果孕前发现有丙肝病毒感染,需要进行足疗程的抗病毒治疗,待丙肝 RNA 转阴后再进行备孕,避免丙肝的母婴传播。

（二）女方"三癌"筛查

据产科专家介绍，威胁女性群体的三大癌症"乳腺癌、宫颈癌、甲状腺癌"日趋年轻化，孕前也需要注意筛查。由于孕期，母体内激素变化以及为适应胎儿生长发育需要而发生类似免疫抑制的生理变化，可能会导致癌症发展加速恶化。所以，如果孕前就能查出还没有症状的早期癌症或癌前病变并及时治疗，可以避免妊娠期再查出癌症后面临是否引产的问题。

（三）根据个人病史需求做一些相关的检查和咨询

比如有口腔科、眼科、精神卫生科、营养门诊或遗传咨询门诊等相关问题的咨询和检查。避免如长智齿、牙龈炎、视网膜脱离等问题增加孕期合并其他疾病的风险。

 误区解读

一、孕前检查是高龄或者流过产的人需要做，我没病没灾就不用做

错。即使平时身体健康，哪怕每年体检指标都正常，也不代表已具备适合怀孕的身体状况。比如亚临床性甲状腺功能减退通常并无任何症状表现，却因受孕早期体内激素变化发生改变，只有在抽血检查甲状腺功能时才能发现。它在育龄期女性中的发生率在2%~3%，对胎儿的神经系统发育、新生儿智力发展水平都会产生深远的影响。有研究发现，如果妊娠女性有亚临床甲状腺功能减退不加以诊治，其出生的孩子4~5岁时的平均智力水平要比正常儿童降低6~8分。因此，孕前及早发现亚临床甲状腺功能减退并及时规范治疗，对提高其后代各项素质都有很大意义。

其次，孕前检查与普通体检相比，增加了对梅毒、艾滋病、衣原体、支原体、风疹病毒、巨细胞病毒以及弓形体等病原体的抗体筛查，早发现、早干预可以避免流产、死胎、早产、胎儿脑积水畸形、癫痫、白内障、智力发育受损等出生缺陷的发生。

再次，通过孕前检查还可以指导备孕女性孕前及早适量补充叶酸以降低胎儿神经管缺陷发病率。临床调查发现，几乎一半的备孕期女性存在不规范服用叶酸，经常漏服或中止服用，而通过孕前检查能够得到正确的用药指导。

二、孕前检查只需女方进行，男方不需要

错。首先，男性生殖系统异常也可能会引起不孕不育和反复流产。例如，单侧隐睾症患者 30%~60% 无生育能力,双侧隐睾症患者 60%~100% 无生育能力。严重精索静脉曲张可引起睾丸萎缩和精子生成障碍,是男性不育的重要原因之一。

其次,通过生殖系统检查和血液检查,还可以排除一些导致不育和胎儿异常的感染性疾病。例如,男性梅毒螺旋体感染可由精子直接带入受精卵,而引起流产、死胎、胎儿畸形等;男性感染单纯疱疹病毒后,容易引起前列腺炎而造成精液不液化;此外,附睾结核、附睾炎、精囊炎都容易导致不育。

男性的不良生活习惯,如吸烟、酗酒、熬夜、蒸桑拿、过度疲劳等会对精子质量产生直接影响。肥胖、高脂饮食、贪食快餐食物、偏食等也可能影响精子质量,导致生育力和生育质量下降。

因此,我国免费孕前优生项目明确建议男性也需参加孕前检查。

 小贴士

孕前检查完成后还需要注意以下几点

1. 孕前的 TORCH 感染检查如发现患病,应尽早治疗,对保护母亲和胎儿的健康都有好处。

2. 孕前已经存在的疾病,最好治愈后再怀孕,以免孕期涉及治疗,影响胎儿发育和妊娠结局。

3. 孕前检测血清中风疹抗体 IgG 和 IgM 均为阴性者,应及时接种风疹减毒活疫苗,并在 3 个月后再怀孕。

(李　霞)

 参考文献

［1］国家免费孕前优生健康检查项目试点工作技术服务规范(试行)［EB/OL］.(2010-5-15)
［2023-9-24］. http://www.nhc.gov.cn/fys/jslgf/201307/4bad01a08a07468e87b583b28f08
2d53.shtml.

［2］柯鑫.风险评估分类法在孕前优生健康检查者中的应用效果分析[J].当代医学,
2015,21(6)377:157-158.

［3］全国妇幼健康研究会.孕前优生健康检查风险评估指导手册(试用)［M］.北京:中国
人口出版社,2012:70-71.

第十二节

输卵管阻塞是什么

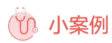 小案例

王女士：我与丈夫结婚两年了，夫妻俩恩爱甜蜜，而美中不足的是，尽管夫妻两人都很努力一周两次"加班造人"，但是两年过去了，依然没有荣升"二道杠干部"。去了医院安排做了生育评估与输卵管造影检查，结果显示：双侧输卵管阻塞。这种情况要怎么治疗呢？眼看着年纪越来越大，挺着急要孩子的。

全科医师：输卵管作为女性重要的生殖器官，与卵巢和子宫共同影响着女性的生育。输卵管阻塞是不孕症最常见的病因之一。发现输卵管性不孕症该怎么办？下面我们就详细介绍一下。

小课堂

一、什么是输卵管性不孕

输卵管性不孕是指各种原因导致输卵管管腔的蠕动能力、拾卵以及将受精卵运送到宫腔的三大功能丧失，占女性不孕症的 25%~35%。

二、为什么会发生输卵管阻塞

输卵管阻塞的发病原因主要包括盆腔炎性疾病（如衣原体感染、淋病、生殖系统结核、妊娠后脓毒症等）、子宫内膜异位症、多次宫腔操作史、盆腹腔手术史（输卵管结扎术或绝育术）、宫外孕保守治疗或手术、先天性输卵管发育异常（如输卵管发育不良、过于纤长等）。

三、哪些人容易患输卵管性不孕

有文献报道,输卵管性不孕的高危因素包括:产后感染(包括流产后感染)、盆腔炎性疾病、结核病史、阑尾手术史、人工流产史、宫内节育器避孕。因此,有以上高危因素的女性容易患输卵管性不孕症。

四、输卵管阻塞有哪些表现

输卵管阻塞最主要的表现就是不孕。根据病因和堵塞部位的不同,会表现出不同的症状。

1. 痛经　由于子宫内膜异位症导致的输卵管阻塞,会有继发性痛经、进行性加重。常于月经来潮时出现,并持续至整个经期。

2. 下腹疼痛　一般是盆腔炎性疾病的一种表现,可以是急性期伴有发热的腹痛,也可以是慢性盆腔痛,在劳累、同房后或月经前后加重。

3. 白带增多　生殖系统感染往往表现为白带增多,脓性、泡沫样或豆渣样白带,并伴有外阴阴道瘙痒、异味等症状。

4. 间断性阴道排液　输卵管伞端阻塞并积水时,排卵期由于输卵管收缩,使得积水流入宫腔,患者常会出现间断性阴道排液的现象。

5. 腰痛　有些患者会出现小腹一侧或是两侧发生疼痛、坠胀以及腰痛等症状。

6. 其他　严重的输卵管阻塞,除不孕、痛经等症状外,还可出现性交疼痛、胃肠道障碍、乏力等。

五、如何预防输卵管阻塞

1. 输卵管阻塞最常见的病因是感染,所以要预防输卵管阻塞就必须避免盆腹腔感染。要注意个人卫生,勤换内裤,用符合国家卫生标准的卫生巾,避免经期同房。

2. 防止经血倒流,及时发现并治疗引起经血潴留的疾病,如先天性梗阻性生殖道畸形和继发性宫颈粘连、阴道狭窄等。

3. 尽量适龄开始性生活,避免多个性伴侣,选择适合的避孕措施,避免多次宫腔手术操作。

4. 定期体检。及时、规范地治疗盆腔炎性疾病。

知识拓展

一、输卵管阻塞的检查

临床上应用于输卵管通畅度的检查主要有：子宫输卵管造影术（hysterosalpingography，HSG）、超声下子宫输卵管造影术、腹腔镜检查等。子宫输卵管造影术是一种方便、价廉且较为可靠的检查方法，是不孕症的一线诊断方法。但输卵管痉挛可影响造影术的准确性。腹腔镜是诊断输卵管阻塞的"金标准"，可以同时进行诊断和治疗，具有独特的优势。

二、输卵管阻塞的治疗

输卵管阻塞的治疗要综合考虑输卵管阻塞的部位和程度，同时结合患者年龄、卵巢储备功能、生育要求、男方情况、患者经济状况等多方面因素。治疗手段包括各种手术治疗和体外受精胚胎移植术。对于年轻、卵巢储备功能较好的患者，可以首选腹腔镜治疗。如果术后 1 年仍未怀孕，可以考虑行体外受精胚胎移植术治疗。对于伴有输卵管积水和/或反复异位妊娠的患者，建议体外受精胚胎移植术治疗之前实施预防性输卵管切除术，以增加宫内妊娠的概率。

❓ 误区解读

一、输卵管阻塞会影响月经

错。女性月经周期是由于卵巢分泌的雌孕激素刺激，引起子宫内膜周期性的剥脱，剥脱后的子宫内膜和血液从宫颈经阴道排出体外。输卵管阻塞既不会影响卵巢的排卵功能，也不会影响宫颈和阴道，因此不会影响女性的月经。

二、输卵管造影结果显示"通而不畅/僵硬/抬举"，不可能怀孕了

错。从造影结果来分析，其实只有输卵管"通"或"阻塞"两种结果。所谓的"输卵管通而不畅"或"输卵管僵硬"等各种结论只是主观判断，没有客观的诊断标准。所以造影结果显示"通而不畅/僵硬/抬举"的情况，其实说明输卵

管是通的,就有怀孕的可能,所以可以先试孕半年,如仍不能怀孕,可考虑行腹腔镜检查或到生殖中心就诊。

三、输卵管积水就是输卵管阻塞,会导致流产

错。输卵管积水是慢性输卵管炎症中较为常见的类型,输卵管伞端全部或部分闭锁、浆液性渗出物聚集形成输卵管积水;急性盆腔炎输卵管积脓或输卵管卵巢脓肿的脓液吸收,被浆液性渗出物代替则形成输卵管积水。

输卵管是输送卵子、精子及受精卵到达子宫的唯一通道,当受精卵通过有积水的输卵管时,就会被积液中的炎性物质所伤害。输卵管积水也会倒流进入宫腔,破坏宫腔环境。这样即使受精卵顺利到达子宫,也很难正常生长发育,从而导致不孕或流产的发生。

 小贴士

什么情况下需要做输卵管通畅度检查

如果男方的精液检查是正常的,积极试孕半年后仍然不孕,怀疑有输卵管阻塞时,那就需要做输卵管的相关检查。输卵管绝育术或者再通术后,为了监测这些手术的效果,这时也需要做输卵管检查。如果输卵管出现了问题,不能回避,它不是洪水猛兽,并且针对输卵管的各种治疗都已成熟,早发现、早治疗才能预防疾病的进一步发展。

(符晓倩 李慕军)

 参考文献

朱慧莉,黄薇.输卵管性不孕的流行病学及病因[J].国际生殖健康/计划生育杂志,2016,35(3):212-216.

第十三节

月经不调影响怀孕吗

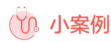 **小案例**

张女士：我 14 岁月经初潮，20 岁后出现月经不规律情况，要么"早退"，要么"迟到"。吃药后月经就能准时，停药以后又开始乱。现在刚刚结婚，准备要个孩子，有影响吗？

全科医师：正常情况下，月经每个月都会按时来潮。但是生活中，很多女性朋友会出现月经不调。这是为什么呢？月经不调该怎么办呢？会影响怀孕吗？下面我们来详细说一说。

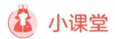 **小课堂**

一、什么是月经不调

一般我们说的月经不调，指的是与正常月经周期的频率、规律性、经期长度、经期出血量中的任何一项不符、源自子宫腔的异常出血。

二、月经不调有什么临床表现

（一）闭经

分为原发性闭经和继发性闭经。前者指的是从未来过月经；后者指的是正常月经建立后月经停止 6 个月，或按自身原有月经周期计算停止 3 个周期以上者。

（二）异常子宫出血

根据病因将异常子宫出血（abnormal uterine bleeding，AUB）分为以下几个类型：子宫内膜息肉所致 AUB、子宫腺肌病所致 AUB、子宫平滑肌瘤所致 AUB、子宫内膜恶变和不典型增生所致 AUB；全身凝血相关疾病所致 AUB、排卵障碍相关的 AUB、子宫内膜局部异常所致 AUB、医源性 AUB、未分类的 AUB。

（三）月经过多

就是一次月经量超过 80mL，长期月经过多会导致贫血，甚至影响心脏功能，所以这种情况一定要进行治疗。

（四）月经过少

一次月经量少于 5mL。很多人担心月经太少会不好，"体内的毒素排不出来"。其实如果能够正常排卵，子宫内膜厚度也是正常的，那么月经量稍少一点儿，也没有太大关系。

（五）月经周期延长

周期延长有两种情况：一种是月经期延长，淋漓不尽；一种是月经前有少量血性分泌物，然后才正常来月经。这些可能跟孕激素不足有关系，也需要到医院咨询医生。

（六）排卵期出血

排卵期出血是指在两次月经之间，出现少量的阴道出血。一般发生在规律的月经周期的第 12~16 天。出血量明显少于正常月经，出血可自行停止。部分人会偶尔发生，也有个别人会持续较长一段时间，在 4~5 个月经周期都出现排卵期出血。排卵期出血一般不用担心，对身体没有大的影响，一般不需要处理。只有出血多、时间长易发生贫血感染时才需要治疗。

📮 知识拓展

一、月经不调的检查

月经不调的检查主要是为了明确病因、确定病情的严重程度及是否有合并症。

1. 血常规、凝血功能检查

2. 尿妊娠试验或血人绒毛膜促性腺激素（HCG）检测　除外妊娠相关疾病。

3. 超声检查　了解子宫内膜厚度及回声，以明确有无宫腔占位性病变及其他生殖道器质性病变等。

4. 基础体温测定　是诊断无排卵性 AUB 最常用的手段，无排卵性 AUB

基础体温呈单相型。正常女性的基础体温随着月经周期是有波动的,排卵前的体温处在比较低的位置,排卵后会上升 0.3~0.5℃,这种基础体温的变化,我们称为双相型体温。而基础体温单相指的是整个基础体温处在一个比较单一的状态,没有排卵之后明显上升的情况,因此呈单相的基础体温我们称为无排卵型基础体温。

5. **生殖内分泌测定**　通过测定下次月经前 5~9 天(相当于黄体中期)血孕酮水平估计有无排卵,孕酮浓度 <2nmol/L 时提示无排卵。同时应在卵泡发育早期(相当于月经来潮第 5 天左右)测定血 LH、FSH、催乳素(prolactin,PRL)、雌二醇(estradiol,E2)、睾酮(testosterone,T)、TSH 水平,以了解无排卵的病因。

6. **刮宫或子宫内膜活组织检查**　以明确子宫内膜病理诊断,而刮宫兼有诊断和止血双重作用。适用于年龄 >35 岁、药物治疗无效或存在子宫内膜癌高危因素的异常子宫出血患者。为确定有无排卵或黄体功能,应在月经来潮前 1~2 日或月经来潮 6 小时内刮宫;为尽快减少大量出血、除外器质性疾病,可随时刮宫;为确定是否有子宫内膜不规则脱落,需在月经第 5~7 日刮宫。

7. **宫腔镜检查**　可直接观察到子宫颈管、子宫内膜的生理和病理情况,直视下活检的诊断准确率显著高于盲取。

二、月经不调的治疗

月经不调的治疗原则是出血期止血并纠正贫血,止血后调整周期预防子宫内膜增生和 AUB 复发,有生育要求者促排卵治疗。青春期少女以止血、调整月经周期为主;生育期女性以止血、调整月经周期和促排卵为主;绝经过渡期女性则以止血、调整月经周期、减少经量、防止子宫内膜癌变为主。常用性激素药物以止血和调整月经周期。出血期可辅以促进凝血和抗纤溶药物,促进止血。必要时手术治疗。

 误区解读

一、月经不调就是没有排卵

如上所述,月经不调有很多病因,有一部分确实会影响规律排卵。一般表现为月经周期紊乱的异常子宫出血,排卵通常是异常的。当然,并不是说月经周期规则就一定有排卵,还需要通过基础体温测定、尿 LH、B 超监测排卵等评估排卵功能。

二、一定要把月经调理好才能要孩子

影响月经的因素很多,常见的如卵巢功能异常、子宫疾病、宫腔疾病、内分泌功能紊乱等,还需要检查明确后及时治疗。如果是排卵障碍导致的月经不调,表现为周期紊乱,确实影响怀孕。有生育需求的患者可以在调整月经周期的同时,进行促排卵治疗。

三、月经不调需要反复检查性激素

其实没有必要反复检查性激素。因为性激素水平在每个月都是不同的,有波动也是正常的,没有必要反复检测。激素检查的时间,要根据检查目的来确定。因为性激素水平在月经周期中也是变化的,不同时间查的激素反映的问题不同。比如,月经期(也就是早卵泡期)查的激素主要是反映基础状态,反映卵巢储备功能的情况。月经的第 21 天左右(也就是黄体期)主要是检查排卵情况。闭经或月经不调的患者可以随时检查,根据结果来判断可能处于月经周期的哪一期。对于没有生育需求的月经不调患者,只要控制月经周期即可,等以后有生育需求了,再考虑促排卵。

小贴士

对于月经不调的患者,不需要太过紧张。到医院检查排除器质性病变以后,定期用药,控制月经周期在正常范围即可。对于性激素治疗也别太紧张,只要遵照医嘱用药,完全能够保证用药的安全性和有效性,可以有效地避免和减少药物不良反应和疾病带来的危害。

(符晓倩　李慕军)

参考文献

谢幸,孔北华,段涛.妇产科学[M].9 版.北京:人民卫生出版社,2018.

第十四节

什么是宫外孕

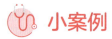 **小案例**

王大花：医生你好，我平时月经很准，4~5 天就干净了。可是这个月，推迟了 10 多天不说，一来就来了 8 天，前两天右下腹还隐隐地痛，刚刚突然就头晕眼花的。急诊的 B 超说是"宫外孕"。这"宫外孕"是怎么回事啊？严重吗？

 小课堂

一、什么是宫外孕

受精卵在子宫腔以外着床称为异位妊娠，习惯称宫外孕。异位妊娠是妇产科常见的急腹症，发病率 2%~3%，是早期妊娠孕妇死亡的主要原因。近年来，由于异位妊娠得到更早的诊断和处理，患者的存活率和生育保留能力明显提高。

二、宫外孕的类型

1. **输卵管妊娠** 最为常见（占 95%），以壶腹部妊娠多见，约占 78%，其次为峡部、伞部，间质部妊娠较少见。另外，在偶然情况下，可见输卵管同侧或双侧多胎妊娠，或宫内与宫外同时妊娠。

2. **卵巢妊娠** 指受精卵在卵巢着床和发育，发病率为 1/50 000~1/7 000。

3. **腹腔妊娠** 指胚胎或胎儿位于输卵管、卵巢及阔韧带以外的腹腔内，发病率为 1/25 000~1/10 000。

4. **宫颈妊娠**　受精卵着床和发育在子宫颈管内者称为宫颈妊娠,极罕见。

5. **子宫残角妊娠**　指受精卵于残角子宫内着床并生长发育,多发生于初产妇。

6. **剖宫产瘢痕部位妊娠**　指受精卵着床于前次剖宫产子宫切口瘢痕处的一种异位妊娠。

三、宫外孕有什么临床表现

典型症状为停经、腹痛与阴道流血,即异位妊娠三联征。由于输卵管妊娠是最常见的宫外孕类型,我们就以输卵管妊娠为例,解释宫外孕的临床表现。

1. **停经**　多有 6~8 周停经史,但输卵管间质部妊娠停经时间较长。部分患者无停经史,把异位妊娠的不规则阴道流血误认为月经,或由于月经过期仅数日而不认为是停经。

2. **腹痛**　是输卵管妊娠患者的主要症状。可表现为一侧下腹部隐痛或酸胀感,也可突感一侧下腹部撕裂样疼痛,常伴有恶心、呕吐。

3. **阴道流血**　常有不规则阴道流血,色暗红或深褐,量少呈点滴状,一般不超过月经量。

4. **晕厥与休克**　由于腹腔内出血及剧烈腹痛,轻者出现晕厥,严重者出现失血性休克。

5. **血、尿 hCG 阳性**　异位妊娠时,体内 hCG 水平较宫内妊娠低。

6. **超声检查特点**　宫腔内未探及妊娠囊。若宫旁探及异常低回声区,且见卵黄囊、胚芽及原始心管搏动,可确诊异位妊娠。

🥤 知识拓展

宫外孕的治疗

1. **期待疗法**　适用于病情稳定、血清 hCG 水平较低(<1 500U/L)且呈下降趋势的患者。

2. **药物治疗**　采用化学药物治疗,主要适用于病情稳定的输卵管妊娠患者及保守性手术后发生持续性异位妊娠者。

3. **手术治疗**　不适合期待治疗或药物治疗、病情严重的患者,需要进行手术治疗。根据是否保留患侧输卵管分为保守手术和根治手术。

误区解读

一、输卵管积水一定会宫外孕

不能说"输卵管积水一定会宫外孕"，但是宫外孕的高危人群，包括附件炎和盆腔炎病史者、有输卵管手术史者、不孕症患者、有宫外孕史者，所以输卵管积水的患者发生输卵管妊娠的可能性确实要比健康女性高。输卵管是输送精子、摄取卵子、运送受精卵的"交通要道"。输卵管积水可影响受精卵的运行，进而导致受精卵滞留在输卵管内发育，发生宫外孕。

二、得过宫外孕后，是不是以后怀孕都会宫外孕了

女性一次宫外孕后，通常再次发生宫外孕的概率在 1/10 左右，所以再次正常宫内妊娠的机会还是很大的。宫外孕结束得越早，对输卵管的损伤越小，正常怀孕的可能性也就越大。

如果患侧输卵管经过手术治疗切除后，另一侧输卵管正常，仍有怀孕生育的机会；但如果两条输卵管都有病变损害，影响输卵管通畅度，再次怀孕时宫外孕的风险会增加，甚至失去自然怀孕的能力。

正常情况下，宫外孕手术至少半年之后才能再怀孕，让身体逐渐恢复，同时建议先做输卵管造影等相关检查，确诊输卵管是否通畅，并检查是否患有盆腔炎、腹膜炎等妇科炎症，确定是否具备正常怀孕的条件后，才可考虑怀孕。因此，宫外孕后再次怀孕，就应该尽早到医院检查，这样医生可以给你安排早期的 B 超检查，排除再次宫外孕。

小贴士

宫外孕手术后的护理和保养措施

1. **要多注意休息**　观察手术伤口愈合情况以及血压、脉搏等生命体征。宫外孕手术后 2 周内，应适当休息，不做重体力劳动。45 天内禁止性生活，以防生殖器官感染。如果出现发热、腹痛或阴道分泌物有异味，要尽快就诊。

2. **注意经期卫生**　每天要换内裤，保证清洁与干燥。

3. **注意饮食调理**　宫外孕手术后，由于身体较虚弱，常易出汗。因此补

充水分应少量多次,多吃新鲜蔬菜、水果。

(符晓倩　李慕军)

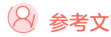

参考文献

[1] 谢幸,孔北华,段涛.妇产科学[M].9版.北京:人民卫生出版社,2018.
[2] 刘奇秋.异位妊娠的临床治疗进展[J].实用妇科内分泌杂志,2016,3(6):136-137.

第十五节

备孕能吃螃蟹吗

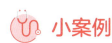

小案例

小丽和小军结婚半年,处于备孕期。小丽从小在海边长大,喜欢吃海鲜,特别是螃蟹。又到了一年的海鲜旺季,母亲从家里托人带来了螃蟹,小丽看着又大又肥的螃蟹十分眼馋。但小军母亲坚决制止,并说备孕不能吃螃蟹。那么,备孕到底能不能吃螃蟹呢?

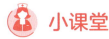

小课堂

一、螃蟹的营养成分

螃蟹属软甲纲,十足目,是甲壳类动物,身体被硬壳保护着,靠鳃呼吸。在生物分类学上,它与虾、龙虾、寄居蟹是同类动物。绝大多数种类的螃蟹生活在海里或近海区,也有一些栖于淡水或陆地。常见的螃蟹有梭子蟹、远海梭子蟹、青蟹和中华绒螯蟹(河蟹、毛蟹、清水蟹)等。螃蟹含有丰富的蛋白质及微量元素,每 100 克螃蟹可食部分含蛋白质 17.5 克、脂肪 2.8 克、磷 182 毫克、钙

126 毫克、铁 2.8 毫克及丰富的维生素 A 和维生素 B_1。

二、哪些人适宜吃螃蟹

除一些特殊疾病和对海鲜过敏的患者不建议食用外,大家都可以食用螃蟹。在备孕期也可以适当食用螃蟹,因为螃蟹中含有丰富的蛋白质、维生素和矿物质,有利于备孕。

三、哪些人不适宜吃螃蟹

因为螃蟹性寒,富含大量的蛋白质和较高的胆固醇,所以有些人并不适合吃螃蟹,否则会导致腹痛腹泻、恶心呕吐等。

（一）孕妇

因为螃蟹性寒,有活血祛瘀的作用,孕早期的妈妈过多食用后易造成出血,增加流产风险。另外,螃蟹体内易残存寄生虫,吃多了可能对孕妇和胎儿的身体不利,所以为了安全起见,建议孕妇少吃或不吃螃蟹。

（二）消化道疾病患者

螃蟹是杂食动物,它的体表、鳃及胃肠道中充满细菌和污泥,甚至还可能有寄生虫。因此,有腹泻、胃痛、慢性胃炎等消化道疾病的患者不适合吃螃蟹,可能会加重病情。

（三）高血脂、高血压等心血管疾病患者

螃蟹富含蛋白质,且蟹黄具有高胆固醇。如果多吃螃蟹,会增加血液中的胆固醇含量,使病情恶化。

（四）过敏体质者

螃蟹是易过敏食物,是过敏症患者特别是海鲜过敏患者的禁忌。螃蟹过敏的症状主要是皮肤瘙痒起疹子,有的人会伴随有恶心呕吐。

四、吃螃蟹可能会有哪些不舒服

（一）可能导致胃肠不适

螃蟹的蛋白质含量高,一些人群服用后不易消化,会出现腹胀、腹痛,甚至腹泻等情况。特别是与茶水、柿子一起进食症状更加明显。茶水中鞣酸含量较高,与蟹肉里的蛋白质一起会产生鞣酸蛋白,加上茶水冲淡了胃液,消化功能受影响,严重者可能导致呕吐、腹泻等。柿子中含有的鞣酸与茶水中的鞣酸相同,吃过后的症状也类似,但两者同吃仅为消化不良,并不会中毒。

（二）可能导致痛风

螃蟹中含有嘌呤和甘酸两种成分,会在血液中产生过多的尿酸。尿酸偏高的人群,可能会诱发痛风。

（三）可能导致全身瘙痒

蟹肉通过肠壁进入人体循环,蛋白质等不易分解的大分子会诱发人体的过敏反应,引起皮肤瘙痒,严重者可能会出现荨麻疹甚至过敏性休克。

 # 知识拓展

如何选购螃蟹

选购螃蟹一定要注意新鲜度,背壳呈青黑色、具有光泽、脐部饱满、腹部洁白的新鲜度较高。还要注意看螃蟹的螯足,有残缺的可能会因为伤口而使肉质异常,影响口感。买回可放在洁净的淡盐水中暂养净化,有助于清洗蟹的消化器官。

 # 误区解读

一、螃蟹好吃有营养,可以多吃

螃蟹中蛋白质的含量较高,过量食用容易导致人体消化不良、胃肠不适,不宜过量食用,建议与谷物和蔬菜一起食用,保证营养均衡。

二、只要没有变黑的螃蟹都能吃

当螃蟹垂死或已死时,体内的蛋白质会分解并产生生物胺,随着死亡时间的延长,螃蟹体内的生物胺逐渐积累,若人体摄入过量的生物胺,特别是多种生物胺同时摄入时,会引起头痛、恶心、心悸、血压变化和呼吸紊乱等过敏反应,损害人体健康,不能食用。

小贴士

吃螃蟹一定要煮熟透,食用时最好蘸姜末醋汁来祛寒杀菌,并注意不同食物的相克。如果食用后出现不舒服,请及时前往医院就诊。

（曾　彬　李慕军）

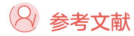

参考文献

[1] 杨吉生.挑选螃蟹,看好五点[J].健康养生,2021(10):67.

[2] 李光明.菊黄蟹肥秋正浓食用螃蟹有禁忌[N].家庭医生报,2021(002).

第十六节

支原体感染能够怀孕吗

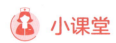

小案例

　　美美结婚已经一年多了,都没敢尝试要孩子,这源于一年前的一次健康体检。

　　一年前,刚结婚的美美由于考虑到优生优育,便和老公小刚一同到某大型体检中心进行孕前检查,结果美美和小刚都被诊断为"生殖道支原体感染"。这对他们来说犹如晴天霹雳。为此,他俩多方就医,到处打听治疗偏方,严格避孕。经过大半年的治疗,美美和小刚的"支原体感染"仍然交替出现,长期服用抗生素治疗,让他们明显感觉身体状况日益下降,也对要宝宝失去了信心。那么,生殖道支原体感染能够怀孕吗?

小课堂

一、什么是支原体

　　支原体是一类没有细胞壁、高度多形性、能通过滤菌器、可用人工培养基培养增殖的最小原核细胞型微生物,大小为 0.1~0.3 微米。由于能形成丝状与分枝形状,故称为支原体。支原体广泛存在于人和动物体内,大多不致病,对人致病的支原体主要有肺炎支原体、解脲支原体、人型支原体、生殖支原体等共 7 类。大部分支原体繁殖速度比细菌慢,适宜生长温度为 35℃,最适 pH 为 7.8~8.0。在固体培养基上培养,形成典型的"荷包蛋"状菌落。支原体抵抗力较弱,对热、干燥敏感,对 75% 乙醇、煤酚皂溶液敏感,对红霉素、四环素、螺旋霉素、链霉素、卡那霉素等药物敏感,但对青霉素类的抗生素不敏感。

二、支原体感染有哪些症状? 需要治疗吗

常见的与泌尿生殖道感染有关的支原体有解脲支原体、人型支原体和生殖支原体。其中生殖支原体可通过自身的黏附结构黏附于上皮细胞、红细胞的表面,并可在细胞表面滑动,逐步进入上皮细胞及红细胞内致病。而解脲支原体在泌尿生殖道存在较普遍的定植现象,人群中存在着相当数量的没有症状和体征的支原体携带者。

不同类型的支原体感染,症状也不尽相同,它的感染潜伏期为 1~3周。支原体导致的泌尿系感染以尿道炎最为多见,其他还包括肾盂肾炎等,发病时表现为尿道刺痛以及不同程度的尿急、尿频、排尿刺痛,以尿液较为浓缩的时候最为明显。患者还会感觉尿道口轻度红肿,分泌物稀薄、量少,且为浆液性或脓性,用力挤压尿道可见分泌物溢出。男性容易发生前列腺炎、附睾炎等,影响精子的活力,使精子质量明显低下,严重者还可能使精子的能力低下或丧失,直接导致不孕。女性支原体感染的初期,一般会有阴道、宫颈发生炎症反应,有些患者会感觉白带有异常气味,有的会感到生殖道有轻微不适,严重者可引起子宫内膜炎症等,直接影响精子进入子宫、影响受精卵的正常运行,严重时甚至导致不孕不育。

近年来,已有大量证据证明生殖支原体是宫颈炎、子宫内膜炎、盆腔炎、男性生殖道疾病和输卵管性不孕的常见病因。但我国常用的支原体检测方法仅针对解脲支原体和人型支原体,并未针对生殖支原体,因此无症状的解脲支原体和人型支原体阳性人群并不需要治疗,而出现相应症状的人群需要尽早治疗。

知识拓展

一、生殖道支原体感染如何治疗

常见的支原体感染分为两种状况:一种是在健康检查时发现阴道内有支

原体的存在,不论是在备孕期还是孕期,没有相应症状都是不需要治疗的;另一种是感染之后出现相应症状,比如出现阴道分泌物增多、颜色发黄,伴有外阴瘙痒、外阴局部灼热感、外阴不舒服或者出现尿急、尿痛等临床症状,需要给予治疗,即使是怀孕了,按照医生建议使用的药物也是安全的。支原体感染主要使用抗生素治疗,具体治疗方案需到正规医院找医生确定,不要听信谣言,乱使用药物,否则适得其反。

二、支原体的检测技术

支原体的检测方法有多种,包括分子生物学法、培养法以及血清学检测方法等。解脲支原体和人型支原体在我国开展检测时间较早,大多数医院都能检测。其中支原体培养是目前国内医疗机构进行解脲支原体和人型支原体检测的主要手段,可指导临床医生用药。但是,这种方法有时候也会受到细菌或真菌的污染导致假阳性。而生殖支原体自 20 世纪 80 年代才被人们发现,受检测条件限制,生殖支原体仅在我国极少数医院开展检测,绝大多数的医疗机构均未开展这项检测。因此,目前能够通过检查发现的支原体感染,主要是解脲支原体感染和人型支原体感染。

 误区解读

支原体培养阳性就一定需要治疗

目前,国内机构主要开展的是解脲支原体和人型支原体的检测,其中又以培养法较为准确,而生殖支原体对培养基要求极高且生长缓慢,培养较难,尤其是临床标本中生殖支原体的培养更不容易成功。因此,几乎所有支原体培养阳性都是指解脲支原体和人型支原体,对于无症状的支原体培养阳性,考虑为携带者,不必治疗。

小贴士

生殖道支原体感染并不可怕。如果没有症状,可以不治疗,不影响备孕及妊娠。如果出现相应的症状,需要积极治疗,一旦症状缓解,无须反复治疗,同时注意夫妇要一起检查,一同治疗哦!

(曾 彬 李慕军)

参考文献

[1] 李维娜,朱文兵,刘刚. 生殖支原体感染与男性不育相关性分析[J]. 中华男科学杂志, 2018,24(11):999-1004.

[2] 程雨欣,苏晓红,李赛. 生殖支原体与女性泌尿生殖道疾病研究进展[J]. 中国艾滋病性病,2018,24(11):1178-1181.

[3] 李会阳,韩姹,王辰,等. 生殖支原体与生殖健康关系的研究进展[J]. 中华妇产科杂志, 2016,51(10):795-797.

第十七节

性激素六项

小案例

雯雯今年 18 岁了,刚刚参加完高考,打算和同学去海边旅游,去海边如果想要游泳的话,要算好月经周期,如果旅游的时候来月经,那么下水就不方便了。妈妈一问,发现雯雯月经已经推迟了 15 天,而她以前月经都是规律的。妈妈赶紧带着雯雯到医院看病,因为没有过性生活医生给开了腹部子宫附件 B 超以及性激素六项检查。B 超提示:右卵巢无回声 2.0 厘米,内膜 0.9 厘米。性激素六项结果如下表。

性激素六项结果

项目	数值	单位
FSH(卵泡刺激素)	3.3	IU/L
LH(黄体生成素)	2.8	IU/L
PRL(催乳素)	8.6	μg/L
E2(雌二醇)	187	pg/ml

续表

项目	数值	单位
P（孕酮）	11.3	ng/ml
T（睾酮）	0.2	ng/ml

一拿结果，妈妈和雯雯都是一个头两个大，这上面的字都认识，可是这都代表着啥意思，完全不明白。不用担心，按照我们介绍的步骤，每个激素代表的意思就会简单明了了。

 ## 小课堂

一、性激素是从哪里来的，有什么变化规律

（一）雌激素

主要由卵巢中的卵泡或者黄体分泌。雌激素在卵泡期随着卵泡的增大逐渐增加。排卵后轻微下降，随着黄体的形成再次升高，所以在正常的月经周期中雌激素水平呈现为双峰状的曲线。

（二）孕激素

一般由卵巢黄体来分泌，所以只有在卵泡排卵之后形成黄体，孕激素才会升高。

（三）卵泡刺激素和黄体生成素

在月经期时最低，随着它们的升高，卵泡开始不断发育成熟，在排卵之前出现一个明显的高峰。

（四）催乳素

由垂体前叶分泌的蛋白质激素，随月经周期波动较小，但具有与睡眠相关的节律性。

（五）睾酮

睾酮则是由卵巢及肾上腺皮质分泌，也是不会随着月经周期而波动，所以在月经周期的任何时间均无较大变化。

二、性激素检查应该什么时候抽血呢

如果是想要了解卵巢储备功能，应该在各项激素处于基础状态的时候抽血，也就是月经周期第 2~5 天。这个时期，卵泡还没有发育，雌激素、卵泡刺激素以及黄体生成素都处于基础状态，可以评估女性的卵巢储备功能；如果是月

经推迟的状态,想要了解目前的内分泌状态,那么直接就可以进行性激素六项检查,而不需要等到月经来潮时再检;如果有反复流产病史,想要了解黄体功能,则需要在排卵后 6~7 天检查,这个时候是黄体功能分泌的最旺盛期,如果这个时候孕酮水平低,那么可能存在黄体功能不全;如果有催乳素检查,那么要在上午 9~10 点空腹抽血,因为催乳素在入睡时短期内分泌增加,醒后催乳素下降,下午较上午升高,餐后较餐前升高。

🍹 知识拓展

一、性激素六项功能以及正常范围是多少

(一) 卵泡刺激素

其主要功能是促进卵巢的卵泡发育和成熟。血卵泡刺激素的浓度,在卵泡期为 3.5~12.5U/L,排卵期 4.7~21.5U/L,黄体期 1.7~7.7U/L。

(二) 黄体生成素

主要功能是促进排卵,形成黄体分泌孕激素。血黄体生成素浓度,在卵泡期为 2.4~12.6U/L,排卵期 14.0~95.6U/L,黄体期 1.0~11.4U/L。

(三) 雌二醇

主要功能是使子宫内膜生长成增殖期,促进女性第二性征的发育。血雌二醇的浓度在排卵期为 12.4~233.0pg/ml,排卵期 41.0~398.0pg/ml,黄体期 22.3~341.0pg/ml。

(四) 孕酮

主要功能是促使子宫内膜从增殖期转变为分泌期。血孕酮浓度在卵泡期为 0.05~0.89pg/ml,排卵期为 0.12~12.00pg/ml,排卵后期 1.83~23.90pg/ml。

(五) 睾酮

主要功能是促进阴蒂、阴唇和阴阜的发育,对雄激素有拮抗作用,对全身代谢有一定影响。女性血浆睾酮水平在 0.084~0.481pg/ml。

(六) 催乳素

主要功能是促进乳腺的增生、乳汁的生成和排乳。在非哺乳期,血催乳素正常值为 4.79~23.30pg/ml。

性激素六项正常范围在不同的检验机构有不同的数值,这是因为它们都是很微量的激素,所以不同厂商生产的检测设备以及使用不同的试剂都会有一定范围的差别。有时不同机构使用不同的单位也会造成数值不同,不同的单位之间可以进行换算,常用的换算单位为:雌二醇:1pg/ml=3.67pmol/L;孕酮

1pg/ml=3.18pmol/L；睾酮 1pg/ml=3.47pmol/L；催乳素 1pg/ml=21μIU/ml。

二、常见妇科内分泌疾病的性激素变化

（一）卵巢性闭经

由于卵巢内卵泡耗竭，使得雌激素长期分泌减少，由于雌激素的负反馈消失，使垂体分泌的卵泡刺激素和黄体生成素量增加，导致血中卵泡刺激素明显升高，雌激素降低。

（二）垂体性闭经

卵泡刺激素和黄体生成素是卵巢的上位激素，垂体分泌这两种激素来控制卵巢的功能。如果垂体出现某些疾病，不能分泌这两种激素，血中的卵泡刺激素和黄体生成素会明显降低，同时卵巢中没有相应的卵泡发育，雌孕激素也处于一个较低的水平，患者会出现闭经。

（三）高催乳素血症

催乳素是由垂体前叶分泌的，如果垂体前叶的功能出现异常或者存在微腺瘤，可能会分泌异常增多的催乳素。这些异常增多的催乳素导致垂体不能按照生理规律分泌卵泡刺激素和黄体生成素，从而导致失去正常的、规律性的卵巢活动，患者进而出现闭经，催乳素升高。

（四）多囊卵巢综合征

这是一类有多种临床表现的疾病，患者表现多种多样，但是通常都存在比较明显的高雄激素表现，包括痤疮多毛。另外，血液中睾酮的水平有一定程度的升高，黄体生成素也经常会升高。

 小贴士

如何看性激素化验单

1. 准备工作。了解患者月经是否规律、有没有性生活、是否妊娠等；特别是要明确患者抽血时间与上次月经的间隔时间；如果有 B 超结果辅助，能更好地解读性激素六项。

2. 看雌激素和孕激素的值，推断卵巢处于哪种功能状态。如果雌激素和孕激素的值较高可能处于黄体期，雌激素和孕激素的值较低可能处于卵泡期或者卵巢无功能。根据卵巢的状态来推断垂体的状态，雌激素和孕激素高的状态下，卵泡刺激素和黄体生成素应低；反之如果雌激素和孕激素低，卵泡刺激素和黄体生成素则应该高。

3. 再根据这些判断的结果来对照化验单中的卵泡刺激素和黄体生成素。是否与推测的一样？如果不符合，看是哪一个器官出现了问题。

4. 最后看催乳素和睾酮是否升高。

案例解读

现在让我们按照步骤对"小案例"中的数据进行解读

1. 雯雯是个 18 岁年轻女性，确定没有性生活，距离上次月经 45 天的时候抽血。她的超声结果显示，右卵巢有一个无回声，这个无回声可能是卵泡或者黄体，内膜 0.9 厘米，说明体内存在一定的雌激素水平。

2. 看雌激素和孕激素，雌激素 187pg/ml，孕激素 11.3μg/L，都明显升高，达到了黄体期水平，说明她此时可能处于一个黄体期。而雌激素、孕激素高的情况，卵泡刺激素和黄体生成素应该低。

3. 雯雯的卵泡刺激素和黄体生成素都比较低，符合正常的性激素负反馈的规律。说明下丘脑、垂体正常。

4. 最后看催乳素和雄激素，正常。

由此得出结论，雯雯目前处在黄体期，再过几天就会自然来月经，月经延迟的原因可能是高考紧张的情绪影响了排卵，排卵推迟，从而导致月经推迟，无须特殊处理。

（杨青青　李慕军）

参考文献

［1］王学铭,黄丽兰.青春后期少女乳房发育状况及与性激素水平的关系[J].中国公共卫生学报,1993,12(5):289-291.

［2］莫名.性激素六项检查的意义[J].江苏卫生保健,2021(11):27.

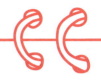

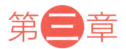

孕期女性保健

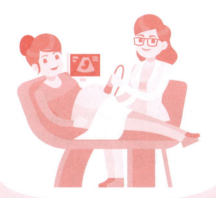

第一节
喝酒后发现自己怀孕了，是否需要流产

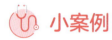 小案例

美娜今年 38 岁了，她和老公都是独生子女，双方父母早就催促他们早点生个孩子。尽管结婚多年，但因为工作忙，且与丈夫分居两地，美娜一直没有怀上孩子，这个月不知怎么月经推迟了一个星期，到医院检查发现怀孕 5 周。这本来是件大喜事，老公以及双方父母都乐坏了，纷纷打电话过来，叮嘱美娜好好养身体，老公还想申请工作调动，以便照顾美娜和宝宝。但是美娜就没有那么高兴了，反而很担心，因为上个月单位年会的时候，她不知道自己已经怀孕，喝了几杯啤酒。听说孕期不能喝酒，喝酒会生下不健康的孩子。这让她很烦恼，喝酒后发现自己怀孕了，是否需要流产？如果不流产，孩子不健康的概率到底有多大呢？

全科医师：这是很多育龄期女性的烦恼，在不知道怀孕的情况下偶然喝了酒，喝酒对孩子到底有没有影响呢，这个孩子能不能要，如果生下来孩子会不会不健康，下面我们就来聊一聊喝酒与妊娠的那些事儿！

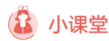 小课堂

孕期喝酒的危害

（一）对胎儿的影响

孕期喝酒会增加流产、早产、胎儿畸形等风险。酒精会通过血液循环遍布身体各个器官，间接被胎儿吸收，从而导致中枢神经系统功能失调，发育迟缓、缺陷，患上胎儿酒精综合征。胎儿酒精综合征有三大特征：一是胎儿生长力不足，包括身长、体重和头围发育迟缓，未出生前体重和身高比正常胎儿

低,即便出生之后生长仍然缓慢,体重的生长受到限制,脂肪组织不成比例地减少;二是中枢神经系统功能低下,主要表现为精神呆滞、智力低下,出现呆滞的情绪和行为;三是先天性畸形,主要面部畸形表现为眼裂狭小、眼睑下垂,斜视,内眦赘皮褶,耳朵朝后旋转,鼻子短、朝上翻等。孕期饮酒量越大对胎儿的危害程度也越大,母亲长期或大量饮酒,必定会给胎儿造成不可逆的伤害。

(二)对孕妇的影响

怀孕期间因为激素作用,孕妇的皮肤比较干燥,容易过敏,而酒精会加剧过敏反应的发生,造成不适。孕期内分泌环境的变化,使新陈代谢旺盛,酒精会加快人体的血液循环,导致孕妇容易出汗、尿频等。饮酒还会影响孕妇的食欲,造成营养不足,阻碍胎儿的生长。

 # 知识拓展

喝酒后发现怀孕,孩子能不能要

已经知道自己怀孕了还喝酒,这样不负责的妈妈还是很少见的,大多数女性就像美娜一般,都是在不知道自己怀孕的情况下喝了酒,后来月经不来,一查,发现怀孕了,然后开始担心、后悔、犹豫,甚至自责,到处询问:"我的孩子会不会致畸? 到底能不能要?"到底喝酒对孩子有没有影响呢? 这就要考虑如下几个问题。

(一)明确喝了多少酒

抿一小口也是喝酒,一醉方休也是喝酒,一醉方休的酒精摄入量肯定更大,危害也更大。喝了多少酒,这就是属于"酒精的摄入量与致畸的相关性"的问题了。不同的酒类酒精含量是不同的,详见"常见酒类饮品的酒精含量"表格。

常见酒类饮品的酒精含量

常见酒类	酒精含量
啤酒	4%～6%
葡萄酒	8.0%～14.5%
外国烈酒(伏特加、朗姆酒、金酒、威士忌)	40%～50%
中国白酒	40%～60%

根据加拿大妇产科医师协会的《饮酒和妊娠临床实践指南》,不同的酒精摄入量,导致不同的胚胎损害。低剂量饮酒的大致标准是,每周≤2个标准量的酒精饮品,相当于一周喝掉700mL普通啤酒或300mL葡萄酒或是90mL的白酒(注:一个"标准量"指的是酒类饮品中含有17.7mL的纯酒精,这大致相当于350mL普通啤酒,150mL的葡萄酒,或者是4mL的白酒)。

孕期喝酒对胎儿的危害大小与喝酒的频率和量相关,偶尔的一次饮酒,其胎儿致畸并不像持续大量饮酒那么严重,不需要急于终止妊娠。

(二)明确是在哪个时间喝的酒

孕妇药物使用时的胎龄与损害性质有关,根据这种关系,我们可以推断酒精摄入时间对胎儿损害的影响,详见"饮酒时胎龄与胎儿影响"表格。

饮酒时胎龄与胎儿影响

时间	对胎儿的影响
受精后2周(怀孕第1个月)	受精卵着床前后,酒精对胚胎的影响为"全"或"无":"全"表现为胎儿早期死亡导致流产;"无"则为胚胎继续发育,不出现异常
受精后3~8周(怀孕第2~3个月)	这个时期受精卵已经和母体建立关系,是胚胎器官分化发育阶段,胚胎开始定向分化发育,受到有害物质的作用后可能产生形态上的异常而出现畸形
受精后9周至足月(怀孕4个月后)	是胎儿生长、器官发育、功能完善的阶段,仅有神经系统、生殖器和牙齿还在继续分化,受到有害物质作用会造成这些器官的发育异常

医学上计算怀孕时间,是从末次月经第一天开始算的,也就是说大概孕两周,也就是排卵期,这个时候卵子与精子相遇,形成受精卵。排卵后5天,受精卵才在子宫内着床,和母体建立联系。当刚发现月经推迟,检查出怀孕,受精卵形成大概2周,这个时候也就是孕4周。这一阶段,由于胚胎的细胞数量少,而且胚胎以细胞分裂为主,细胞分化程度不高,如果接触到外界的不良物质,包括酒精和药物,只会发生两个结果。一个结果是胚胎受到严重损伤,导致胚胎死亡,造成妊娠失败。另一个结果就是损伤不严重,胚胎自己修复好了损伤,并且继续发育而不发生后遗症问题。这就是"全或无"效应。像文章开头提到的美娜,月经推迟一周后,发现怀孕,一般处于妊娠5周左右。此前喝了酒,如果宝宝"不胜酒力",有可能不能存活,从而无法着床,出现没有怀孕的结果。若是宝宝坚强地活下来,足以说明宝宝的强大。同时,孕妈们应该严格按照要求配合产检,密切关注胎儿的发育,必要时才考虑终止妊娠。如果是在怀孕第2、3个月,还有大剂量喝酒,那么对胎儿的致畸作用很大,这个时候就要权衡利弊。喝酒对胎儿的大脑影响最大,而胎儿大脑的发育贯穿整个孕期,因此也不

建议孕妈们孕后期长期过量饮酒。

 小贴士

老公喝酒了，自己怀孕了，这个孩子健康吗

　　除了美娜这种因为自己喝了酒烦恼的，还有孕妈为自己老公喝酒之后怀孕而烦恼的。千羽最近就很烦恼，因为备孕，已告知老公要"封山育林"，半年内不能抽烟喝酒，老公本身就是烟酒不沾的，最多也就是应酬的时候才偶尔喝点酒。现在为了宝宝的健康，连应酬也推掉了。谁知道，防不胜防，一次同学聚会，老公喝了不少酒，回家后还有了夫妻生活。过了不久，千羽发现自己怀孕了，推算来推算去，也就是那一次醉酒后怀上的。这下子，可把千羽愁坏了，孩子健康不健康，能不能要呢？

　　怀孕确实是夫妻双方的事情，宝宝的健康靠的不仅是妈妈，爸爸也有不可推卸的责任。男性精子的 DNA 携带着重要的信息，在卵细胞受精、着床和胎儿生长发育的过程中起着至关重要的作用，酒精可导致精子或受精卵畸形，进而导致胎儿流产、畸形。建议备孕时，男性提前 3~6 个月不饮酒，而女性则应该提前半年停止饮酒。

　　那么男方喝酒后，发现怀孕怎么办？ 一般来说，影响不是很大，因为正常情况下精子的成熟时间需要 3 个月左右，如果说平时就酗酒如命，那么酒精势必会影响精子的质量，造成活率低或者数量不够，而不易怀孕，这也是为什么我们建议在备孕前的 3 个月，男方要戒烟戒酒。如果说平时喝酒就不多，只是在同房当天喝了酒且成功怀孕的话，酒精对精子的影响是不大的。所以千羽只要做好产检，不必过于担心。

（杨青青　李慕军）

 参考文献

［1］庞宁,吴青刚.胎儿酒精综合征［J］.国外医学(儿科学分册),1988(1):12-14.
［2］孕期饮酒需警惕 可能导致胎儿畸形［J］.食品工业,2019,40(5):239.

第二节

什么是早孕建卡

 小案例

准妈妈：刚发现怀孕要怎么办？要吃什么宝宝才更加健康聪明？我要补叶酸吗？我要补钙吗？我要补铁吗？什么时候该去医院检查？要检查些什么内容？怎么样能节省检查时间？要是得了宫外孕是不是很危险啊？

全科医师：相信这是很多准爸爸、准妈妈都有的烦恼，下面我们就来介绍一下，什么是早孕建卡。

 小课堂

一、什么是"早孕建卡"

俗称的"早孕建卡"是指孕妇到产检医院建立孕产妇保健手册，准妈妈在孕 12 周 +6 天前需完成孕产妇保健手册的建立。

二、为什么要建卡

1. 建卡的目的是让准妈妈整个孕期都能得到规范的产科保健管理，完善检查信息，对准妈妈的情况进行跟踪随访，保证孕妈妈和宝宝的安全。"早孕建卡"主要是为了能够从怀孕初期开始全面地掌握准妈妈的身体状况和胎儿的发育情况，做到早发现、早检查、早确诊，以便更好地应对孕期发生的状况。临产时医生也会根据档案中的记录和准妈妈的身体情况来决定是顺产还是剖宫产，如有特殊情况也可以在短时间内作出准确的判断，采取必要的措施，确保母婴平安。

2. 许多医院会针对准爸爸、准妈妈开展一些关于孕期的健康知识讲座，如"孕妇学校""早孕课堂"等等，这些课程会让准爸爸、准妈妈了解在整个孕期需要做什么检查，并掌握孕期合理保健、科学饮食、母乳喂养知识等，这样可以更好地配合医生产检，使产检更便捷轻松，节省时间精力，健康孕育，顺利分娩。

3. 孕期保健手册一般含有孕前保健、孕产期保健、出生记录及儿童保健、接种疫苗等方面的内容，这关系到孩子出生证明的办理，同时也是宝宝入园、入学、出国的必备材料，请妥善保管至宝宝 6 岁。

三、为什么一定要在孕早期就建卡呢

首先，孕早期建卡会评估孕妈的身体状况，有利于胎儿颈后透明层厚度（NT）超声检查、唐氏筛查、地中海贫血筛查等必要检查在规定时间内完成，其中 NT 超声检查是第一次排除胎儿畸形的重要检查。有些异常的妊娠，如宫颈妊娠、剖宫产瘢痕部位妊娠、输卵管妊娠等都可以通过早期发现，及时处理，从而避免一些危险的情况发生，如剖宫产瘢痕部位妊娠没有被及时发现，将来可能会形成胎盘植入，导致大出血，危及生命。所以一定要按时检查哦！

四、建卡的流程是什么

1. 到您准备产检的医院，需预约挂号或者现场挂号。
2. 医生检查后 B 超确定宫内妊娠。
3. 空腹抽血。
4. 挂号复诊，持抽血报告单和 B 超检查报告到产检医院产科指定的地方填写建卡手册，进行孕期健康宣教，做营养分析，领取听课卡。
5. 医生录入信息到电脑。

五、建卡需要准备哪些资料

①夫妇双方的身份证；②夫妇双方的抽血报告单；③B 超单；④听课卡。

 知识拓展

一、宫颈妊娠

受精卵着床和发育在宫颈内进行者称为宫颈妊娠，极为罕见。宫颈妊娠发病率极低，为 1/12 400~1/8 600，近年来由于辅助生殖技术的大量应用，宫颈

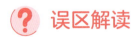

妊娠的发病率有所增高,其主要症状是无痛性阴道流血和血性分泌物,流血量由少到多,也可为间歇性阴道大量流血。本病易误诊为难免流产,若能提高警惕,发现宫颈特异改变,有可能明确诊断。超声检查对诊断有帮助,可显示宫腔空虚,妊娠产物位于膨大的子宫颈管内。彩色多普勒超声可明确胎盘种植范围。宫颈妊娠治疗的关键在于能及时诊断,其早期易发生破裂,随时可发生危及生命的阴道大出血,造成孕妇的死亡或生育能力的丧失。

二、剖宫产瘢痕部位妊娠

剖宫产瘢痕部位妊娠是指受精卵着床于前次剖宫产子宫切口瘢痕处的一种异位妊娠。其病因至今尚不明确,可能是由于剖宫产术后子宫切口愈合不良,瘢痕宽大,或者炎症导致瘢痕部位有微小裂孔,当受精卵运行过快或者发育迟缓,在通过宫腔时未具有种植能力,当达到瘢痕时通过微小裂孔进入子宫肌层而着床。临床表现为既往有剖宫产史的女性,在此次停经后伴有不规则的阴道流血。临床上常被误诊为宫颈妊娠、难免流产或者不全流产,在被误诊为正常早孕而进行人工流产时,由于子宫峡部肌层较薄弱,加之剖宫产切口瘢痕缺乏收缩能力,在流产或刮宫时断裂的血管不能自然关闭,可发生致命性大出血。剖宫产瘢痕部位妊娠为剖宫产的远期并发症之一,近年来由于国内剖宫产率居高不下,发病率有上升趋势。

三、异位妊娠

受精卵在子宫体腔以外着床称为异位妊娠,习惯称为宫外孕。异位妊娠以输卵管妊娠最为常见;常见的还有卵巢妊娠、腹腔妊娠、宫颈妊娠、阔韧带妊娠。输卵管妊娠的病因为:输卵管炎症、输卵管妊娠史或者手术史、输卵管发育不良或功能异常、辅助生殖技术、避孕失败、其他因素等。异位妊娠的主要临床表现是:停经、腹痛、阴道流血、晕厥与休克、腹部包块等。输卵管妊娠应与流产、急性输卵管炎、急性阑尾炎、黄体破裂及卵巢囊肿蒂扭转相鉴别。异位妊娠的治疗包括手术治疗、药物治疗和期待治疗。

❓ 误区解读

一、"早孕建卡"需要在社区医院,以后需要产检可以到别的医院检查

可以到别的医院检查。不过需要注意,有的产检项目只有在综合医院或妇

产专科医院才能开展,建议您与建卡人员进行沟通,明确当地医院的具体情况。

二、孕早期需要反复抽血查 hCG 和孕酮

没必要。因为不是所有的黄体支持都会表现为血清孕酮水平升高,因此临床只推荐检测血清 hCG 水平以判断绒毛活性,采用超声监测胚胎发育情况,不需要监测血清孕酮水平及其变化。

 小贴士

一般来说,孕妇建卡当天就做第 1 次产检。这次检查的项目很多,是一次综合性的检查,如果各项指标合格,就可以建档了。因此在做检查的时候孕妇需要做好充分的准备,以确保检查结果的准确性。在检查的前一天晚上,要吃得清淡一些,抽血当天要空腹。

(吴惠梅　李慕军)

 参考文献

[1] 谢幸,孔北华,段涛.妇产科学[M].9版.北京:人民卫生出版社,2018.
[2] 陈子江,林其德,王谢桐,等.孕激素维持早期妊娠及防治流产的中国专家共识[J].中华妇产科杂志,2016,51(7):481-483.

第三节

孕期需要做哪些检查

小案例

准妈妈:刚刚发现怀孕了要怎么办? 该去医院检查吗? 怀孕后多久做第

1 次检查？孕期检查有哪些项目？什么项目是必须要做的？孕期各项检查的项目和具体时间要求有哪些？这些我们都很迷茫呀！

　　全科医师：相信这是很多准爸爸、准妈妈都有的烦恼，下面我们就来介绍一下，孕期需要做哪些检查？

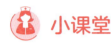 小课堂

一、什么是孕期检查

　　孕期检查是指女性在怀孕期间的专项检查。主要包括身高、体重、测量血压、腹围、妇科内诊、乳房检查、骨盆外测量、血型、贫血检查、心电图检查、梅毒血清反应检查等等，这些检查有助于了解孕妇是否健康。

二、孕期检查时间、次数及孕周

　　1. 针对发展中国家无合并症的孕妇，世界卫生组织（2016 年）建议产前检查次数至少 8 次，分别为：妊娠 <12 周、20 周、26 周、30 周、34 周、36 周、38 周和 40 周。

　　2. 根据我国《孕前和孕期保健指南（2018）》，目前推荐的产前检查孕周分别是：妊娠 6~13^{+6} 周，14~19^{+6} 周，20~24 周，25~28 周，29~32 周，33~36 周，37~41 周（每周 1 次），有高危因素者，可酌情增加次数。

三、孕期检查内容

　　怀孕期间的检查很重要，可以帮助孕妈妈及早发现胎儿的异常，及时作出最好的处理，避免影响胎儿的发育。一般包含以下检查：

　　（一）血液检查

　　通过它，可以了解到孕妇是否有孕期糖尿病的征兆，以及是否患有其他疾病。

　　（二）体格检查

　　1. 观察腹部大小、形态、有无水肿。

　　2. 测量腹围和子宫高度。

　　3. 触摸胎位，孕 30 周以上异常胎位应积极矫正。

　　4. 多普勒听胎心，胎心率 110~160 次/min 为正常。

　　5. 孕 7 个月时还要做骨盆测量，以估计胎儿分娩方式。

（三）彩色多普勒超声检查

孕期有两次重要的超声排畸检查,一定不要错过时间。第 1 次是孕妇在妊娠 11~13^{+6} 周超声检查测量胎儿颈后透明层厚度;第 2 次一般在孕 20~24 周进行胎儿系统超声筛查,可了解胎儿各个系统器官发育有无畸形。孕晚期至足月超声检查可了解胎儿、胎盘、脐带、羊水等情况,孕期如有异常可酌情复查。

（四）脐血流

这项检查是通过超声多普勒血流仪进行的,检查的是胎儿的血液供应情况,以此来判断是否存在宫内缺氧等情况。

（五）胎儿监护

主要是对高危妊娠者做胎儿监护,如妊娠高血压疾病、过期妊娠、糖尿病合并妊娠等,如无合并症孕 36 周后常规监测。

四、每次产检要做的具体项目

（一）第 1 次产前检查(6~13^{+6} 周)

1. 常规保健内容　①建立孕期保健手册;②确定孕周、推预产期;③评估孕期高危因素;④血压、体重与体质量指数;⑤妇科检查;⑥胎心率(妊娠 12 周左右)。

2. 必查项目　血尿常规、血型、空腹血糖、肝功能、肾功能、乙型肝炎表面抗原、梅毒血清抗体筛查和 HIV 筛查、地中海贫血筛查(广东、广西、海南、湖北、湖南、四川、重庆等地)、早孕期超声检查(确定宫内妊娠和孕周)。

3. 健康教育和指导　①流产的认识和预防;②营养和生活方式的指导;③避免接触有毒有害物质和宠物,慎用药物;④孕期疫苗的接种;⑤改变不良生活方式,避免高强度工作、高噪声环境和家庭暴力;⑥保持心理健康;⑦继续补充叶酸 0.4~0.8mg/d 至 3 个月,有条件者可继续服用含叶酸的复合维生素。

（二）第 2 次产前检查(14~19^{+6} 周)

1. 常规保健内容　①分析首次产前检查的结果;②血压、体重;③子宫底高度;④胎心率。

2. 必查项目　无。

3. 健康教育和指导　①中孕期胎儿非整倍体筛查的意义;②非贫血孕妇,如血清铁蛋白 <30μg/L,应补充元素铁 60mg/d,诊断明确的缺铁性贫血孕妇,应补充元素铁 100~200mg/d;③开始常规补充钙剂 0.6~1.5g/d。

（三）第 3 次产前检查（20~24 周）

1. 常规保健内容　①血压、体重；②子宫底高度；③胎心率。

2. 必查项目　①胎儿系统超声筛查（20~24 周）；②血常规、尿常规。

3. 健康教育及指导　①早产的妊娠和预防；②营养和生活方式的指导；③胎儿系统超声筛查的意义。

（四）第 4 次产前检查（25~28 周）

1. 常规保健内容　①血压、体重；②子宫底高度；③胎心率。

2. 必查项目　①口服葡萄糖耐量试验（OGTT）；②血常规、尿常规。

3. 健康教育及指导　①早产的妊娠和预防；②营养和生活方式的指导；③妊娠糖尿病筛查的意义。

（五）第 5 次产前检查（29~32 周）

1. 常规保健内容　①血压、体重；②子宫底高度；③胎心率；④胎位。

2. 必查项目　①产科超声检查；②血常规、尿常规。

3. 健康教育及指导　①分娩方式指导；②开始注意胎动；③母乳喂养指导；④新生儿护理指导。

（六）第 6 次产前检查（33~36 周）

1. 常规保健内容　①血压、体重；②子宫底高度；③胎心率；④胎位。

2. 必查项目　尿常规。

3. 健康教育及指导　①分娩前生活方式的指导；②分娩相关知识；③新生儿相关疾病筛查；④抑郁症的预防。

（七）第 7~11 次产前检查（37~41 周）

1. 常规保健内容　①血压、体重；②子宫底高度；③胎心率；④胎位。

2. 必查项目　①产科超声检查；②无刺激胎心监护（NST）检查（每周 1 次）。

3. 健康教育及指导　①分娩相关知识；②新生儿免疫接种；③产褥期指导；④胎儿宫内情况的监护；⑤超过 41 周，住院并引产。

五、孕期检查的意义

（一）了解胎儿是否健康

孕妇在怀孕期间，定期到医院进行孕期检查，能及时了解胎儿的发育情况。尤其是进行四维彩色多普勒超声检查，可直观地看到胎儿的内脏器官、肢体发育情况，如果胎儿存在细微的发育异常，也能及时地发现，并采取对应的措施。

（二）发现孕妇身体疾病

在怀孕期间，孕妇进行孕期检查，可及时发现身体存在的疾病。如果孕妇患有某种会影响孕妇和胎儿健康的疾病,例如活动性肺结核、糖尿病等,可及时采取治疗,以免在怀孕期间受到疾病影响,引起重要器官功能失调。

（三）及早发现妊娠并发症

如果孕妇患有妊娠高血压、前置胎盘等妊娠并发症,可能危及孕妇和胎儿的生命安全,而这些疾病可通过产前检查及时发现。所以,孕妇一定要重视孕期检查,对妊娠并发症做好及早发现,尽早治疗。

（四）预测分娩时有无困难

孕妇通过全面的产前检查,能详细了解胎儿在子宫内的发育情况,以及胎儿在母体的姿势,以便在孕妇分娩前,预测其难度,为母婴安全提供保障。

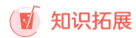 知识拓展

一、妊娠阶段如何分期

妊娠是胚胎和胎儿在母体内发育生长的过程。成熟卵受精是妊娠的开始,胎儿及附属物从母体排出是妊娠的终止。为了便于临床计算,妊娠期通常是从末次月经第一天算起,约为 280 天（40 周）。妊娠未达 14 周称为早期妊娠,第 14 周至 27^{+6} 周称为中期妊娠,第 28 周及其后称为晚期妊娠。妊娠满 28 周及以后的胎儿及其附属物,从临产开始至全部从母体排出的过程叫作分娩。妊娠未满 37 足周分娩者称早产,妊娠满 37 周但未满 42 足周分娩称足月产,妊娠满 42 周后分娩者称过期产。

二、预产期的计算

从末次月经第一天算起,月份加 9 或减 3,日数加 7。

三、孕期超声检查

1. 第 1 次超声检查　通常在孕 6~8 周。主要观察是否为宫内孕,单胎或多胎,有无胎心,胚芽长度。主要为建档提供参考。

2. 第 2 次超声检查　孕 11~13^{+6} 周,主要测量胎儿 NT 值。

3. 第 3 次超声检查　孕 16~20 周。为唐氏综合征筛查提供超声数据,估计风险率。此时报告内容出现双顶径、头围、腹围、股骨长度、羊水深度、胎位、胎盘位置的描述。做此项检查不需要憋尿。

4. 第 4 次超声检查　孕 20~24 周。检测胎儿是否患有重大畸形,对颅

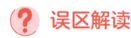

内结构、心脏结构、胃泡、双肾、膀胱、肠管、四肢长骨均需做细致检查，耗时较长。做此项检查不需憋尿。这个孕周胎儿结构发育较为完善，可观察到大多数的胎儿畸形，太早了胎儿太小不便于超声医生观察，做得太晚如若发现胎儿严重畸形，终止妊娠就会带来伦理问题。

5. 第 5 次超声检查　孕 29~32 周。有些胎儿畸形中孕时不能被发现，随着胎儿生长发育也可能被识别，所以本次检查为二次筛查畸形。报告中开始出现羊水指数、胎儿体重、脐动脉 S/D 值。

6. 第 6 次超声检查　孕 37~41 周。主要测量胎儿双顶径、头围、腹围、股骨长度，来估计胎儿体重，另外结合羊水指数、胎位、胎盘成熟度及位置，为临床医生决定分娩方式提供参考。

7. 在晚孕后期还会根据孕妇个人情况对宫颈长度（宫颈机能不全）、子宫下段肌层厚度（有剖宫产史孕妇）进行测量。孕妇如果出现不适症状，比如腹痛或者阴道流血，可随时增加检查次数，观察胎儿情况。

❓ 误区解读

一、孕早期不必到医院检查

需要定期去医院检查。很多孕妇不重视孕早期保健，当出现停经后，就自行到药房买个验尿棒，看看是怀孕了就行，一直等到 16、17 周才到医院检查。其实孕早期（妊娠 12 周以内）是一个非常重要的阶段，这时需要到医院做检查。通常在孕 6~8 周需要行 B 超检查，主要观察是否为宫内孕，早期发现异位妊娠等，以免因延误病情导致生命危险。孕 11~13^{+6} 周也需要行超声检查，主要测量胎儿 NT 值，是早期发现胎儿畸形的一个重要检查，不可错过。

二、产前筛查能排除胎儿所有出生缺陷

并不能。很多的准爸妈对于产前筛查寄予了极高的期望值，认为只要做了产前检查、做了 B 超就一定可以排除胎儿异常。事实上，产前检查和 B 超并不是万能的。通过超声检查可以协助医师了解子宫内胎儿的状况，但是却无法得知，胎儿的智力、视力或听力等生理功能是否正常。另外，如果是由于基因、某些染色体的异常所造成的病变，也无法通过 B 超检查得知。

三、孕期检查次数和间隔是随意的

错。有些孕妇总是以不想动、天气不好、产检没什么作用等理由擅自修改医生安排的产检计划，结果出现 2 个月没来产检的孕妇胎儿发育迟缓，比正常孕周小 1 个月，或孕妇血压升高危及母婴生命等现象。有些孕妇又会特别紧张，在医生两次预约之间自行增加产检次数，或者今天在 A 医院产检，明天在 B 医院产检，事实上，这也是不必要的。

小贴士

确认自己进入准妈妈行列后，在欣喜之余别忘了静下心开始做孕期相关的检查，保证小宝宝的健康发育。

（吴惠梅　李慕军）

参考文献

谢幸,孔北华,段涛.妇产科学[M].9版.北京:人民卫生出版社,2018.

第四节

孕期如何数胎动

小案例

准妈妈：我有一个朋友孕 35 周，带着喜悦的心情准备迎接宝宝的到来，这几天突然感觉没有胎动了，到医院一检查，发现死胎了，朋友及家人一下子从喜悦的巅峰跌入谷底，痛不欲生。

全科医师：我们都不希望这样的事情发生在自己身上，那么如何才能避免这样的事情发生呢？下面我们就来介绍一下，孕期如何数胎动。

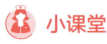 **小课堂**

一、胎动计数时间

从孕 28 周开始至临产为止，自己数胎动的次数。

二、胎动计数方法

1. 每日早、中、晚各记胎动次数 1 次，每次记录 1 小时。将早、中、晚各 1 小时的胎动次数相加再乘以 4，即为 12 小时的胎动次数。一般妊娠 20 周开始自觉胎动，夜间和下午较为活跃。胎动常在胎儿睡眠周期消失，持续 20~40 分钟。一般每小时 3~8 次，晚上 8—11 点是胎动最活跃的时间。

2. 记胎动时要求安静，不要边做事，边说话，边记录，这样容易漏记。孕妇可以躺在床上，也可以采取坐位，最好把手放在腹壁的胎儿部位，如果胎儿连续活动，只记一次。

三、胎动计数的意义

12 小时的胎动次数达 30 次以上，反映胎儿情况良好；少于 10 次，说明胎儿异常。当然，每个人感觉的胎动次数差异较大，有的 1 小时就可以达到十几次或几十次。如果 12 小时胎动次数少于 10 次，或较原来减少 50%，就说明胎儿在子宫内有缺氧现象，宫内缺氧会影响胎儿的正常发育，尤其会不同程度地抑制胎儿脑细胞的增殖和分化，所以一旦发现胎动异常，应立即就诊，必要时补充大脑必需营养素以促进脑细胞的增殖和分化，需要警惕的是不能等到胎动消失才到医院检查。胎动消失说明胎儿严重缺氧，很快就会死亡。若此时才到医院就诊，往往来不及抢救。

可见，让孕妇数胎动，能及时发现异常情况，是一种非常简单易行和重要的自我监护方法。

知识拓展

一、判断是否为高危儿包括以下几点

1. 孕龄 <37 周或 ≥42 周。

2. 出生体重 <2 500g。

3. 小于孕龄儿或者大于孕龄儿。

4. 出生后 1 分钟 Apgar 评分 0~3 分。

5. 产时感染。

6. 高危妊娠产妇的新生儿。

7. 手术产儿。

8. 新生儿的兄姐有严重的新生儿病史或者新生儿期死亡等。

二、孕妇的营养需要

（一）热能

孕期总热能的需要量增加,包括提供胎儿生长,胎盘、母体组织的增长,蛋白质脂肪的储存以及增加代谢所需要的热能。妊娠早期不需要额外增加能量,妊娠 4 个月后至分娩,在原有基础上每日增加能量 200kcal。我国居民的主要热能来源是主食,如谷类(稻米、小麦、玉米)、豆类、块茎类(土豆、甘薯),孕妇每日应摄入主食 200~450g。

（二）蛋白质

孕期对蛋白质的需要量增加,妊娠早期不需要额外增加蛋白质,孕中晚期胎儿生长加速,妊娠中期开始增加蛋白质 15g/天。蛋白质的主要来源是动物性食品,如鱼、禽、蛋、瘦肉和奶制品等。

（三）碳水化合物

碳水化合物是提供能量的主要物质,宜占总热量的 50%~60%。孕中晚期,每日增加约 35g 的主食。

（四）脂肪

脂肪占总能量的 25%~30%,过多摄入会导致超重,易引起妊娠并发症,如妊娠糖尿病,但脂肪中的长链不饱和脂肪酸已经被证实对胎儿大脑和视网膜发育有帮助,所以适当多吃鱼类,尤其是深海鱼类、核桃等食物有一定好处。

（五）维生素

维生素为调节身体代谢及维持多种生理功能所必需的营养物质,也是胎儿生长发育所必需的营养物质,尤其在胚胎发育早期,维生素供给不足或者过量都可能增加胎儿畸形的风险,妊娠中晚期胎儿快速成长需要的维生素量也随之增加,因此,整个孕期都需要增加维生素的摄入。

（六）无机盐和微量元素

无机盐中钙、镁,微量元素如铁、锌、碘等是胎儿生长发育所需的必需营养物质,无机盐和微量元素缺乏易导致胎儿发育不良,早期缺乏还易发生胎儿畸形。另外,孕期血容量增大,较容易发生生理性贫血,因此微量元素也是整个孕期都必须增加摄入的。

（七）膳食纤维

膳食纤维虽不被人体吸收,但其可降低糖、脂肪的吸收和减缓血糖的升高,多摄入膳食纤维可预防和改善便秘和肠道功能,妊娠期应多食含膳食纤维丰富的食物,如蔬菜、低糖水果和粗粮类。

 ## 误区解读

一、过早数胎动

准妈妈在怀孕以后会看到很多和怀孕相关的书籍,所以基本都明白数胎动的重要性。有些心急的准妈妈在怀孕后不久就想数胎动,要是感受不到孩子的胎动,或者胎动不频繁,就怀疑孩子是不是有什么问题。事实上,准妈妈第一次感到胎动的时刻是因人而异的,而且胎儿刚开始的动作都是很轻的,有时候几乎感受不到。随着怀孕时间的增加,胎儿的动作越来越大,强度也加大。一般情况下,准妈妈从孕 28 周开始就可以在每天的固定时间数胎动了,因为这个时候胎儿的胎动频率和强度基本上都很有规律了。

二、把胎儿的"组合拳"算作一次胎动

部分准妈妈数胎动的方法是错误的,把胎儿的"组合拳"当成了很多次的胎动,这样一来会觉得胎儿动得太厉害,觉得胎儿情况不好,担心宫内缺氧。于是就赶紧去医院做检查,最后发现什么问题也没有。事实上,胎儿连续的一系列动作,准妈妈只能算作一次。

三、边看电视边数胎动

一些准妈妈喜欢边做其他事情边数胎动,比如一边看着电视剧一边数着胎动,或者是听着音乐数胎动,事实上这样的做法是错误的,因为准妈妈的情绪波动会影响孩子的胎动。准妈妈最好是能够坐着或者侧卧,放松心情,保持平静,一心一意地数,如此一来结果才准确。

 ## 小贴士

胎动的强弱和次数,个体差异较大。有的 12 小时多达 100 次以上,有的

只有 30~40 次,但只要胎动有规律、有节奏、变化曲线不大,就说明胎儿发育是正常的。

计数胎动时,孕妈妈最好用左侧卧位的姿势,环境要安静,思想要集中,以确保测量的数据准确。

（吴惠梅　李慕军）

 参考文献

谢幸,孔北华,段涛.妇产科学[M].9 版.北京:人民卫生出版社,2018.

> ## 第五节
>
> # hCG 低，就会流产吗

 小案例

准妈妈:我刚验出了怀孕,去医院抽了血,医生说 hCG 值偏低,但是我没有阴道流血或者腹痛的情况,会不会有可能流产啊? 需不需要用药保胎治疗?

全科医师:想必这是许多准妈妈刚怀孕时担心焦虑过的问题,碰到这种情况我们该怎么办呢?

 小课堂

一、什么是 hCG

hCG 的中文名叫作人绒毛膜促性腺激素(human chorionic gonadotrophin, hCG),名字太长了,记不住没关系,只要知道它是怀孕后分泌出的一种激素就可以了。但是在患其他疾病时,例如:妊娠滋养细胞疾病、生殖细胞肿瘤及其他恶性肿瘤如肺、肾上腺及肝脏肿瘤,这些细胞或者肿瘤细胞也可以分泌出hCG这种激素。

二、hCG 是如何产生的

当胚胎到达子宫时,它会伸出树枝状的触角抓住内膜,而这些触角就称为绒毛。绒毛扎根进妈妈的子宫壁中,与妈妈的血管相连接,形成了胎盘的主要部分之一,妈妈与胚胎就能交互养分,代谢废物。hCG 就是这层绒毛中的滋养细胞分泌出来的激素。

三、hCG 有什么作用

卵泡排出后会形成黄体,黄体可以分泌出孕酮。若排出的卵子受精,hCG可刺激月经黄体增大成妊娠黄体,维持黄体寿命,从而持续分泌孕酮,为胚胎"落户"营造好子宫环境,维持妊娠,同时抑制母体免疫系统产生排斥。

四、正常妊娠时 hCG 如何变化

正常妊娠受精卵着床时,一般为排卵后第 6 天,受精卵滋养层形成时开始产 hCG,约一天后能测到外周血 hCG,以后每 1.7~2.0 日上升 1 倍,正常妊娠 6~8 周时,其值每日应以 66% 的速度增长。妊娠 8~10 周达到峰值50 000~100 000U/L,此后迅速下降,在妊娠中晚期,hCG 仅为高峰时的 10%。

五、hCG 在不同异常妊娠结局中的表现

(一)异位妊娠

异位妊娠会导致女性的胚胎发育受限,从而降低 hCG 的产生量,此时女性母体血清中的 hCG 水平会低于宫内妊娠,当 hCG 在血清中的含量超过每升2 000IU,且经过阴道超声检测无法看到宫内妊娠囊时,基本就可诊断为异位妊娠。

(二)稽留流产

稽留流产的女性孕早期 hCG 水平低下、翻倍异常,通过 B 超可看到其宫内有孕囊,或是可见卵黄囊以及胚芽,但在孕 45~50 天还无法见到胎心搏动,经最多两周的延长观察仍未见到胎心。

(三)生化妊娠

生化妊娠是女性的一种隐匿的妊娠状态,由于母体激素分泌缺陷,胚胎细胞发育不良,常导致 hCG 分泌严重不足,尽管血清 hCG 水平多会有上升,但高

峰时间也较正常妊娠推迟 3~8 天,hCG 最高也不会超过 300mIU/mL,较正常妊娠的 hCG 值明显降低,并且会在很短的时间范围内下降至非孕期的水平,经超声检查不可见宫内孕囊或寻找不出宫外妊娠的有力依据。

六、hCG 在其他疾病中的不同表现

(一)葡萄胎

血 hCG 浓度经常 >100 000U/L,且子宫增大至超过妊娠 12 周大小,hCG 维持高水平不降,提示葡萄胎。

(二)妊娠滋养细胞肿瘤

葡萄胎清宫后 hCG 应大幅度下降,若 hCG 下降缓慢或下降后又上升;或足月产、流产和异位妊娠后,hCG 仍持续高水平,结合临床表现,在排除妊娠物残留和再次妊娠后,可诊断为妊娠滋养细胞肿瘤。hCG 下降也与妊娠滋养细胞肿瘤治疗有效性一致,因此在化疗过程中,应每周检测一次 hCG,直至阴性,以此为标志再追加若干疗程的巩固化疗。

(三)性早熟和肿瘤

最常见的是下丘脑或松果体胚细胞的绒毛膜瘤、肝胚细胞瘤以及卵巢无性细胞瘤、未成熟畸胎瘤分泌 hCG 导致性早熟,血清甲胎蛋白升高有助于肝胚细胞瘤的鉴别。分泌 hCG 的肿瘤亦见于肠癌、肝癌、肺癌、卵巢腺癌、子宫内膜腺癌、胃癌,可引起成年女性月经紊乱;因此成年女性突然发生月经紊乱伴 hCG 升高时,应考虑到上述肿瘤的可能。

七、hCG 太低是否会导致流产

其实 hCG 低并不是导致流产的原因。如果出现胚胎停止发育或者自然流产的可能,则会导致 hCG 的值过低,hCG 低是结果,并不是导致流产的原因。

hCG 变化是个动态观察的过程。hCG 增长过程应同自己的数据比较,跟别人的数据比毫无意义。因为 hCG 这个值,即便是在同一个孕周的两个孕产妇,相差也很大。人体内合体滋养细胞分裂的速度、对子宫内膜的侵蚀,有的人要快一些,有的人要慢一些,所以合体滋养细胞分泌的 hCG 总量就不一样,进而向母亲血液中释放的量就不同。

另外,hCG 在其他异常妊娠及不同疾病中亦有不同的表现。因此,当 hCG 阳性,超声检查没有提示宫内见妊娠囊时,我们应先排除异位妊娠、生化妊娠、妊娠滋养细胞疾病及其他肿瘤的可能。

🍹 知识拓展

一、流产的原因有哪些

可能导致流产的原因比较复杂,例如染色体异常、免疫因素、内分泌因素、母体因素,或者接触一些放射性物质等,这些都有可能导致胎儿发育异常,从而引起流产,进一步导致 hCG 值低。其中胚胎或胎儿染色体异常是早期流产最常见的原因,约占 50%~60%。

二、流产有什么表现

大部分自然流产患者均有明显的停经史。但是,妊娠早期流产导致的阴道流血很难与月经异常相鉴别,常无明显停经史。约一半流产是女性不知道已经怀孕就发生受精卵死亡和流产。

停经后出现阴道流血或者阵发性下腹痛,若阴道流血量增多,可伴有头晕、恶心等休克症状。若阴道流血时间较长,可能引起宫内感染,可出现发热、败血症,甚至感染性休克。

三、流产的医院内检查

若怀孕后出现阴道流血或者腹痛等情况,需要尽早到医院就诊,以免造成不可挽回的严重后果。医生主要根据患者的病史、临床表现及妇科检查进行诊断,结合其他辅助检查以帮助确诊。

（一）超声检查

可明确妊娠囊的位置、形态及有无胎心搏动,确定妊娠部位,明确胚胎是否存活。如果妊娠囊形态异常或位置下移,提示预后不良。不全流产及稽留流产均可借助超声检查协助确诊,妊娠 8 周前经阴道超声检查更准确。

（二）尿、血 hCG 测定

采用胶体金法 hCG 检测试纸条检测尿液,可快速明确是否妊娠。为进一步判断妊娠情况,多需连续测定血液中 hCG 的水平。正常妊娠 6~8 周时,hCG 值每日应以 66% 的速度增长;若 48 小时增长速度 <66%,则提示妊娠预后不良。

（三）血常规检查

可帮助判断出血程度,白细胞和红细胞沉降率可判断有无感染存在。

（四）病理检查

排出的组织物需送病理检查，以明确诊断。

（五）染色体检查

对于反复流产者，医生可能建议患者和其男性伴侣均进行染色体检查，以确定染色体是否异常。也可将排出的绒毛送染色体核型检查，了解有无染色体异常。

（六）甲状腺功能检查

甲状腺功能异常患者易发生流产，测定游离 T_3 和 T_4、TSH 等有助于孕期甲状腺功能的判断。

（七）免疫学检查

怀疑为免疫因素导致的流产，医生会对有关指标进行全面检查，了解免疫紊乱的类型，并进行针对性治疗。

四、流产的医院处理方法

医生会根据流产的不同类型制订相应的治疗方案。

1. 先兆流产　需要进行保胎治疗，治疗后如果阴道流血停止，超声检查提示胚胎存活，可继续妊娠；如果临床症状加重，超声检查发现胚胎发育不良，血 hCG 持续不升或下降，表明流产不可避免，须及时终止妊娠。

2. 难免流产　一旦确诊，须尽早使胚胎及胎盘组织完全排出。

3. 不全流产　一经确诊，应尽快行清宫术，清除宫腔内残留组织，同时给予抗生素预防性治疗。

4. 完全流产　如果流产症状消失，超声检查证实宫腔内无残留妊娠物，若无感染征象，无须特殊处理。

5. 稽留流产　处理比较困难。早期流产者可行刮宫术，晚期流产者可使用药物促使胎儿、胎盘排出。有凝血功能障碍者，需要等到凝血功能好转后，再行刮宫术。

6. 复发性流产　医生会针对病因给予相应的药物或手术治疗。

7. 流产合并感染者　在控制感染的同时尽快清除宫内残留物。

❓ 误区解读

一、孕妇天天躺着，对胚胎着床更好

其实，早就有临床研究证实卧床保胎是没有任何益处的，不要说卧床休息

了,就算你天天一动不动地待在那儿,也无法保证肯定不会流产。孕妇一般的
日常活动对胚胎着床是没有问题的。

二、hCG 低或者孕酮低应该用药保胎

由于个体差异较大,用药不存在绝对的好坏,应在医生的指导下充分结合
个人情况,选择最合适的药物。

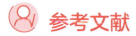 **小贴士**

并不是说女性在孕期 hCG 数值低,就一定会导致流产,但我们应加强对
hCG 数值的重视。如果女性发生怀孕后阴道流血或腹痛等情况,一定要到医
院就诊行相关检查,对于曾经有过不良孕史的患者,更要加强重视,将流产的
概率降至最低。

(黎斐文　李慕军)

 参考文献

[1] 谢幸,孔北华,段涛.妇产科学[M].9 版.北京:人民卫生出版社,2018.
[2] 龚衍,曾玖芝,席娜,等.妊娠早期检测血清 E2、P、HCG 对妊娠结局的预测价值[J].中
国妇幼保健,2014,29(17):2677-2679.

> **第六节**
>
> # 孕期是否需要补充
> # 维生素和矿物质

小案例

准妈妈:为什么现在生活条件好了,还是有不少医生会推荐我们服用复

合维生素? 孕期本身就很注重各方面的营养,为什么还要再补充维生素和矿物质呢? 真的有必要吗? 不补充宝宝是不是就会不健康? 不补充对我们自己会有影响吗?

全科医师:妊娠期是女性生命中的一个特殊生理时期。妊娠所导致的机体新陈代谢的变化使得机体对营养素的需求增加。妊娠期良好的营养状态不仅是保证母体正常生理功能、维持自身健康的需要,也是胎儿正常发育、孕妇顺利分娩及产后乳汁分泌必不可少的保障。现有的临床证据已经初步显示,某些维生素或矿物质在维护妊娠期女性的健康方面发挥非常重要的作用,缺乏这些维生素或矿物质可能导致孕妇各种妊娠综合征患病风险的增加,同时孕妇营养与胎儿的大脑发育和智力发展之间都存在密切的关系。接下来我们介绍维生素、矿物质对母体与胎儿的影响及孕期如何补充维生素、矿物质。

 小课堂

一、相关维生素对母体与胎儿的影响

1. **维生素 A(视黄醇)**　对椎骨和脊髓、四肢、心、眼和耳的发育意义重大,与胎儿的生长发育、骨骼和胎盘的生长、免疫系统形成及母婴的视力发育均关系密切。孕期维生素 A 摄入不足会导致妊娠夜盲症的发生。

2. **叶酸**　参与了 DNA 的合成,对于细胞分化及蛋白质合成非常重要,对预防神经管缺陷和高同型半胱氨酸血症、促进红细胞成熟和血红蛋白合成极为重要。若孕早期摄入量不足,会导致胎儿神经管缺陷发病率升高。充足的叶酸摄入能将婴儿神经管缺陷的发病风险降低 70%。孕晚期摄入不足母体血浆和红细胞中的叶酸浓度会下降,导致母体巨幼红细胞贫血发生。

3. **其他 B 族维生素**　维持正常造血功能,参与中枢神经系统发育、大脑神经传递素及神经细胞的合成。母体 B 族维生素水平不足,会增加胎儿神经管缺陷发病率。

4. **维生素 C**　维生素 C 是一种有效的抗氧化剂,并可使其他抗氧化营养素如维生素 A、维生素 E 和一些 B 族维生素再生,同时作为重要的营养素在免疫系统和抗自由基方面发挥关键作用。

5. **维生素 D**　维生素 D 的主要功能是通过增加胃肠道对钙磷的吸收来维持血浆中的钙磷浓度。在妊娠期间,补充维生素 D 能够增加 25-羟维生素 D 的循环浓度,从而改善新生儿体内钙的状况,促进胎儿的生长、神经系统的发育、肺的成熟以及免疫功能的完善。孕期女性钙和维生素 D 的摄入量将影响婴儿的骨骼发育,正常摄入钙和维生素 D 的孕妇,其胎儿的出生身长、体重及阿氏评分均明显优于母体维生素 D 摄入量相对不足的群体。但孕妇过多摄入维生素 D,会出现高钙血症及高钙尿、软组织钙沉积、不可逆性肾与心血管损伤等。

6. 维生素 E　也称为生育酚,是一种防止脂质过氧化的抗氧化剂。之所以称为生育酚,是因为其与妊娠之间有密切联系,具有保胎作用,可预防流产,能够促使宝宝拥有正常的免疫功能。但过量摄入维生素 E 可引起胃肠功能紊乱,起不到保胎作用,还可能增加低体重儿的分娩率。

二、相关矿物质对母体与胎儿的影响

1. 钙　妊娠期钙需求量增加,主要用于胎儿骨骼的钙化。维持孕妇正常的血钙浓度对维持细胞功能、蛋白激素的合成、分泌及代谢等起到至关重要的作用。孕期钙营养缺乏,母体会动用自身骨骼中的钙维持血钙浓度并满足胎儿骨骼生长发育的需要。因此,孕期钙营养不足对母体健康的危害更加明显。孕期低钙摄入可增加骨质疏松及妊娠高血压疾病的风险,孕期增加钙的摄入可使妊娠高血压疾病、子痫及早产的发生率降低。

2. 铁　铁通过血红蛋白、铁硫蛋白、存储及运输铁的蛋白,以及其他含铁或激活铁的酶类组成成分等四种类型的蛋白质发挥其生理作用。孕期铁缺乏会导致缺铁性贫血,继而导致子宫内缺氧,胎儿宫内缺血缺氧、胎儿生长发育受限,严重的可出现胎死宫内。母体贫血会降低机体免疫力,出现头晕、乏力、心慌气短等症状,严重的可引起贫血性心脏病,甚至心力衰竭。除此之外,铁缺乏和贫血还使孕产妇抵抗力下降,导致产妇身体虚弱,容易并发产褥感染、产后大出血、心力衰竭等,甚至危及生命。孕妇贫血还会增加早产、子代低出生体重及儿童期认知障碍发生的风险。

3. 碘　碘是合成甲状腺素的主要原料,甲状腺素对调节新陈代谢、促进蛋白质合成具有极其重要的作用。孕期新陈代谢增强,甲状腺素合成增加,对碘的需要量显著增加。碘缺乏导致甲状腺素合成不足,影响蛋白合成和神经元的分化,使脑细胞数量减少、体积缩小,严重损害胎儿脑和智力发育。孕期碘缺乏,轻者导致胎儿大脑发育落后、智力低下、反应迟钝;严重者导致先天性克汀病,患儿表现为小、呆、聋、哑、瘫等症状。此外,妊娠期缺碘导致的甲状腺素合成不足还引起早产、流产及死胎的发生率增加,妊娠高血压疾病、胎盘早剥等严重妊娠期并发症的发生率也相应增加。

4. 镁、锌　镁、锌作为人体内百余种不同辅酶的辅助因子,具有催化、构造以及调节的功能,许多种酶都依靠镁、锌来发挥效能。

5. 其他矿物质　如氟化物主要与钙化组织相关,它还能够防止龋齿的形成和发展,并激发促进新骨的发育。锰对于骨的形成以及氨基酸、胆固醇和碳水化合物的代谢都非常重要。含硒蛋白质可以防御氧化应激、调节甲状腺激素的活性、调节维生素 C 及其他分子的氧化还原反应状态。

三、补充维生素和矿物质在保持孕期女性和胎儿健康中的作用

维生素之间和矿物质之间并非单独成分发生作用,而是存在协同作用。例如,维生素 C 可以阻止维生素 E 被氧化;硒和维生素 E 具有协同作用,可相互加强对方的功效;在随餐服用的情况下,维生素 C 可增加铁的吸收;维生素 E 可以逆转自由基对细胞内镁浓度的降低;联合补充铁和维生素 A 对改善孕妇贫血的作用优于单独补充铁或维生素 A。由于发展中国家女性通常更容易发生多种微量营养素缺乏,因此服用含有更全面维生素和矿物质的补充剂是一种更佳的选择,能够使孕妇和胎儿获得更多健康益处。

妊娠期女性对叶酸、碘、铁等维生素和矿物质的需求量增加,但实际摄入量不足,往往伴有多种维生素和矿物质绝对或相对缺乏的表现,并由此可能导致多种妊娠并发症和不良妊娠结局的发生。适当补充维生素和矿物质是妊娠期营养管理的组成部分,可有效降低妊娠并发症和不良妊娠结局的发生风险。

 知识拓展

孕期如何补充维生素和矿物质

1. 富含叶酸的食物有动物肝脏、蛋类、豆类、酵母、绿叶蔬菜、水果及坚果类。但天然食物中存在的叶酸是四氢叶酸的各种衍生物,均为还原型,烹调加工或遇热易分解,生物利用率较低;合成的叶酸是氧化型单谷氨酸叶酸,稳定性好,生物利用率较高。因此,孕期每天保证摄入 400g 各种蔬菜,且其中 1/2以上为新鲜绿叶蔬菜,可提供叶酸约 200μg,还应补充叶酸 400μg/天,以满足其需要。

2. 由于动物血、肝脏及红肉中含铁量较为丰富,且所含的铁为血红素铁,其生物利用率较高,可通过适当增加这类食物的摄入来满足孕期对铁的额外需要。孕中晚期每天增加 20~50g 红肉可提供铁 1.0~2.5mg;每周摄入 1~2 次动物血和肝脏,每次 20~50g,可提供铁 7~15mg,基本可以满足孕期增加的铁营养需要。如果明确有孕期缺铁性贫血者,则需额外补充更多的铁制剂。孕

期碘的推荐摄入量为 230μg/天,比非孕期增加近 1 倍,食用碘盐仅可获得推荐量的 50% 左右,为满足孕期对碘的需要,孕妇除坚持选用加碘盐外,还应常吃含碘丰富的海产食物,如海带、紫菜、裙带菜、贝类等。

3. 通过膳食(特别是奶制品)或者阳光紫外线都能够补充维生素 D,但是冬天妊娠时可能发生不足,并导致胎儿骨代谢受损,应鼓励孕妇每日补充钙 1 000mg,维生素 D 400IU。

4. 对于纯素食者建议补充维生素 B_{12}。对于缺铁性贫血的孕妇或者膳食营养不足或不均衡的孕妇,建议补充多种维生素和矿物质补充剂。

5. 使用各种营养补充剂的前提仍然是建立在摄入充足且平衡营养膳食的基础上,才是安全、有效的。

 ## 误区解读

一、怀孕 3 个月后才开始需要补充维生素、矿物质

错误,整个孕期乃至哺乳期均需补充维生素、矿物质。孕早期胎儿生长相对缓慢,所需要的能量和营养素不多,但并不代表不需要补充。在怀孕头 3 个月尤其强调补充叶酸,是胎儿器官分化及神经管发育的关键时期,叶酸的补充对预防神经管缺陷促进红细胞成熟和血红蛋白合成极为重要。随着妊娠的进展,孕妇血容量和红细胞数量逐渐增加,胎儿、胎盘组织的生长均额外需要铁,整个孕期均应适当增加铁的摄入量。哺乳期妈妈也需要从食物中全面摄取维生素、矿物质,以保证乳汁中有足够的维生素、矿物质喂养宝宝,帮助孩子健康成长。

二、市面上孕妇维生素类保健品多种多样,越贵的越好

错误。目前,补充孕妇维生素、矿物质的保健品很多,但并不是越贵越好。对于孕妇来说,安全是最重要的。因此,需要在专业人员指导下选择我们已经确定或普遍缺乏的维生素作为补充。

小贴士

孕期补充维生素、矿物质是非常必要的,通过摄入充足健康的营养膳食及各种维生素、矿物质补充剂,为母胎的健康发育提供安全保障。

(黎斐文 李慕军)

参考文献

[1] 中华医学会.维生素矿物质补充剂在保持孕期女性和胎儿健康中的应用:专家共识[J].中国临床营养杂志,2014,22(1):60-66.

[2] 中国营养学会膳食指南修订专家委员会妇幼人群膳食指南修订专家工作组.孕期女性膳食指南[J].中华围产医学杂志,2016,19(9):641-648.

第七节

孕期超声检查是否影响胎儿

小案例

　　小林自己在家用验孕试纸测出怀孕了,在家人的陪同下到医院做进一步检查,医生了解完情况后开出检查申请单让小林去做超声检查,家人不解地问:不是说怀孕了不能随便做B超吗?

　　全科医师:怀孕期间没有腹痛、阴道出血等异常情况的确没有必要在较近的时间段内反复进行超声检查,但是在整个孕期有4~5次超声检查是必须要做的,产前超声检查主要是观察和判断胎儿的形态、大小和结构。这次做B超的目的是确认是否宫内妊娠以及胚胎的大小,是有必要检查的。

小课堂

一、孕期是否有必要做超声检查

　　超声检查是孕期检查的一个重要组成部分,其中众所周知的是B超。在中华医学会妇产科学会产科学组颁布的《孕前和孕保健指南(2018)》中,比较推荐的孕期常规超声检查次数为 4~5 次,其中早孕期检查备查项目的超声检测,主要目的是确定孕周或进行 NT 检查,中孕期(18~24 周)是系统超声筛查胎儿畸形时期,这两次至关重要的超声检查对于避免严重畸形儿、筛查胎儿畸形的出生都具有重要意义和作用。

二、孕期超声检查会对胎儿造成影响吗

2013 年,世界医学和生物学超声联合会及国际妇产科超声协会对早孕期应用胎儿多普勒超声的安全性进行讨论并发表联合声明,强调遵循儿科放射协会推荐的辐射防护可合理达到的最低量(as low as reasonable achievable,ALARA)原则,即在胎儿暴露时间最小化、超声能量最小化原则的前提下,早孕胎儿超声检查是安全的。

三、孕期哪几次超声必须做

第 1 次:早孕期超声(停经 6~8 周),主要为了明确是否宫内妊娠,胚胎是否存活,判断单胎还是多胎,还可以通过测量胚芽的大小来确定孕周并计算预产期,同时可以了解子宫及双附件是否有异常包块或赘生物。

第 2 次:NT 检查(孕 11~13 周$^{+6}$),主要测量 NT,以及筛查早期胎儿结构异常,同时再次明确孕周。

第 3 次:胎儿系统超声筛查(孕 20~24 周),主要筛查胎儿的严重畸形。

第 4 次:胎儿生长发育监测(孕 29~31 周),监测胎儿的生长发育情况、羊水量、胎位、胎盘位置等,并可以发现一些在孕晚期才会表现出来的胎儿结构异常,如脑积水等。

第 5 次:临产前的监测(孕 37~41 周),主要评估胎儿大小、羊水量、胎盘成熟度、胎位,有条件可检测脐动脉收缩期峰值流速和舒张末期流速之比(S/D值)等。

四、NT 检查的意义

NT 检查是指通过高档超声仪器对孕 11~14 周胎儿的颈后部皮肤透明层厚度进行测量,它能够反映胎儿背部皮肤与筋膜之间淋巴液体的聚集厚度情况,是用于评估胎儿是否有可能患有唐氏综合征的一种方法,也是对胎儿发育的第一次检查和早期唐氏筛查的诊断依据之一。此外,NT 增厚还与其他的非整倍体、先天性心脏病、先天异常和遗传综合征有关。

NT 检查对于时间的要求相对较高,它的变化与孕周息息相关,11 周之前难以观察,14 周之后会慢慢消失,所以 NT 检查最好是在孕 11~13 周$^{+6}$进行,

这个时间段 NT 厚度可预测值的可能性在 90% 以上。

五、三维彩色多普勒超声检查的意义

产前超声胎儿畸形筛查,即我们通常所说的三维彩色多普勒超声,是利用高档彩色多普勒超声诊断仪并辅助三维成像系统探测胎儿颅内大小脑及神经系统、脊柱及骨骼系统、心脏及胸部、腹部、颜面部结构等形态学异常。绝大多数的胎儿畸形能通过此项筛查得以发现。

三维超声在诊断胎儿畸形中的临床应用价值有三个方面:①三维表面成像技术能够直观地显示胎儿肢体的表面形态、姿势、运动及肢体各部位的相对关系。传统的二维超声难以获得完整的颜面部整体图像,且易受到人中、脐带等压迹的干扰,而出现误诊、漏诊。三维超声表面成像可直观地显示胎儿的眼、鼻、上唇、下颌等颜面部解剖结构及其相互间的位置关系,三维超声的识别率略高于二维超声,对唇裂胎儿成像可见上唇连续性中断,显示出裂隙的大小、位置、严重程度。②三维透明成像显示技术能够直观地显示胎儿内部骨骼的数目及排列,对胎儿脊柱、肋骨缺如和肢体等骨性结构畸形的检查明显优于二维超声,能清晰地显示脊柱和肋骨之间的空间连接关系,得到类似 X 线片的效果,为胎儿肢体畸形的诊断提供了全新的观察模式。③多平面成像显示技术可对感兴趣区进行多断面的观察,尤其是可以得到二维超声难以获得的冠状面的回声信息,并对颈部水囊状淋巴管瘤、脐膨出、内脏外翻、骶尾部畸胎瘤等均能作出较准确的诊断,提供三维立体、直观的图像结构。三维超声检查不仅能确定胎儿有无畸形,而且能对胎儿畸形的类型作出明确的诊断。早期诊断便于指导临床进行终止妊娠,以免错过引产的最佳时机,有利于优生优育,降低人口缺陷。

 知识拓展

一、超声指标异常怎么办

胎儿畸形与 NT 增厚具有一定的相关性。一般来说,当 NT 的厚度超过 3mm 时,胎儿患病的概率增大,NT 值越厚,发生胎儿结构异常与染色体异常的概率就越大。早孕期 NT 检查除了可检查出染色体异常所导致的部分疾病外,其 NT 值增厚还可伴有较复杂的先天性心脏病,因此当胎儿在 NT 检测值超过 3mm 时应及时做进一步的检查,譬如羊水穿刺、无创 DNA 产前检测等,来明确胎儿是否会出现染色体异常等情况。如孕中晚期超声检查发现存在胎儿

多发结构畸形、多发超声软指标和几种特殊的结构畸形时,应进行染色体异常检查。

二、生长指标的意义

1. 顶臀长(顶臀径) 由于早孕期生长迟缓很罕见,所以主要用来确定胚胎大小,从而确定孕周和预产期。

2. 双顶径(BPD) 头部左右两侧之间最长部位的长度,又称为"头部大横径"。按一般规律,在怀孕5个月以后,基本与怀孕月份相符,例如妊娠28周(7个月)时BDP约为7厘米,32周(8个月)时约为8厘米,以此类推。怀孕8个月以后,平均每周增长约0.2厘米为正常。但臀位时双顶径可能会偏小一些。

3. 股骨长(FL) 胎儿大腿骨的长度,又称为"大腿骨长"。一般在妊娠20周左右,通过测量FL来检查胎儿的发育状况。

4. 羊水指数(AFI) 做B超时,以孕妇的脐部为中心,分上、下、左、右4区域,将4个区域的羊水深度相加,就得到羊水指数,国内外AFI判定羊水过少的指标不尽相同,多数以≤5厘米为羊水过少,≤8厘米为羊水偏少,孕晚期羊水指数的正常值是8~18厘米。

5. 胎儿脐动脉收缩压与舒张压的比值(S/D) 反映胎盘血管阻力。正常情况下,S/D比值随孕周增大而减低,近足月妊娠时S/D小于3。

6. 胎盘成熟度 分为3级,Ⅰ级为胎盘成熟的早期阶段,回声均匀,在怀孕30~32周可见到此种变化;Ⅱ级表示胎盘接近成熟;Ⅲ级提示胎盘已经成熟。越接近足月,胎盘越成熟,回声越不均匀。

7. 羊水池深度范围 一般羊水深度在3~7厘米为正常,超过7厘米为羊水增多,少于3厘米为羊水减少。羊水量的异常主要指羊水过多或过少,羊水过多一般指羊水池深度>8厘米,或羊水指数>25厘米,如果羊水量过多表明胎儿的神经管或消化道有可能异常;水过少一般指羊水池深度<3厘米,或羊水指数<5厘米,如果羊水量过少则可能是胎儿泌尿系统出现了问题。

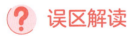 **误区解读**

NT值正常就不需要做孕早期血清学筛查了

不是的。年龄小于35周岁的孕妇做了NT超声检查后建议做孕早期血清学筛查,结合NT测量和血清标记物进行联合筛查准确率会更高;年龄大于35周岁的孕妇做NT检查后建议在孕中期血清学筛查的基础上进一步进行产前诊断。

小贴士

早孕期和中孕期超声检查对于预防出生缺陷、孕期胎儿生长监测以及某些母体并发症的发现意义重大，安全性和可行性也较高，推荐孕妇进行检查。如在检查中发现异常情况建议进一步产前诊断。

（盛晓园）

参考文献

［1］黄莺．早中孕期超声筛查的临床意义［J］.世界最新医学信息文摘（连续型电子期刊），2014（31）：280-281.

［2］郑明明．早孕期超声胎儿结构筛查的效率及意义［J］.实用妇产科杂志，2018，34（11）：3.

［3］中华医学会妇产科学分会产科学组．孕前和孕期保健指南（2018）［J］.中华妇产科杂志，2018，53（1）：7.

［4］罗莉莉，葛艺东，秦信，等．三维超声在中孕期胎儿筛查中的临床应用［J］.安徽医学，2012，33（10）：3.

［5］张惜阴．实用妇产科学［M］.北京：人民卫生出版社，2010：103-104.

第八节

唐氏筛查、无创DNA检测的对象和意义

小案例

一转眼，小林已经怀孕11周了，产检医生告诉小林做完NT检查之后就可以做早期血清学筛查了。小林疑惑地问："医生，这么早就要做'唐筛'了吗？我听说'唐筛'要四五个月才做呢。"产检医生说道："随着科学的进步和发展，现在已经普遍开展早期血清学筛查了，做完NT检查就可以做了，几年

前确实只能做中期血清学筛查,现在孕早中期血清学检测指标的联合筛查准确率要高很多。"

 ## 小课堂

一、什么是唐氏筛查

产前筛查和产前诊断是出生缺陷防控的重要关口。我国自 2002 年起开始规范开展产前诊断工作,以 21-三体综合征(简称 21-三体)、18-三体综合征(简称 18-三体)以及开放性神经管缺陷(open neural tube defect,ONTD)为主要目标疾病,以血清学产前筛查为一线筛查方案。唐氏综合征即 21-三体综合征,是一种较为常见的胎儿染色体异常疾病,我国新生儿的发病率相对较高,为 1/800~1/600。因此我们也通常把血清学筛查称为唐氏筛查。

自 20 世纪 90 年代以来,血清学产前筛查逐渐发展出孕早期联合筛查[比如妊娠相关血浆蛋白 A(PAPP-A)、游离 β 亚基促绒毛膜性腺激素(Free β -hCG)、NT;中孕期血清学联合筛查,比如 Free β -hCG、甲胎蛋白(AFP)、游离雌三醇(uE3)等]以及早中孕期整合/序贯等多种方案。血清学产前筛查是在孕妇背景风险基础上(比如孕妇年龄、不良妊娠史等),纳入一系列生物物理、生化指标,在统计学模型分析基础上,对常见染色体异常和神经管缺陷等严重胎儿疾病进行风险评估,其筛查对象不仅仅局限于染色体异常。

孕早期血清学筛查适宜时间为第 8~13 周[+6],而孕早期超声筛查适宜时间则应严格控制在第 11~13 周[+6],联合 NT 测量和血清标记物的早孕期联合筛查方案准确率更高,因此目前建议孕早期血清学筛查的时间为孕 11~13 周[+6],即孕早期超声筛查(NT)之后。

孕中期母体血清学筛查时间为妊娠 15~20 周,最佳检测孕周为 16~18 周。21-三体切割值为 1/270,即 ≥1/270 为高风险;18-三体高风险切割值为 1/350,≥1/350 为高风险;ONTD 高风险为甲胎蛋白的中位数倍数(multiples of the median,MoM)≥2.5。

孕早中期血清学检测指标的联合应用具有较高的灵敏度和特异度,可以显著提高产前筛查的准确率。

二、哪些人需要做唐氏筛查

不论年龄,所有孕龄 <20 孕周到产前保健门诊检查的孕妇,都建议进行孕期血清学筛查(唐氏筛查)。年龄 >35 周岁的孕妇建议在孕中期血清学筛查的基础上进一步进行产前诊断。

三、什么是无创 DNA

1997 年,基于孕妇血浆中发现胎儿的游离 DNA,结合高通量基因测序可进行胎儿染色体非整倍体检测,开辟了新的无创产前筛查(nonincasive prenatal testing,NIPT)。2011 年左右,NIPT(通俗称为无创 DNA)开始应用于临床。该技术通过对孕妇外周血中的游离 DNA(cell free DNA,cfDNA)进行分析,可以从中得到胎儿的遗传信息,从而检测胎儿罹患由染色体异常等引起疾病的可能性。

根据目前的技术发展水平,孕妇外周血胎儿游离 DNA 产前筛查与诊断的目标疾病为 3 种常见胎儿染色体非整倍体异常,即 21-三体综合征、18-三体综合征、13-三体综合征。对这 3 种常见胎儿染色体异常(21-三体、18-三体和 13-三体)有较高的检测效能:在高风险孕妇中,NIPT 检测 21-三体、18-三体和 13-三体的敏感度/特异度分别为 97.0%/99.7%、93.0%/99.7% 和 95.0%/99.9%;相应的阳性预测值(positive predictive value,PPV)分别为 91%、84%、87%;NIPT 在低风险人群中的检测敏感和特异度与高风险人群相当,相应的 PPV 分别为 82%、37% 和 49%。适宜孕周为 12~22 周$^{+6}$。

四、哪些人需要做无创 DNA

根据原国家卫生与计划生育委员会发布的《孕妇外周血胎儿游离 DNA 产前筛查与诊断技术规范》,分为适用人群、慎用人群和不适用人群 3 类。

(一) 适用人群

1. 血清学筛查显示胎儿常见染色体非整倍体风险值介于高风险切割值与 1/1 000 之间的孕妇。

2. 有介入性产前诊断禁忌证者(如先兆流产、发热、出血倾向、慢性病原体感染活动期、孕妇 Rh 阴性血型等)。

3. 孕 20 周以上,错过血清学筛查最佳时间,但要求评估 21-三体综合征、18-三体综合征、13-三体综合征风险者。

(二) 慎用人群

有下列情形的孕妇进行检测时,检测准确性有一定程度下降,检出效果尚不明确;或按有关规定应建议其进行产前诊断的情形。

1. 早、中孕期产前筛查高风险。

2. 预产期年龄≥35 岁。

3. 重度肥胖(体质量指数 >40kg/m^2)。

4. 通过体外受精-胚胎移植方式受孕。

5. 有染色体异常胎儿分娩史,但除外夫妇染色体异常的情形。

6. 双胎及多胎妊娠。

7. 医师认为可能影响结果准确性的其他情形。

（三）不适用人群

1. 孕周 <12 周。

2. 夫妇一方有明确的染色体异常。

3. 1 年内接受过异体输血、移植手术、异体细胞治疗等。

4. 胎儿超声检查提示有结构异常须进行产前诊断。

5. 有基因遗传病家族史或提示胎儿罹患基因病高风险。

6. 孕期合并恶性肿瘤。

7. 医师认为有明显影响结果准确性的其他情形。

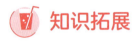 **知识拓展**

产前筛查结果有异常怎么办

早期或中期唐筛 18-三体高风险或 21-三体高风险孕妇建议进行无创 DNA 筛查,如测序高风险的孕妇仍需行羊水/脐血穿刺,以保证产前诊断的准确性。NTD 高风险孕妇建议其在 18~24 周进行胎儿系统超声检查诊断。

 误区解读

做了无创 DNA 就不用做中期唐筛了

错,需要做。有些孕妇及家属会有疑惑,既然无创 DNA 准确率比唐氏筛查更高,为什么做了无创 DNA 之后还要再做中期唐氏筛查呢?虽然无创 DNA 技术对 21-三体和 18-三体的检出率和特异度都比较高,但是不能筛查 NTD,而孕中期血清学产前筛查能弥补这一缺陷。因此建议即使做了无创 DNA,还是不要错过孕中期血清学筛查。

小贴士

产前筛查和产前诊断对出生缺陷预防具有重要意义,孕早、中期血清学产前筛查操作简便、费用低、准确率高,发现高风险人群即可进行下一步产前诊断。而孕妇外周血胎儿游离 DNA 产前筛查准确率高,检测时间较长,费用高,未能对 NTD 进行筛查。羊水/脐血穿刺是有创操作,有一定的感染风险和流产风险,所以一般是到最后才会选择的检查。研究建议,将羊膜腔穿刺术产前诊断孕妇的年龄临界值设为 40 岁,对于 35~39 岁孕妇首先实施产前血清学筛查等其他无创产前筛查方案,而对于 ≥40 岁孕妇,则可直接建议进行羊膜腔穿刺术。

(盛晓园)

 ## 参考文献

[1] 朱宇宁,陈雁. 血清学产前筛查的现状与未来展望[J]. 中华检验医学杂志,2019,42(7):5.

[2] 中华医学会妇产科学分会产科学组. 孕前和孕期保健指南(2018)[J]. 中华妇产科杂志,2018,53(1):7-13.

[3] 国家卫生和计划生育委员会. 孕妇外周血胎儿游离 DNA 产前筛查与诊断技术规范[EB/OL].(2017-03-01)[2023-01-11]. http://www.nhfpc.gov.cn/fys/s3581/201611/0e6fe5bac1664ebda8bc28ad0ed68389.Shtml.

[4] 龙洋,罗艳梅,徐聚春,等. 无创 DNA 检测在诊断高龄孕妇胎儿非整倍体中的应用[J]. 实用妇产科杂志,2017,33(5):3.

第九节

胎位不正怎么办

 ## 小案例

一晃眼小林已经到了孕晚期,一次例行产检的超声检查发现其胎位是臀位,超声医生告诉小林胎位不是太好。这让小林着急坏了,赶紧去问保健医生,医生告诉她:胎位不正是孕期很常见的情况,不必过于紧张,可以采取一些措施进行纠正。

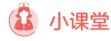

小课堂

一、什么是胎位不正

胎位不正又叫胎位异常,一般指妊娠 30 周后,胎儿在子宫体内的位置不正。胎位不正包括头先露异常、臀先露(臀位)及肩先露等胎位异常。以头先露胎位异常最为常见,其次臀位,而枕横位危害母婴最严重。由于胎位不正将给分娩带来程度不同的困难和危险,故早期纠正胎位对难产的预防有着重要的意义。

二、胎位不正的原因

造成胎位不正的原因较多,可能的因素有以下几点。

1. 羊水过多、经产妇腹壁松弛等,使胎儿在宫腔内的活动范围过大。

2. 子宫畸形(双角子宫、单角子宫、纵隔子宫)、胎儿畸形、多胎、羊水过少等,使胎儿在宫腔内的活动范围过小。

3. 骨盆狭窄、肌瘤阻碍骨盆腔,影响胎头进入胎盆入口,前置胎盘、巨大胎儿等,使胎头衔接受阻。

三、胎位不正如何纠正

胎位不正在临床上较为常见,在妊娠 30 周以前,无须处理,但须密切观察;30 周以后需要积极处理。

（一）西医治疗方法

1. **旋转骨盆法**　妊娠期,胎头约占胎儿身体全长的 1/4,是胎儿身体最大的部分,该方法就是利用胎头较重,旋转后使胎头下坠的原理。具体操作如下:术前全面了解胎位及骨盆情况,之后直立于桌前,上身后倾,双足分开与双肩同宽,双手撑于身后的桌缘。若胎儿背部在孕妇右边,则将骨盆以顺时针旋转;若位于孕妇左边,则将骨盆以逆时针旋转;若位于正中,则仅选一种方向对骨盆进行旋转。每次旋转前将膀胱排空,每次 15 分钟,每天 2 次。该方法相比于传统的膝胸卧位,简单易操作,且不需要特定的环境和设备,可以不定时、不定点地进行,孕妇易于接受,且对于孕周较大的孕妇均可试用。需要注意的是要嘱咐孕妇注意观察胎动,若胎动出现异常,应及时到院复查。

2. **胎位操**　胎位操可分为 2 种:①膝胸卧位:孕妇需排空膀胱,俯跪于床上,大腿与床成直角,胸部贴床,双手前臂伸直,每次 15 分钟,每天 1~2 次。1个疗程为 7 天。②仰卧臀高位:孕妇将膀胱排空后,松解裤带,处于仰卧位,垫高腰部,使腰臀与床缘呈 30°~45°,10~15 分钟后,转变体位向胎儿肢体侧侧卧 15 分钟,每次 15~45 分钟,每日 2 次,1 个疗程为 3~7 天。

3. **外倒转** 对于单胎臀位的孕妇无外倒转禁忌者可行外倒转术。外倒转是指通过对孕妇腹部进行操作,使胎儿先露由臀部转为头部,是提高阴道分娩率的一种有效临床介入手段。手法转胎位的孕周在 30~36 周,最佳时机为 32 周左右,此时胎儿较小,羊水量较多,先露未入盆,对外倒转操作有利,羊水量随着孕周增加而逐渐减少,成功率降低。临床上实施外倒转术一定要掌握指征,以下情况避免行外倒转:①前置胎盘;②羊水过少;③脐带绕颈;④剖宫产史;⑤早产史;⑥双胎妊娠。

（二）中医治疗

1. **艾灸法** 胎位不正在中医学上的病机主要为气血虚弱与气滞、血瘀。艾灸在疾病治疗中有独特作用,通过艾灸能够激发经气,疏通气血,以纠正胎位。有研究提示,艾灸至阴穴时,可促进肾上腺皮质激素分泌,增强子宫活动,加剧胎儿活动,从而有利于胎位转正。

2. **耳针法** 临床实践证明,胎位不正采取耳穴进行纠正操作简便,孕妇易于接受。取耳穴,如交感、子宫、皮质下、肝、脾、内分泌、肾,单侧取穴,耳针法纠正胎位对于妊娠 28~36 周的孕妇效果最佳。需要注意的是使用耳穴对胎位进行纠正时,要严格掌握适应证,必须到专业医生处就诊治疗,如有精神类疾病、心血管病、高血压或肝肾有损害者慎用,有严重贫血、耳部感染或有习惯性流产者禁用。

知识拓展

胎位不正还能顺产吗

如通过上述方法胎位还不能得到纠正,则建议在预产期前 1~2 周住院待产。医生会根据情况分析利弊,让母亲、家属及医生共同选择最佳的生产方式。如果不能调整的要尽量选择剖宫产,臀位经产妇可酌情考虑顺产。

误区解读

胎儿臀位是因为妈妈坐太久了吗

不是。胎儿臀位和妈妈坐着的时间没有直接的相关性。胎儿活动空间过

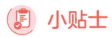
大或者过小都可能导致臀位的发生。双胎及多胎妊娠时,臀先露发生率会明显高于单胎妊娠。

小贴士

发现胎位不正后,最好听从医生的建议,选择合适的胎位纠正方法。比如在家做胸膝卧位动作或者尝试艾灸至阴穴。但胸卧位法易出现脐带缠绕,导致胎儿胎死宫内或宫内窘迫,需要密切注意胎动情况。外倒转术,则必须在专业的医生指导下进行。通过不同的方法胎位得以纠正固然最好,不能纠正者也不必焦虑纠结,剖宫产也不失为解决胎位不正的一个安全、常用的方法。

(盛晓园)

参考文献

[1] 黄健英.胎位不正的矫正方法相关研究进展[J].养生保健指南,2018(27):31.
[2] 丰有吉,沈铿,马丁,等.妇产科学[M].北京:人民卫生出版社,2015.

第十节

孕期运动注意事项

小案例

小林进入到孕中期后,围产保健医生建议她在胎儿稳定的情况下进行适当运动。小林又疑惑地问:"医生,不是说怀孕之后不能多动,会动了胎气的吗?"医生笑眯眯地说:"这些说法是不科学的。孕期还是建议适当运动的,对孕妇和胎儿都有好处。"

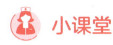 **小课堂**

一、孕期运动的好处

（一）对孕妇的影响

孕妇进行运动有一定的意义,首先可以缓解心理状况,使得其积极的心理情绪得到提高、缓解因为怀孕和即将生产而引发的焦虑抑郁的负面情绪,降低压力,提高睡眠效率和时间。在身体方面,适量的运动对于孕妇的体重和肌肉有明显的改善作用,使得其腹肌得到一定的锻炼,在生产的时候有足够的生理基础和身体状况应对自然分娩所出现的状况。孕妇适量运动促进其消化系统的调整,帮助肠道蠕动、促进正常排便。另一方面,孕妇的体型得到一定的控制,降低子宫肥大率,避免因体重增加而造成的异常姿态。在血液循环方面,适量的运动使孕妇的血液系统得到一定的改善,维持孕妇的心输出量,保证生产时期稳定的血液供应。适量的孕期运动提高孕妇免疫系统应对疾病的能力。有研究证实,妊娠期运动和锻炼是妊娠糖尿病(GDM)的有效初级预防措施,是减少和预防妊娠高血压的有效方法。

（二）对胎儿的影响

合适的运动能提高孕妇的免疫力,同时对胎儿的免疫力也有所提高。运动后的胎心律得到了明显的改善。孕妇腹中的胎儿身体内分泌系统调整良好,促进代谢分泌、从而保证胎儿的健康。在进行室外运动的过程中,孕妇在阳光的照射下,促进体内钙元素的吸收,改善胎儿的骨骼和牙齿生长发育状况。

二、孕期运动的起始时间和频率

在没有禁忌证的情况下,应鼓励孕妇进行有规律的、中等强度的体育运动,以期获得与非孕期一样的健康体魄。应鼓励无运动习惯的女性在妊娠时开始锻炼。因为早期妊娠时的不适(恶心、乏力等),以及早期流产的概率高等原因,孕中期是开始锻炼的最佳时期。但也有研究证实妊娠早期开始运动可以预防 GDM 的发生,因此孕期运动应在孕妇能适应的情况下尽早开始。

如果孕妇既往已有锻炼的习惯,推荐从每周 3 次、每次 15 分钟左右的有氧运动开始,并逐渐将运动量增加到每周至少 4 次、每次 30 分钟。孕前无锻炼习惯的健康孕妇可以根据自己的接受能力,逐渐将运动量增加到每周 3 次、每次 25~40 分钟。对于运动时长上限无明确规定,但有研究认为超过 45 分钟的连续运动可能会因升高胎儿的体温而威胁母儿安全,建议孕妇在运动时每

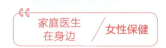
隔 15 分钟休息 1 次。

三、孕期运动的方式

有氧运动和抗阻运动是孕期最常采用的两种运动方式。有氧运动可以改善孕妇心肺功能,预防慢性疾病,防止体质量过度增长。抗阻运动则着重于增强肌肉力量,改善整体的健康情况,使孕妇精力充沛。

多项研究表明,有氧运动和抗阻运动结合可以帮助孕妇更有效地控制血糖、改善心肺功能和保持体形。有氧运动是指任何需要调动全身大肌群,富于韵律性的运动,如:散步、慢跑、有氧舞蹈、游泳、跳绳、爬山、划船等。美国妇产科学会(ACOG)提出,无论是低耗能的瑜伽还是高耗能有氧运动对无禁忌证的孕妇和胎儿都是安全的。但有一些运动类型如滑雪、篮球、橄榄球、骑马、体操等受到撞击和发生跌倒的风险,不建议推荐。

欧美国家的运动指南都推荐孕期进行肌肉力量训练或抗阻运动(最常见的形式是举重)。抗阻运动可能通过增加肌肉力量,尤其是核心肌群的力量使孕妇自然分娩更容易,还可以减少肌肉骨骼方面的不适。但进行力量训练时,应该注意选择合适的强度,避免受伤。如果孕妇孕前已有熟悉的运动方式,沿用同样的运动类型更为适宜。

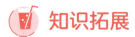

知识拓展

孕期运动的注意事项

在开始运动之前,应该对每个孕妇进行全面的潜在风险临床评估。2002年 ACOG 制定的孕期有氧运动的绝对禁忌证为:①严重的心脏病;②限制性肺病;③宫颈功能不全;④多次早产史;⑤妊娠中晚期出血史;⑥21 周后前置胎盘;⑦先兆早产;⑧胎膜早破;⑨先兆子痫/妊娠高血压综合征。

孕期有氧运动的相对禁忌证为:①严重贫血;②未确诊的心律不齐;③慢性支气管炎;④难控制的 1 型糖尿病;⑤极度病理性肥胖;⑥极低体质量(BMI<12);⑦极度静止的生活方式;⑧此次妊娠胎儿宫内发育受限;⑨难以控制的高血压;⑩难以控制的癫痫发作;⑪难以控制的甲状腺功能亢进;⑫重度吸烟。

妊娠期终止运动的警告:①阴道出血;②用力前呼吸困难;③头晕;④头痛;⑤胸痛;⑥肌无力;⑦腓肠肌疼痛肿胀(需排除血栓性静脉炎);⑧宫缩;⑨胎动减少;⑩胎膜早破。

　　妊娠期运动和锻炼应避免在高热、潮湿或寒冷的环境中进行，最好选择空气清新、环境优美、温度适宜的室外环境或舒适的室内环境。妊娠期运动和锻炼时应保证衣着宽松舒适，利于吸汗散热，鞋子合脚舒适、保证安全。运动前后和运动时应保证水分和食物的供应，避免出现脱水、低血糖等现象。由于妊娠期关节松弛性加大，准备活动和放松活动切不可少。并且有规律运动的孕妇要留意疲劳的信号，宁可缩短运动时间也不要筋疲力尽。一旦出现阴道出血或有液体漏出、骨盆前下方疼痛、头晕、无力、呼吸费力甚至困难、腹部剧烈疼痛、胸部疼痛、胎动减少、严重头痛等情况，应立即停止运动，及时求助于医生。

❓ 误区解读

既然孕期运动有这么多好处，是不是多多益善呢

　　不是。孕期适当运动对孕妇和胎儿都有好处，可以增强心血管功能，改善胎盘供血量，促进胎儿生长发育。但是孕期过度运动对孕妇和胎儿都会造成危险，运动量超过孕妇可承受范围，孕妇过度劳累消耗能量过多，容易影响胎儿生长发育，甚至影响胎盘的供血供氧能力，出现先兆流产情况。因此孕期运动要根据每个孕妇的实际情况量力而行。

小贴士

　　根据我国的传统观念，孕期的女性由于怕动了胎气而不提倡运动，并且还一直秉承着"一人吃，两人补"的旧思想，过于强调增加孕妇营养，但与此同时却忽视了孕期运动这个重要问题，从而增加了孕期妊娠高血压、妊娠糖尿病等并发症的发病率。妊娠不是女性应该降低运动量的理由，孕期进行适量的运动，不仅可以提高患者的身体素质，提高自身的免疫力，降低孕期疾病的发生率，还可以提高孕妇的生产力量，提高自然分娩的发生率，促进母婴健康。

（盛晓园）

参考文献

［1］谈敏娟，李军 . 妊娠期运动和锻炼方式的研究进展［J］. 中华护理杂志，2011，46（2）：3.

［2］周莉，吴连方 . 运动与妊娠［J］. 首都医科大学学报，2005（2）：233-235.

［3］韩璐阳，陈丹青 . 孕期运动研究进展［J］. 国际妇产科学杂志，2016，43（5）：5.

第十一节

孕期小便会增多吗

 小案例

近期,随着孕周的增加,小林逐渐出现尿频的症状,她着急来找保健医生进行咨询。医生解释道:"孕期尿频是正常的生理现象,只要没有尿痛、尿不尽、发热等症状,就不用过分焦虑。"

 小课堂

一、什么是尿频

尿频是指单位时间内排尿次数增多。正常情况下,一个成人每天白天平均排尿 4~6 次,夜间 0~2 次属于正常,如果超出这个范围就属于尿频。

二、孕期为什么会尿频

大部分准妈妈都会遭遇尿频的困扰,尤其在妊娠早期和妊娠晚期。妊娠早期由于 hCG 的分泌,使得女性的盆腔出现充血的现象,同时由于子宫增大对盆腔造成压迫,膀胱就十分容易受到挤压,膀胱容量减少,从而引发尿频。妊娠中期子宫的位置会发生相应的变化,开始从盆腔转向腹腔,此时,其施加给膀胱的压力也会相应地减少,孕妇的尿频现象也能够得到一定的缓解。妊娠晚期,增大的子宫或胎头下降又会再次压迫膀胱,使膀胱的容量减少,因此再次会出现尿频症状。此外,妊娠后母体和胎儿的代谢产物增加,婴儿的代谢产物也要由母体排出,因而大大增加了肾脏的工作量,使尿量增加。

三、正常孕妇的尿频表现

1. 小便次数增多,白天解尿超过 7 次,晚上解尿超过 2 次,且解尿的间隔在 2 个小时以内。

2. 小便时没有尿急、尿痛、发热、腰痛等现象。

3. 尿色正常,不浑浊,没有血尿现象。

四、病理性尿频的表现

1. 小便次数增加,白天解尿超过 7 次,晚上解尿超过 2 次,且解尿间隔在 2 个小时以内。

2. 伴有尿急、尿痛、发热、腰痛等现象,总觉得尿不干净。

3. 尿液浑浊,甚至出现血尿。

4. 出现多渴、多饮、多尿的三多症状。

如果在排尿时感到疼痛或有烧灼感,或者尽管有强烈的想排尿的感觉,但每次只能尿出几滴,这可能是尿路感染(UTI)的征兆。尿路感染是一种在孕妇中十分常见的细菌感染,如果不加以治疗,可能会导致肾炎或早产,或两者都有可能发生。此外妊娠糖尿病也是孕期常见疾病,容易出现多渴、多饮、多尿的症状。因此,孕期如果出现病理性尿频的症状,要提高警惕,及时就诊。

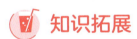 知识拓展

孕期尿频如何缓解

1. 科学饮水 孕妇每天应当饮用 1 200~1 600 毫升的水,用以维持身体的运转。而这些水分的补充,可以分为六次、七次或者八次,每次饮用的水量最好在 200 毫升,以 2 小时为间隔,每过 2 个小时就补充一次水分。但是在睡觉之前的 1~2 小时,则尽量要避免饮水,降低尿频对睡眠的影响。奶类也应在睡前 2 小时饮用。

2. 少吃利尿食物 对于诸如西瓜、冬瓜、海带、玉米须、茯苓等容易增加尿量的食物和药物,孕妇(羊水过多的孕妇除外)应当尽量降低食用的频率。特别是临睡前。

3. 如果是由于孕期压力过大而导致的尿频,孕妇则要学会通过冥想、倾诉等方式来缓解自身的压力。同时,丈夫等人也要及时陪伴,对孕妇进行安抚。

4. 进行适量的运动　如缩肛运动等,能够通过对盆腔肌肉的训练,来帮助孕妇缓解这一尿频现象。

5. 避免仰卧位　孕妇休息时要注意采取侧卧位,避免仰卧位。侧卧特别是左侧卧位时,可减轻子宫对于输尿管的压迫,防止肾盂、输尿管积存尿液而感染,而且对增加胎儿血液供应量也有益。另外,习惯于仰睡的孕妇要小心"仰卧位低血压综合征",严重时甚至会导致休克。

 ## 误区解读

孕期上厕所不方便,憋下尿应该没什么关系

首先在非孕期不建议憋尿,孕期更不建议憋尿。憋尿会对孕妇的身体产生多方面的负面影响:①会使得膀胱原有的弹性不断降低,膀胱对于废物的感知度就会下降,日后将无法很好地、及时地排除体内的废物。较为严重的现象,是在孕妇长期憋尿之后,日后需要通过导尿术才能自行排尿。②憋尿的时候,孕妇会更加容易受到细菌的侵袭,从而引发各类感染现象。因此应对生理性尿频现象的方法也十分简单,那就是想尿就尿,绝不憋尿。

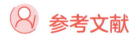 ## 小贴士

孕期尿频在大多数情况下,都是由于怀孕本身所带来的正常现象。孕妇应对这一现象的时候,只要保持平常心,并注重协调饮食,规律生活,注意个人卫生,就能够轻松度过孕期。

（盛晓园）

参考文献

徐丛剑,华克勤.实用妇产科学［M］.4版.北京:人民卫生出版社,2018.

第十二节

孕期小腿抽筋怎么办

 小案例

有一天,小林着急找到保健医生说:"医生,昨天晚上我的小腿抽筋了,是怎么回事呢? 是缺钙了吗,我需要补钙吗? "医生解释道:"孕期腿抽筋不一定是缺钙引起的,还有其他原因。"

 小课堂

一、孕期小腿抽筋是怎么回事

抽筋即肌肉痉挛。常见的腿抽筋表现为小腿肌肉突然变得很硬、疼痛难忍,可持续几秒到数十秒钟之久。孕期腿抽筋不完全是缺钙引起,还有其他原因。孕期小腿抽筋的原因有以下几个方面。

1. **寒冷刺激**　小腿肌肉受到寒冷刺激,使腿部肌肉出现痉挛抽筋。

2. **过度劳累**　随着孕期体重的不断增加导致腿部负担也不断加重,腿部肌肉经常处于疲劳状态;怀孕期间走得太多或站得过久,腿部肌肉负担增加,肌肉紧张度仍未消除,过多的酸性代谢产物如乳酸刺激肌肉引发抽筋。运动时间长,运动量大,出汗多,体内液体和电解质大量丢失,代谢废物堆积,肌肉局部的血液循环不好,也容易发生痉挛。

3. **低钙血症**　低血钙时,神经肌肉的兴奋阈值降低,容易产生异常收缩而抽筋。胎儿骨骼生长所需的钙全部依赖母体提供,准妈妈每天必须保证约1 200~1 500mg 的钙摄入量。若母体钙摄入不足,必将造成血钙低下。而钙是调节肌肉收缩、细胞分裂、腺体分泌的重要因子,低钙将增加神经肌肉的兴奋性,导致肌肉收缩,继而出现抽筋。由于夜间血钙水平常比日间低,因此抽筋多在夜间发作。

4. 血流因素 若长时间保持某种体位,如孕妇长期保持同一睡姿或站姿,则导致腿部静脉受压,血液回流受阻,造成血流瘀滞。当血流瘀滞到一定程度时,就会使腿部肌肉痉挛。

5. 饮食因素 在一次过量摄入肉类物质后,会引起抽筋。因为肉类富含蛋白质,摄入过多将影响碳水化合物的代谢,导致酸性代谢产物堆积,引起电解质紊乱。而电解质紊乱的表现之一就是抽筋。

二、如何预防孕期小腿抽筋

1. 睡眠时保持下肢温暖,尤其入睡前,不要让小腿受凉,并采取侧卧姿势,可以减轻症状。热敷按摩腿部,促进血液循环。

2. 过度劳累后最好洗热水澡,并按摩双下肢肌肉,减少乳酸堆积,从而避免腿部抽筋。临睡前可以用40℃左右的热水泡脚10分钟,可起到舒筋活血、解除痉挛的作用,效果会更加显著。

3. 预防缺钙,孕期平时要注意多吃含钙丰富的食物,如芝麻、牛奶、排骨、虾皮、海带等,每天喝250~500毫升牛奶,有利于胎儿生长,并可防止肌肉抽搐。在补钙的同时,还要注意保证饮食中维生素D的摄入,应多晒太阳,促进钙的吸收和利用。一般建议每天钙的摄入量1 000毫克左右,孕晚期要达到1 200毫克。

同时孕期要减少摄入影响钙吸收的食物,如富含磷酸的食物(碳酸饮料、可乐、咖啡)、富含钠的食物(盐分过高的食物)、富含饱和脂肪酸的食物(油炸食品)等。此类食物均会在肠道影响钙的吸收,导致骨骼中钙的流失。此外,很多蔬菜中富含草酸(如菠菜、苋菜、竹笋等),草酸在肠道中可与钙结合,形成不溶性沉淀,影响钙的吸收,做菜时建议将带涩味的蔬菜先用水焯一下,去掉涩味后再烹饪,这样可以去除掉一部分草酸。同时,维生素D对钙的吸收有一定促进作用,因此多食用富含维生素D的食物有利于钙的吸收。维生素D不仅是钙被机体吸收的载体,而且钙只有在维生素D的作用下才能被骨骼利用。

4. 孕期不应长时间保持同一姿势,准妈妈睡觉时采取左侧卧位,也可以改善腿部血液循环。白天适量做一些体育锻炼,增进血循环,减少抽筋的发生。同时避免走路太多或站得太久,减轻腿部肌肉负担;坐着时脚要多动一动,坐了1~2小时后就起来走一走;休息时,将脚部稍微抬高,脚趾向上伸展,使小腿后部肌肉舒张,减轻肿胀。

5. 孕期注意饮食结构,营养均衡。准妈妈饮食应该讲究营养的均衡摄入,避免暴饮暴食。肉类含有丰富的优质蛋白质,所含的氨基酸最容易被人体吸收利用,同时肉类也是每天所需的铁、铜、锌、镁等营养元素最好的来源之一。每天适当地食用肉类对准妈妈的身体健康和胎儿的生长发育都是必需的。不过如果摄入的食物中肉类比例超标,就会对身体造成一些负面影响。

 ## 知识拓展

小腿抽筋时如何缓解

1. 热敷按摩腿部,促进血液循环,晚上洗澡时,双腿泡热水 10 分钟,效果会更加显著,可以促进血液循环,减轻局部痉挛。

2. 对于明显的抽筋,握紧椅背作为支持,站直使腿后部肌肉伸展,髋部稍向前并弯曲,膝部伸直,均匀地深呼吸。

3. 斜倚在墙上,足底站在地板上,双臂伸直,稍前倾,双手掌抵着墙。或者下床脚跟着地,或平躺时脚跟抵住墙壁;也可以将脚掌向上弯以抽伸小腿;另外,伸直膝盖,并把脚掌向膝盖的方向翘,向上屈曲,小心地以踝部进行绕圈运动。

4. 用薰衣草精油或洋甘菊精油(每种油滴一滴,或者在 5 毫升葡萄籽油中加入 2 滴某种油)等香熏按摩油做按摩也有效果。薰衣草能减缓疼痛,洋甘菊有助于减轻痉挛和炎症。

 ## 误区解读

缺钙引起的小腿抽筋,钙片补了越多效果越好

不是的。在不同的孕期,钙的适宜摄入量是不一样的,孕早期是每天 800 毫克,孕中期每天 1 000 毫克,孕晚期每天 1 200 毫克。孕期钙摄入过多肠道中就会存在大量的钙,会抑制铁和锌等营养物质的吸收,出现缺铁、缺锌的情况,进而导致胎儿免疫力下降。钙补充过多还会导致胎儿骨骼过早钙化,胎头过硬会直接影响顺产;婴儿容易出现前囟过早闭合,严重者会影响大脑发育进而影响智力发育;同时骨骼提前钙化也会引起骨骺提前闭合,这就会影响宝宝的身高发育。因此钙不是补了越多越好,而是要根据孕周适当补充。

小贴士

　　孕中晚期小腿抽筋是孕期较常见的症状，很多孕妇都受此困扰，随着孕期进展，胎儿需要的钙量越来越大，这种状况可能越来越严重。孕期预防腿部抽筋首先要适量补钙，其次多晒太阳，注意局部保暖，也要注意体位如坐姿、睡姿的变化，避免神经血管受压，做局部肌肉的热敷、按摩，加强局部的血液循环等。

（盛晓园）

参考文献

刘霞. 孕期腿抽筋的原因分析及对策[J]. 医学信息：医学与计算机应用，2014(35):1.

第十三节

孕期可以有夫妻生活吗

小案例

　　又到了常规产检的日子，小林不好意思地问医生："医生，我现在的情况可以有夫妻生活吗？对宝宝会有影响吗？"医生回答道："孕中期如果没有特殊情况，是可以有夫妻生活的，但是要有度。"

小课堂

一、孕期可以有夫妻生活吗

传统观点认为怀孕期间是不能有性生活的。但从医学理论上来说，怀孕期间的性生活并不被禁止,健康而且适度的性生活不仅能增进夫妻间的亲密感情,更能体验到房事的快乐,而且对促进胎儿的发育也有一定帮助。一般情况下,到了孕中期,妊娠处于稳定期,女性的心情逐渐开始舒畅,并且在激素的作用下,孕妇的性欲也会有所提高。孕期性生活对女性来说是向往的,因为此时女性体态已经发生较大的变化,得到丈夫的爱抚,与丈夫的性交会让女性感受自己依然是被呵护的,同时也可以避免丈夫因长期禁欲而导致的婚外性行为发生。

二、孕期夫妻生活对胎儿有影响吗

如果孕中期产检时未发现异常情况的,孕妈妈对怀孕期间夫妻生活不需要过于担心。夫妻生活对胎儿不会造成影响,封在子宫颈处稠厚的黏液栓能够帮助抵御感染,羊膜囊和子宫强健的肌肉同样会保护腹中的宝宝。做爱期间,随着女性子宫的收缩、血管更加充盈,会把更多的血液和营养输送到胎儿身上,进而有利于胎儿成长。国内外的相关研究表明:夫妻在孕期恩爱,生下来的宝宝会反应敏捷,语言发育较早,身体健康。

 知识拓展

一、怀孕几个月可以同房呢

建议怀孕前3个月以及最后3个月不要同房,孕中期(孕4~6个月)可同房。

孕早期(孕0~3月),这个阶段胚胎会在子宫着床,不过和子宫的结合还不完全,孕激素分泌不足,胎盘在形成初期、还处于发育初级阶段,状态也不稳定,如果夫妻间在这个阶段进行性生活,女性的兴奋会让子宫充血,并且产生收缩运动,这样很容易导致胚胎在子宫上脱落,即流产。所以在怀孕前3个月夫妻双方要禁止性活动,尤其是有习惯性流产史的朋友更要注意,这个阶段的夫妻生活需要小心谨慎。

孕中期(孕4~6月),这个阶段胎盘已经发育完全,胎儿也进入了稳步的发育阶段,女性体内会分泌出大量的孕激素,这会起到保护胎儿的作用。所以夫妻双方可以在这个阶段进行性行为,但需注意不可过于频繁、激烈,尤其是男性生殖器不可过于深入阴道,否则会造成不良刺激。同时,女性更要注意外阴的卫生清洁,做好防止细菌感染的保护工作。性交时为避免压迫女性腹部不要采用男上位的体位。

孕晚期(孕7~9月),这个阶段需要控制好性生活,比如在临产的前一个月发生性交可能会造成早产,原因在于女性在妊娠晚期的宫颈口不能完全闭合,在剧烈地收缩下可能会出现羊膜破水,进而出现感染或者早产。同时性交还可能把细菌带入阴道,进而引发很多妇科疾病。因此孕期的最后3个月不建议有夫妻生活。

二、哪些情况不建议有夫妻生活

怀孕期间如发现以下情况应禁止性生活:①子宫颈缩短或扩张;②羊水流出;③前置胎盘;④阴道出血或有腹痛症状;⑤曾经有多次流产史;⑥有严重的合并症时。

三、孕期夫妻生活的注意事项

1. 当妻子怀孕时,丈夫应该温柔、有耐心及体谅。

2. 孕期同房要用不同的触摸方式,如抚摸妻子的腹部,一起体验胎动的喜悦。但是应尽量避免过度抚摩胸部,有些孕妇会由于乳头过度刺激而引发胸部肿胀,特别是在发生乳头流出液体的现象时,最好不要再进一步刺激乳房。另外,还要尽量避免过于激烈爱抚隐私部位。

3. 孕期同房时,尽量不要将身体的重量压在妻子的腹部上。

4. 多利用枕头让妻子舒服,同时尽可能与妻子的身体曲线保持垂直。

5. 孕期阴道分泌物增多,抵抗力下降,同房前,夫妻双方应清洁外阴,保持卫生。

6. 准爸爸要体贴妻子怀孕时所产生的心理及身体的不舒服。

7. 准爸爸要关心体谅妻子,尊重妻子,严禁强行同房。

8. 孕期同房时间、强度要适当,动作要和缓,避免过强刺激。

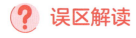 误区解读

孕期同房就不需要用避孕套了

建议使用避孕套。孕期同房使用避孕套并不是为了避孕,而是为了卫生。丈夫同房前不清洗包皮垢容易引起妻子阴道遭受病原微生物的侵袭,从而诱发宫内感染,危及胎儿健康和生长发育,使用避孕套可以避免此因素导致的不良后果。

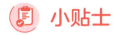

小贴士

妊娠期的夫妻生活应该建立在情绪胎教的基础之上,妊娠中期的夫妻生活有益于夫妻恩爱和胎儿的健康发育。但是要把握好夫妻生活频率和妊娠孕周,同时在夫妻生活中也需要掌握正确的姿势,从而轻松愉快度过孕期。

(盛晓园)

第十四节

孕期药物"黑名单"

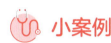

小案例

小林不小心着凉感冒了,咽痛、流涕还咳嗽,十分不好受,想吃感冒药又担心对胎儿有影响。于是她跑去问围产保健医生,医生告诉她:"孕期不是绝对不能用药,当孕妇身体出现异常情况时,还是可以在医生指导下用药的。有时候不用药反倒对胎儿会造成影响,当然也不能自己随意用药。"

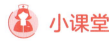

小课堂

一、妊娠期用药对胎儿的影响

致畸因素主要和药物的性质、用药时胚胎的发育情况、用药时间、用药剂量以及胎儿和孕妇对药物的敏感性有关。不同时期用药对胎儿的影响也不同。具体分为以下 3 个时期。

1. 胚胎前期(受孕 2 周内)　在受孕 2 周以内的时间属于胚胎前期,这时大多数药物对胎儿不会产生影响，基本无现象，药物及周围环境毒物对胎儿的影响表现为"全"或"无"现象。即只有两种情况："全"指胚胎受损严重而死亡，发生自然流产；"无"指无任何影响或影响很小。

2. 胚胎期（受孕后 3~8 周）　这一时期是胚胎器官形成的重要时期，由于这一时期胎儿的各种器官、躯干、四肢迅速发育，是药物的敏感时期，胎儿先天性畸形在此时出现的危险性最大。一旦分化器官受到影响，就很有可能造成畸形。

3. 胎儿期（受孕后第 9 周起）　这一时期胎儿大部分器官都已形成，使用药物会对胎儿的生长发育产生影响，但不会影响胎儿的大体结构，药物导致畸形的作用会明显地减弱。

二、妊娠期用药的 FDA 分类

对妊娠期孕妇用药的药品安全性分类有好几种办法，其中美国食品药品监督管理局（FDA）制订的标准，含义明确、科学客观，所以广为各国医生所接受。FDA 将药品的安全性分为 A、B、C、D、X 五类，有些药物有 2 个不同的危险度等级，一个是常用剂量的等级，另一个是超常剂量等级，具体如下。

1. 分类 A　在有对照组的早期妊娠女性中未显示对胎儿有危险（并在中、晚期妊娠中亦无危险的证据），可能对胎儿的伤害极小。例如，维生素、生理盐水以及葡萄糖都属于 A 类。但大部分药物都不属于这一级别，并且维生素虽为 A 类药物，但是大量服用，如维生素 A 每日剂量 2 万 IU，即可致畸，而成为 X 类药物。大部分的止血药以及补血药属于 A 类。

2. 分类 B　在动物生殖试验中并未显示对胎儿的危险，但无孕妇的对照组，或对动物生殖试验显示有副反应（较不育为轻），但在早孕女性的对照组中并不能肯定其副反应（并在中、晚期妊娠亦无危险的证据），属于次安全的药物级别。如胰岛素、青霉素、呋喃妥因、绝大多数的头孢菌素类、红霉素、抗过敏药物、消化系统药物以及甲硝唑等属于 B 类级别。

3. 分类 C　在动物的研究中证实对胎儿有副反应（致畸或使胚胎致死或其他），但在女性中无对照组或在女性和动物研究中无可以利用的资料。药物仅在权衡对胎儿的利大于弊时给予。大部分抗病毒药物、庆大霉素、氯霉素、罗红霉素等都属于 C 类药物。

4. 分类 D　对人类胎儿的危险有肯定的证据，但尽管有害，对孕妇需肯定其有利，方予应用（如生命垂危或疾病严重而无法应用较安全的药物或药物无效）。例如，四环素、链霉素、甲氧氯普胺、螺内酯、抗肿瘤药物等。此类药物会使胎儿的脑神经、视听神经受损,很有可能会使胎儿脑部受损甚至成为无脑儿。在不涉及生命危险的情况下,绝对不考虑使用。

5. 分类 X 动物或人的研究中已证实可使胎儿异常,或基于人类的经验知其对胎儿有危险,对人或对两者均有害。而且该药物应用于孕妇时,其危险明显大于任何有益之处,禁用于已妊娠或将妊娠的女性。例如,己烯雌酚、利巴韦林、甲氨蝶呤等,此类药物会导致阴道疾病,造成胎儿脑积水、脑膜膨胀、腭裂甚至是无脑儿。

三、孕期用药原则

1. 必须根据病情在医生的指导下正确用药,切勿擅自随意使用药物,并且选用对胎儿相对较为安全的药物。

2. 用药时需有明确的适应证,避免不必要的用药。

3. 能使用一种药物的情况下避免联合用药,尽可能单独用药。

4. 选用结论疗效较为肯定的药物,避免使用新药,因其药效难以确定是否对胎儿会产生不良影响。严格把控药物的用量以及用药的持续时间,注意在病情得到缓解时及时停用药物。

5. 在妊娠早期时,若病情允许的情况下,尽量推迟到妊娠中晚期后再进行药物治疗。

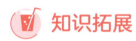 **知识拓展**

一、孕期中药使用禁忌

孕期一些孕妇或家属都希望通过使用一些滋补中药来提升孕妇的体质,在使用中药时也要避免服用孕期不宜用的中药。妊娠期忌活血破气、滑利攻下、芳香渗透、大热有毒之品:桃仁、红花、三棱、莪术、泽兰、苏木、刘寄奴、益母草、牛膝、水蛭、虻虫、乳香、没药、滑石、冬葵子、甘遂、大戟、芫花、薏苡根、巴豆、牵牛子、木通、附子、肉桂、川乌、草乌、麝香、草果、丁香、降香、水银、朱砂等。

二、孕期西药使用禁忌

1. 抗菌药物 ①青霉素类毒性小,对孕妇较安全;②头孢菌素类尚无致畸报道,可酌情使用;③大环内酯类可用于对青霉素过敏者和衣原体、支原体感染者;④孕期禁用四环素、氯霉素、氨基糖苷类、喹诺酮类;⑤磺胺类易通过胎盘,孕期慎用,分娩前禁用;⑥克林霉素对胚胎无不良影响,相对安全;⑦甲硝唑可用于孕期阴道滴虫病的治疗;⑧孕期慎用替硝唑、奥硝唑。

2. 抗病毒药物 ①利巴韦林会致畸和致死胎,孕期禁用;②阿昔洛韦可用于孕期疱疹病毒感染;③更昔洛韦孕期慎用;④干扰素孕期最好不用;⑤拉米夫定、齐多夫定可用于孕期艾滋病的治疗。

3. 抗结核药物 ①妊娠合并结核者可用异烟肼;②孕期慎用利福平;③孕期患结核时首选乙胺丁醇。

4. 抗真菌药物 ①孕期可用制霉菌素和克霉唑;②孕期慎用伊曲康唑。

5. 镇静、催眠药物 ①慎用地西泮、苯巴比妥;②异丙嗪、氯丙嗪可能致先天性心脏病,分娩时应用可抑制新生儿呼吸并影响肌张力;③碳酸锂可引起严重心脏畸形及开放性神经管缺陷。

6. 抗抑郁药 氟西汀、帕罗西汀、西酞普兰不增加先天畸形的发生率,为孕期抑郁症的首选。

7. 解热镇痛药 ①孕期小剂量应用阿司匹林、对乙酰氨基酚是安全的;②吗啡、哌替啶(即杜冷丁)不增加致畸率,但分娩时应用可对新生儿呼吸有抑制作用。

8. 降压药 ①硝苯地平舌下含化可引起孕妇严重低血压和胎儿抑制,孕早期慎用;②酚妥拉明可用于妊高征合并左心衰竭者;③硝普钠用量过大可引起胎儿氰化物中毒及颅内压增高;④依那普利、卡托普利、贝那普利、培哚普利、雷米普利引起胎儿肾脏畸形,孕期禁用;⑤孕期慎用普萘洛尔。

9. 利尿药 长期应用呋塞米、氢氯噻嗪可致胎儿宫内发育迟缓或电解质紊乱。抗甲状腺药及碘制剂:①丙基硫氧嘧啶为孕期甲亢首选药;②甲巯咪唑可致畸;③碘制剂长期应用可致胎儿甲状腺功能减退;④甲状腺素及左甲状腺素钠对胎儿无影响。

10. 激素类药物 ①孕期禁用己烯雌酚、孕激素、雄激素、口服避孕药、米非司酮、肾上腺皮质激素;②左炔诺孕酮片——未见胎儿畸形发生率增加。

11. 抗凝药物 ①孕期可用肝素;②华法林孕早期应用致畸率约25%,孕中晚期应用可致胎儿凝血机制异常。

12. 降糖药物 ①孕期首选胰岛素;②口服降糖药可致新生儿低血糖。

13. 各类疫苗 孕妇及接种后3个月内可能妊娠的女性不应接种活病毒疫苗和活菌苗。但如果孕期有霍乱、甲型肝炎、乙型肝炎、麻疹、腮腺炎、流行性感冒、鼠疫、脊髓灰质炎、狂犬病、破伤风、白喉、伤寒、水痘等传染病风险者,可以使用相关疫苗。

误区解读

不知道怀孕的情况下吃了药,对胎儿有影响、会致畸

不一定。孕期不是不能用药,而是要合理用药。在不知道怀孕的情况下用了药建议去专业医生处进行咨询,进行风险评估。一般孕期用药风险评估要了解以下情况:月经周期、用药期的孕周、服用药物的名称(药物在妊娠安全性分级中的级别)、每天的药物剂量和用药总量,孕妇的年龄、此次怀孕的难易程度等,进行全面评估,如服用的药物有明确致畸可能的则建议终止妊娠。

小贴士

孕期不可随意用药,用药不当对胎儿的有害影响,包括致死、致畸、致病以及生长发育障碍等,不是确实需要,应尽量避免用药。但当因患病确实需要用药时,一定要严格遵守医嘱,合理用药,严格把握用药原则,权衡利弊,选择对母亲、胎儿健康有最大好处和最小危险的药物。掌握了这些,孕期用药也不是那么可怕和困难了。

(盛晓园)

参考文献

[1]戴钟英.妊娠期用药FDA五级分类法[J].继续医学教育,2005,19(5):3.
[2]王亚莉.妊娠期的安全用药[J].中国临床医药研究杂志,2003(90):8871-8872.

第十五节

妊娠高血压怎么办

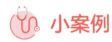 **小案例**

　　小林的一位同事怀孕了,孕晚期得了妊娠高血压,医生说如果再严重就会出现子痫,这让小林紧张得不得了,赶紧来问围产保健医生,妊娠高血压到底是怎么回事?

 小课堂

一、什么是妊娠高血压

　　我国《妊娠期高血压疾病诊治指南(2020)》将妊娠相关高血压疾病概括为4类,包括妊娠高血压、子痫前期-子痫、妊娠合并慢性高血压、慢性高血压伴发子痫前期。

　　（一）妊娠高血压

　　妊娠20周后首次出现高血压,收缩压≥140mmHg(1mmHg=0.133kPa)和/或舒张压≥90mmHg,于产后12周内恢复正常;尿蛋白检测阴性。收缩压≥160mmHg和/或舒张压≥110mmHg为重度妊娠高血压。

　　（二）子痫前期-子痫

　　1. 子痫前期　妊娠20周后孕妇出现收缩压≥140mmHg和/或舒张压≥90mmHg,伴有下列任意一项:尿蛋白定量≥0.3g/24h,或尿蛋白/肌酐值≥0.3,或随机尿蛋白≥(+)(无条件进行蛋白定量时的检查方法);无蛋白尿但伴有以下任何一种器官或系统受累:心、肺、肝、肾等重要器官,或血液系统、消化系统、神经系统的异常改变,胎盘、胎儿受到累及等,即可确诊为子痫前期。子痫前期也可发生在产后。

血压和/或尿蛋白水平持续升高,或孕妇器官功能受累,或出现胎盘—胎儿并发症,是子痫前期病情进展的表现。

子痫前期孕妇出现下述任一表现为重度子痫前期:①血压持续升高不可控制:收缩压≥160mmHg 和/或舒张压≥110mmHg;②持续性头痛、视觉障碍或其他中枢神经系统异常表现;③持续性上腹部疼痛及肝包膜下血肿或肝破裂表现;④转氨酶水平异常:血丙氨酸转氨酶(alanine aminotransferase,ALT)或天冬氨酸转氨酶(aspartate aminotransferase,AST)水平升高;⑤肾功能受损:尿蛋白定量 >2.0g/24h;少尿(24 小时尿量 <400ml,或每小时尿量 <17ml),或血肌酐水平 >106μmol/L;⑥低蛋白血症伴腹水、胸腔积液或心包积液;⑦血液系统异常:血小板计数呈持续性下降并低于 $100×10^9$/L;微血管内溶血,表现有贫血、血乳酸脱氢酶(lactate dehydrogenase,LDH)水平升高或黄疸;⑧心力衰竭;⑨肺水肿;⑩胎儿生长受限或羊水过少、胎死宫内、胎盘早剥等。

将妊娠 34 周前因子痫前期终止妊娠者定义为早发子痫前期。

2. 子痫　子痫前期基础上发生不能用其他原因解释的强直性抽搐,可以发生在产前、产时或产后,也可以发生在无临床子痫前期表现时。

(三)妊娠合并慢性高血压

孕妇存在各种原因的继发性或原发性高血压,各种慢性高血压的病因、病程和病情表现不一,如:孕妇既往存在高血压或在妊娠 20 周前发现收缩压≥140mmHg 和/或舒张压≥90mmHg,妊娠期无明显加重或表现为急性严重高血压;或妊娠 20 周后首次发现高血压但持续到产后 12 周以后。

(四)慢性高血压伴发子痫前期

慢性高血压孕妇妊娠 20 周前无蛋白尿,妊娠 20 周后出现尿蛋白定量≥0.3g/24h 或随机尿蛋白≥(+),清洁中段尿并排除尿少、尿比重增高时造成的混淆;或妊娠 20 周前有蛋白尿,妊娠 20 周后尿蛋白量明显增加;或出现血压进一步升高等上述重度子痫前期的任何一项表现。慢性高血压并发重度子痫前期的靶器官受累及临床表现时,临床上均应按重度子痫前期处理。

二、妊娠高血压的影响

妊娠高血压严重威胁母婴健康,孕妇可出现抽搐、水肿,脑、心、肝、肾及全身血管的功能性及器质性改变,早产、胎儿宫内发育迟缓的发生率增加,病情严重者可能出现心肾衰竭、新生儿及孕产妇死亡。并且该宫内发育迟缓的胎儿成人后易患高血压、冠心病及糖尿病。

三、得了妊娠高血压该怎么办

妊娠高血压疾病的治疗目的是预防重度子痫前期和子痫的发生,降低母儿围产期并发症的发病率和死亡率,改善围产结局。及时终止妊娠是治疗子痫前期-子痫的重要手段。治疗的基本原则概括为:正确评估母儿整体情况;孕妇休息镇静,积极降压,预防抽搐及抽搐复发,有指征地利尿、纠正低蛋白血症;密切监测母儿情况以预防和及时治疗严重并发症,适时终止妊娠,治疗基础疾病,做好产后处置和管理。

(1)一般治疗:包括注意休息,以侧卧位为宜,保证充足的睡眠;保证摄入充足的蛋白质和热量;适度限制食盐摄入。为保证充足睡眠,必要时可睡前口服地西泮 2.5~5.0mg。

(2)降压治疗:降压治疗的目的是预防心脑血管意外和胎盘早剥等严重母儿并发症。收缩压≥160mmHg 和/或舒张压≥110mmHg 的高血压孕妇应进行降压治疗;收缩压≥140mmHg 和/或舒张压≥90mmHg 的高血压孕妇建议降压治疗。目标血压为:未并发器官功能损伤的孕妇,酌情将收缩压控制在 130~155mmHg,舒张压控制在 80~105mmHg;并发器官功能损伤的孕妇,则收缩压应控制在 130~139mmHg,舒张压应控制在 80~89mmHg;血压不可低于 130/80mmHg,以保证子宫胎盘血流灌注。常用的降压药物有肾上腺素能受体阻滞剂、钙离子通道阻滞剂及中枢性肾上腺素能神经阻滞剂等。常用的口服降压药物有拉贝洛尔、硝苯地平或硝苯地平缓释片。妊娠期禁止使用血管紧张素转换酶抑制剂(angiotensin converting enzyme inhibitor,ACEI)和血管紧张素Ⅱ受体阻滞剂(angiotensin Ⅱ receptor blocker,ARB)。

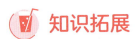 **知识拓展**

妊娠高血压的预防

(一)风险因素筛查

妊娠高血压疾病发生与多种因素有关,孕妇风险因素仍是妊娠早期排查和筛选高危群体的重要临床指标。

孕妇存在的或潜在的基础内科疾病及病理状况,包括高血压病、肾脏疾病、糖尿病、自身免疫性疾病(如系统性红斑狼疮、抗磷脂综合征)等,为高度风险因素,既往子痫前期史、多胎妊娠和肥胖也为高度风险因素,此次妊娠孕妇存在的风险因素被认为是中度风险,低度风险是指经历过成功妊娠且无并发症者。因此妊娠前和妊娠各期产科检查首诊时都要注意临床风险因素的筛查。

（二）注意预警信息和评估

子痫前期的预警信息包括病理性水肿、体重过度增加、血压处于正常高限（也称为高血压前期）：收缩压 131~139mmHg 和/或舒张压 81~89mmHg、血压波动（相对性血压升高）、胎儿生长受限趋势、血小板计数呈下降趋势及无原因的低蛋白血症等。

对于出现的各种预警信息，需要仔细排查各种原因并予以矫正。要密切监测血压变化、增加产前检查的次数、注意孕妇的自觉症状、必要时住院观察。

（三）体重管理及合理的日常饮食

妊娠期体重增长和子痫前期的发生存在正相关，妊娠前体重过大和妊娠前期体重增加过多均是发生子痫前期的独立危险因素。其中，超重和肥胖主要与轻度子痫前期相关，而晚发型子痫前期可能与代谢异常有关。孕期要控制过多的热能摄入，平衡膳食结构，保证蛋白质摄入。

（四）营养素额外补充

研究发现，在发生子痫前期的孕妇体内，某些营养素的水平较正常孕妇低，而这些物质在子痫前期的病理过程中可能发挥作用，妊娠期补充这些物质有望降低子痫前期的发生。妊娠期补充叶酸除了可预防神经管缺陷，还有潜在的预防子痫前期的作用。妊娠期额外补充维生素 D 可能在子痫前期的预防中发挥作用。基于现阶段临床研究显示，补钙使孕妇妊娠高血压疾病的患病风险显著降低，使子痫前期发生风险降低了 55%。对于低钙摄入人群和其他高危人群，补钙应于妊娠早期开始，且对于高危孕妇，每日补充元素钙的剂量应该在 1g 以上。

 误区解读

妊娠高血压等生完孩子就好了，不需要用药

不是。妊娠高血压孕妇在产后 1 周内是产褥期血压波动的高峰期，高血压、蛋白尿等症状仍会反复甚至加重，如果产后血压升高≥150/100mmHg 应继续服用产前使用的降压药物，直至产后 6 周，如产后 6 周血压仍未恢复正常，则应于产后 12 周再次复查血压，必要时建议至心内科就诊以排除慢性高血压。

小贴士

　　妊娠高血压疾病临床危害极大,是导致母婴死亡、母婴不良结局的主要原因之一。在临床中要加强宣传产前定期检查的重要性,提高孕妇的自我认识和生殖保健知识,确保进行定期产检,及时评估和筛查风险因素,指导孕妇及家属加强妊娠期营养、调节孕妇心理情绪等,多方面进行干预,以期有效降低发病率,改善母婴结局。

(盛晓园)

参考文献

[1] 中华医学会妇产科学分会妊娠期高血压疾病学组. 妊娠期高血压疾病诊治指南(2020)
　　[J]. 中华妇产科杂志,2020,55(4):227-238.
[2] 陈鹏,刘兴会. 妊娠期高血压疾病的预防策略[J]. 实用妇产科杂志,2014,30(6):
　　405-407.

第十六节

得了妊娠期高血糖
怎么办

小案例

　　小林已经妊娠24周,到了要做糖尿病筛查的孕周,她疑惑地问保健医生:"医生,妊娠期高血糖是怎么回事儿? 如果真得了这种病该怎么办呢?"

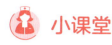
小课堂

一、什么是妊娠期高血糖

我国最新《妊娠期高血糖诊治指南(2022)》将原来妊娠合并糖尿病的概念更新为妊娠期高血糖,包括孕前糖尿病合并妊娠(PGDM)、糖尿病前期和妊娠期糖尿病(GDM)。妊娠糖尿病是妊娠期高血糖疾病的其中一个分型。

孕妈妈首次产检时都要进行空腹血糖筛查(FPG),如果 FPG≥7mmol/L,就属于 PGDM;若 FPG≥5.6mmol/L,就诊断为妊娠合并空腹血糖受损(IFG),属于糖尿病前期的一个类型。

案例中小林提到的糖尿病筛查是指孕妇在妊娠 24~28 周进行口服葡萄糖耐量试验(OGTT)。75g OGTT 的诊断标准:空腹、口服葡萄糖后 1 小时、2 小时的血糖阈值分别为 5.1、10.0、8.5mmol/L,任何一个时间点血糖值达到或超过上述标准即诊断为 GDM。

OGTT检查的方法如下:检查前禁食 8~10 小时;检查前连续 3 天正常饮食,即每天进食碳水化合物不少于 150g。检查时,空腹血应于早上 9 点前完成抽取,过晚会影响化验结果;5 分钟内口服含 75g 葡萄糖(无水葡萄糖粉)的液体300ml。检查期间静坐、禁烟。

二、妊娠期高血糖的影响

在妊娠早中期,随着孕周的增加,孕妇血糖水平逐渐降低;妊娠中晚期孕妇对胰岛素敏感性下降,若胰岛素代偿分泌量不足,母体糖代谢异常,可能出现血管病变,使血管管腔狭窄,内皮细胞受损,易发生妊娠高血压疾病,由此引发早产、羊水过多、产后出血、胎膜早破等并发症。妊娠高血压疾病使胎儿代谢增快、耗氧量增加,易发生胎儿窘迫、新生儿窒息等。妊娠期高血糖孕妇因存在高胰岛素血症而促进胎儿脂肪、蛋白质合成易出现巨大胎儿,巨大胎儿在妊娠期高血糖产妇中发生率很高,增加了剖宫产率。另外,孕产妇高胰岛素血症易造成新生儿低血糖,严重时可危及新生儿的生命。

三、得了妊娠期高血糖该怎么办

一旦确诊妊娠期高血糖,应立即去医院营养科接受医学营养治疗和运动指导并定期监测血糖。妊娠期糖尿病孕妇在医学营养治疗和运动指导后,空腹血糖(FPG)及餐后 2 小时血糖仍异常者,应及时应用胰岛素治疗。

（一）医学营养治疗

医学营养治疗的目的是使糖尿病孕妇的血糖控制在正常范围,保证孕妇和胎儿的合理营养摄入,减少母儿并发症的发生。国际妇产科联盟（Federation International of Gynecology and Obstetrics,FIGO）指南（2015）建议血糖控制目标如下:孕期血糖 FPG<5.3mmol/L、1h FPG<7.8mmol/L;2h FPG<6.7mmol/L。

妊娠期高血糖孕妇每日摄入总能量应根据不同妊娠前体质量和妊娠期的体质量增长速度而定。FIGO 指南推荐孕妇热量摄入应基于孕前的体质量指数（BMI）:低体重者（BMI<18.5kg/m²）热量摄入为 35~40kcal/kg（按理想体重计算,下同）;正常体重者（BMI:18.5~24.9kg/m²）摄入 30~35kcal/kg;超重者（BMI:25~29.9kg/m²）摄入 25~30kcal/kg;肥胖者（BMI≥30kg/m²）其总热量的摄入较孕前减少 30%,但每天不应低于 1600~1800kcal。同时,FIGO 建议每日碳水化合物占摄入总热量的 35%~45%,且碳水化合物摄入量不少于 175g。为更好地控制血糖水平,应将碳水化合物适当分配在 3 次正餐及 2~4 次加餐中（晚上加餐有助于预防夜间酮症的发生）。此外,患者应选用升糖指数低、纤维含量高的食物。对于糖尿病肾病患者,建议蛋白摄入量需降至 0.6~0.8g/kg（按理想体重计算）。

（二）运动疗法

运动疗法可降低妊娠期基础胰岛素抵抗,是 GDM 的综合治疗措施之一。运动治疗的方法是选择一种低至中等强度的有氧运动（又称耐力运动）,主要指由机体大肌肉群参加的持续性运动。步行是常用的简单有氧运动,运动时间可自 10 分钟开始,逐步延长至 30 分钟,其中可穿插必要的间歇,建议餐后运动。适宜的频率为 3~4 次/周。

运动治疗的注意事项:①运动前行心电图检查以排除心脏疾病,并需确认是否存在大血管和微血管的并发症。②GDM 运动疗法的禁忌证:1 型糖尿病合并妊娠、心脏病、视网膜病变、多胎妊娠、宫颈机能不全、先兆早产或流产、胎儿生长受限、前置胎盘、妊娠高血压疾病等。③防止低血糖反应和延迟性低血糖:进食 30 分钟后再运动,每次运动时间控制在 30~40 分钟,运动后休息 30 分钟。血糖水平 <3.3mmol/L 或 >13.9mmol/L 者停止运动。运动时应随身携带饼干或糖果,有低血糖征兆时可及时食用。④运动期间出现以下情况应及时就医:腹痛、阴道流血或流水、憋气、头晕眼花、严重头痛、胸痛、肌无力等。⑤避免清晨空腹未注射胰岛素之前进行运动。

（三）药物治疗

当营养治疗和运动治疗不足以维持正常血糖水平时,需启动药物治疗。GDM 孕妇首先推荐应用胰岛素控制血糖。口服降糖药物二甲双胍、格列苯脲在 GDM 孕妇中应用的安全性和有效性不断被证实,但我国尚缺乏相关研究,并且二甲双胍、格列苯脲尚未纳入中国妊娠期治疗糖尿病的注册适应证。考虑到胰岛素用量较大或拒绝应用胰岛素的孕妇,应用上述口服降糖药物的潜在风险远远小于未控制的妊娠期高血糖本身对胎儿的危害,在患者知情同意基础上,部分孕妇可谨慎使用。

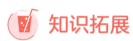 ## 知识拓展

妊娠期高血糖的预防

妊娠期高血糖的预防主要在孕前管理,在孕前对育龄女性进行健康评估,及时采取预防措施或相应治疗,不仅可减少不良妊娠结局的发生率,还有益于母亲和后代未来的健康。孕前保健包括发现孕前糖尿病、识别 GDM 危险因素及筛查营养不良、贫血、超重/肥胖、高血压和甲状腺功能障碍等影响母亲和子代健康的疾病,GDM 患者的产后管理实际也是下次妊娠的孕前保健。

GDM 高危因素包括肥胖(尤其是重度肥胖)、一级亲属患 2 型糖尿病、GDM 史或巨大胎儿分娩史、多囊卵巢综合征、妊娠早期空腹尿糖反复阳性、年龄 >45 岁等。

 ## 误区解读

分娩后妊娠期糖尿病会自愈

不一定。产后血糖控制目标以及胰岛素应用,参照非妊娠期血糖控制标准。妊娠期应用胰岛素者,一旦恢复正常饮食,应及时行血糖监测,血糖水平显著异常者,应用胰岛素皮下注射,根据血糖水平调整剂量。妊娠期无须胰岛素治疗的妊娠期糖尿病产妇,产后可恢复正常饮食,但应避免高糖及高脂饮食。产后 6~12 周应进行随访、筛查,排除糖尿病、空腹血糖受损、糖耐量受损情况。如产后反复空腹血糖≥7.0mmol/L 应视为孕前糖尿病,建议转内分泌专科治疗。对于产后血糖正常的产妇则建议每 1~3 年进行一次血糖检测。

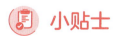 ## 小贴士

妊娠期高血糖是妊娠期常见的并发症之一,对母婴健康有较大的影响,

孕前就要养成良好的生活运动习惯,防止该病的发生;万一发生时一定要引起重视,认真按照医嘱进行有效控制血糖,改善妊娠结局,减少母婴并发症的发生。

(盛晓园)

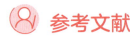

参考文献

[1]中华医学会妇产科学分会产科学组,中华医学会围产医学分会妊娠合并糖尿病协作组.妊娠合并糖尿病诊治指南(2014)[J].中华妇产科杂志,2014,49(8),561-569.

[2]魏小辉,王育璠.2015年国际妇产科联盟(FIGO)妊娠期糖尿病诊疗指南解读[J].中华内分泌代谢杂志,2016,32(11):895-897.

[3]潘忠敏,关茜文.探讨妊娠期糖尿病规范治疗对妊娠结局的影响[J].中国医药指南,2016,14(7):189.

第十七节

孕期便秘如何预防

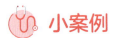

小案例

随着孕周的增加,小林出现了便秘的情况,这是她怀孕前没有的现象,对日常生活产生了影响和困扰。保健医生告诉她便秘是孕期比较常见的疾病,平时要注意饮食和生活习惯进行改善和预防。

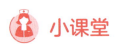

小课堂

一、孕期便秘的原因

影响孕期便秘的不仅有身体因素,还有运动、心理、饮食等因素。

1. **身体因素**　受妊娠及孕期孕激素的影响,妊娠期增大的子宫压迫结肠,使粪便运转速度减慢,导致不正常排便,从而引起便秘的发生。在妊娠期间,孕妇胃酸分泌减少,胃肠平滑肌张力降低,蠕动减弱,腹壁肌肉张力减弱,大肠对水分的吸收增加,孕酮分泌增加,使肠道蠕动减慢,因此,孕妇更容易发生便秘。

2. **运动因素**　由于孕期身体疲乏、肚子变大,孕妇不愿意外出运动,导致体内积食,肠道运动不活跃,营养不能及时吸收,引发了孕期便秘。

3. **心理因素**　孕妇怀孕后心理压力大,有恐惧、焦躁的情绪,会对身体造成压迫感,让人体的内分泌失调,也会导致孕期便秘。

4. **饮食因素**　孕妇饮食结构不合理,食用了过多的高蛋白、高脂肪的食品,食物过于精细,粗纤维过少,虽然本意是补充营养,但是不科学的饮食结构也会导致孕期便秘。

二、孕期便秘的危害

1. **肠道内部的毒素堆积**　肠道内部毒素的堆积,能够引发肠源性内毒素血症的形成,对人体机能造成损伤,引发严重后果,对胎儿造成十分不利的影响,甚至导致胎儿的畸形。

2. **流产和早产的可能性增加**　在便秘的情况下,孕妇在排便时可能会比较用力,而这种情况会导致子宫收缩,易发生早产或是流产。

3. **痔疮**　便秘会导致孕妇久坐,而在久坐时可使静脉淤血加剧,进而引发痔疮。

4. **容易挤压胎儿**　粪便淤积在肠道,会挤压孕妇腹部。首先,会对发育中的胎儿造成挤压,使其生长空间受到影响;其次,影响孕妇的形体。

5. **腹痛和腹胀等不适感**　在孕期,如果便秘情况越来越严重,一周左右的时间都没有排便,那么孕妇就容易产生腹痛和腹胀等不适感,甚至能够导致肠道堵塞,使胎儿早产,孕妇和胎儿的安全都会受到影响。

6. **贫血**　在孕期,便秘能够引起痔疮和肛裂,从而引发贫血。

7. **影响情绪**　在便秘过程中,孕妇对便秘的担忧会逐渐加重,产生紧张、焦虑的感觉,进而影响安胎。

三、孕期便秘的治疗和干预

1. **加强水分与富含纤维食物的摄取**　富含纤维食物能够促进肠胃蠕动、分泌较多的消化液,使食物在消化道中通过的时间缩短。对于一些有便秘情况的孕妇,可以食用一些比较粗糙的食物,如玉米、糙米以及燕麦等,蔬菜可以多食用韭菜、茼蒿、豆芽、芹菜、蘑菇等，水果可以多食用西梅、猕猴桃、火龙果、无花果等。孕妇在孕期可以每天早上空腹时喝一杯凉开水，注意对身体中水分的补充，防止由于缺水造成体内的粪便难以形成，对便秘起到缓解作用。

2. 形成有规律的排便习惯　孕妇在孕期最好形成定时排便的习惯，排便的时间最好是在早餐之后，这种规律性习惯的养成会减轻便秘带来的危害。

3. 保证睡眠充足，保持心情愉悦　在日常生活中，孕妇可以多进行一些自己感兴趣的事，如听音乐、阅读等，尽量避免受到一些不良因素的刺激，使精神压力得到减轻，保持愉悦的心情。

4. 避免忍着不排便　孕妇在孕期如果有便意就需要及时进行排便，防止粪便在体内淤积过久导致排便不易、影响食欲。如果孕妇在日常生活中有排便的问题，可以多喝凉开水或者牛奶，促进肠胃蠕动，这是促进排便的一种有效方式。

5. 生活规律　对于孕妇来讲，三餐十分重要，要按时进食，多吃膳食纤维较多的蔬菜和水果，尽量避免食用辛辣或者是刺激性较大的食物，少摄入饮料。同时要保证充足的睡眠，这样才能保持充沛的精力。也可以服用一些益生菌预防便秘。

6. 进行适量运动　进行适当的运动能够促进肠胃蠕动，避免在身体内的食物淤积时间过长，使孕妇容易产生便意。在实际生活中，孕妇可以尝试做一下"孕妇体操三式"（腰部运动、提肛运动和摆动骨盆运动），促进胃肠蠕动。适量的运动并不会对孕妇或者胎儿造成损伤，只要保证姿势与时间的合理性，就能使运动获取应有的效果。

7. 药物干预　当仅改变生活方式和饮食不能缓解症状时，通常会考虑药物干预。有些药物在孕期使用被认为较安全，如膨化剂、润滑剂、粪便软化剂、渗透性缓泻剂等，具体如开塞露、甘油栓、乳果糖口服液等；严禁使用泻药，如蓖麻油、番泻叶等，因为它们可引起腹部绞痛，甚至引起子宫收缩而造成流产。

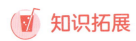 **知识拓展**

中医中药对孕期便秘的治疗

中医中药对缓解孕期便秘也有一定效果。中医学认为便秘发病主要与脏腑功能失调有关，病位虽在大肠，但与肝、脾、肾、肺、胃等脏腑密切相关，因此治便秘需从脏腑入手，从整体着眼，辨证施治，使诸脏调和，则大便自通。可每天按压双足三里3次，每次5分钟，同时可以练六字诀"呼"字功治疗孕期便秘。也可以选择耳穴埋豆的治疗方法，通过刺激耳部穴位来调和气血、疏通经脉、平衡阴阳，达到治疗效果，且其操作简单，没有药物的毒副作用。选择皮质下、内分泌、三焦、大肠、直肠下端、脾、小肠等穴位用探棒点刺这些穴位，判断患者是否有酸胀疼痛的感觉，出现痛觉的穴位粘贴王不留行籽，然后用示指、拇指对穴位进行按压，当孕妈妈的耳郭出现红、肿、胀、痛时达到治疗效果，可以每天按压刺激3~5次，每次3分钟左右。

❓ 误区解读

香蕉可以预防便秘

不是所有香蕉都能润肠通便。很多人都认为吃香蕉可以预防便秘，其实不然。只有熟透的香蕉才有通便的作用，熟透的香蕉含有丰富的膳食纤维，虽然有较大一部分不易被人体消化吸收，但能使粪便容积量变大从而促进肠蠕动。但是生香蕉中含有鞣酸，鞣酸具有非常强的收敛作用，反而容易引起便秘。孕期便秘建议多食用西梅、火龙果、猕猴桃、苹果、梨等富含膳食纤维的水果。

📋 小贴士

孕期便秘往往随着孕周的增加而症状加重，尤其是妊娠晚期容易出现，而孕期出现便秘情况对孕妇的危害较大，应充分重视并采取一些对应的解决措施，及时解决便秘问题，尽量避免其发生，孕妇的身体才能处于一个良好的状态，顺利度过孕期。

（盛晓园）

👤 参考文献

［1］蒲蓉,徐春燕.预防孕期便秘方法探讨［J］.医学美学美容,2019,28(13):187-188.

［2］闵丽.孕期便秘的危害及注意事项［J］.健康必读,2019,10(29):231.

［3］张梅.孕期便秘了怎么办［J］.养生保健指南,2019,43:67.

第十八节

孕期腰酸背痛如何缓解

 小案例

一转眼小林已经到了孕晚期,较长时间的站立或久坐就会出现腰背的酸痛,行动起来也没有孕中期那么灵活了。保健医生告诉小林,妊娠期间产生腰酸背痛的现象非常多见,平时注意一些生活细节可以缓解部分症状。

 小课堂

一、孕期为什么会腰酸背痛

1. **正常生理反应** 随着妊娠月份的增加,孕妇的腹部慢慢突出,导致身体重心向前移,为了确保身体平衡,孕妇在站立与行走时通常双腿分开,上身保持后仰姿势,产生妊娠期脊柱前突表现,增加腰椎前弯,导致孕妇的背部和腰部肌肉处于紧张状态,同时受到自身体重以及胎儿体重不断增加的影响,背部脊柱与肌肉遭受的牵拉力加重;孕晚期增大的子宫压迫到孕妇的腹主动脉以及下腔静脉,由于下腔静脉与神经丛遭受压迫,导致神经缺血,所以孕妇在妊娠晚期出现腰酸背痛的现象非常多见。

另外,妊娠期卵巢分泌松弛素,能够促使骶髂关节以及耻骨联合纤维软骨与韧带更加松弛柔软,倘若韧带过于松弛,就会导致耻骨联合分离,骶骨无法良好固定左右髂骨,骨盆稳定性受到影响,孕妇在行走、翻身、上下楼以及坐立时,骨盆各骨能够产生移动,对于耻骨联合之间的纤维软骨与韧带造成牵拉,出现耻骨与骶髂关节疼痛表现。

2. **缺钙** 怀孕期间,由于胎儿生长发育所需要的钙完全来源于母体,孕妇消耗的钙量要远远大于普通人,所以很多孕妇容易出现缺钙问题,缺钙也会引起腰痛。

3. 姿势不正确 妊娠期间,血容量增加,庞大的子宫压迫静脉,影响血液回流,加上活动不便、运动量减少,会导致血液循环不佳。长时间固定的姿势(如保持同一姿势用电脑),或者坐姿、站姿或躺姿不良,脊背没有注意挺直,腰椎向后倾,这样会使整个上身的重量集中到腰椎部位,加重腰椎的负担,更容易导致腰痛或肩膀酸痛。

二、如何缓解孕期的腰酸背痛

(一)保持正确的站、坐、行、睡姿势

1. 注意睡姿 孕中晚期的孕妈妈睡觉时,建议采取左侧卧位,这样可以减轻对子宫的压迫,保证子宫和胎盘的血流量,减轻下肢静脉曲张。准备睡觉时,孕妈妈可以先把双腿一前一后地弯曲起来,然后轻轻扭动骨盆,找到一个自己感觉最舒服的位置躺下。起床的时候也要注意,不要直接从平卧的姿势猛地坐起来。最好先把身子侧向一边,然后借助手的力量,把身子慢慢地撑坐起来。

2. 注意行走姿势 尽量不要一次走太长时间的路,走一段时间后,可以找个地方坐下来休息一会儿。走路时,应该将背挺直,抬头,收紧臀部,脚跟先着地,脚步踩踏实,保持全身平衡。可利用扶手或栏杆行走,切勿快速急行,也不要向前突出腹部。

3. 注意减少站立的时间 孕期一定要避免站太长时间,如果站着感觉到累了就要赶紧找个地方坐下来休息。为了减轻腰背部的压力,孕妈妈在站立时可以把两只脚稍微分开一些,使重力可以分一部分到大腿和腹部。

4. 注意坐姿 由站立变坐位,或由坐位变站立的时候,注意不要用力过猛。坐的时候,尽量找有靠背的椅子。如果靠背的位置不太合适,可以拿个小枕头垫在腰部,使坐位时腰部有个支撑,腰部肌肉就不会那么容易疲劳。也可以准备一个小矮凳,两脚放上去,可以有效促进腿部的血液循环。一次坐的时间也不建议太久,每隔1个小时,可以适当站起来走一走,舒缓腰部肌肉的紧张。

(二)注意保暖

腰部或脚部受凉也容易引起腰痛,所以孕妈妈要注意做好保暖。夏天睡觉开空调,要记得在肚子上搭一层薄薄的被子,冬季天气寒冷也要注意脚部保暖。疼痛部位局部热敷按摩,可以放松肌肉,改善循环,是非常有效的舒缓腰背疼痛的方法。

（三）注意补充钙等营养元素

孕中晚期需要补充足够的钙剂，以满足孕妈妈及胎儿的生长发育需要。

（四）做家务时注意动作细节

孕期可以做一些轻便的家务活儿，比如扫地、做饭、洗衣服之类，但是要避免做重体力活儿，以免腰部负荷过大，如搬搬抬抬的重活、需要站在高处或下蹲的活儿，以及抱小孩。

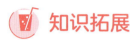 **知识拓展**

预防孕期腰背酸痛的其他注意事项

1. **穿合脚舒适的鞋子**　建议穿走路舒适的平底鞋，不要穿高跟鞋，即使是支撑面较广的宽底高跟鞋也不宜穿。孕期怀孕后重心会慢慢往前倾，这个时候想要保持身体的平衡已经不容易了，如果再穿上高跟鞋，无疑会加重腰背部肌肉的负担，使腰背部的肌肉更加容易紧张、疲劳。

2. **适当的产前运动**　若在怀孕前就开始适度运动能够有效预防孕期腰酸背痛。如：游泳、步行、做体操等，可训练背肌和腹肌，使其具有良好的弹性和张力。孕期也可以进行靠墙下蹲、骨盆摇摆以及脊柱伸展运动等锻炼，能够有效预防并且缓解孕期腰酸背痛。

3. **使用托腹带**　此方法可以使腹部得到支撑，减轻腹部压力，减少因肌肉紧缩产生的腰背痛。若是由髋关节引起的腰背痛，则必需使用骨盆带．而非托腹带。此外，应尽量避免长时间行走。

4. **不建议使用止痛药**　若确有需要，最好于专科医师处就诊。

5. **不可接受推拿治疗**　以免因不当的施力造成流产。一般的腰背肌酸痛，只要适当休息，加上局部热敷和按摩就可以有效改善，并不需要特别就医。

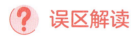 **误区解读**

孕期可以用按摩椅

不建议使用。按摩椅一般会进行全身按摩，力道也会比较大，而怀孕后孕妇身上有较多敏感部位和穴位，使用力度不合适或操作不当容易造成流产、早产等不良影响。

小贴士

　　孕妇在妊娠期间产生腰酸背痛现象非常多见，孕妈妈通过上述这些方法应该能减轻腰背肌的负担，同时也应该进行适当的运动锻炼来增加腰背肌的力量，顺利度过孕期，迎接新生命的到来。

（盛晓园）

参考文献

［1］何春渝．早期妊娠常见疼痛的缓解方法［J］．家有孕宝，2020，2（12）：79-80.
［2］陈燕．孕妈妈腰酸背痛怎么办［J］．家庭医生，2020，23（1）：67.
［3］林惠芳，张丽．六招缓解孕期腰背酸痛［J］．大众健康，2020，8（422）：97.

第十九节

胎儿脐带绕颈

小案例

　　孕妇杨某曾到郑州某医院围产保健科做孕前检查，当时 B 超检查结果是"单胎宫内妊娠，发育未见明显异常，横位"。第二天入住妇产科，经剖宫产手术生产，当时脐带绕颈 6 周，造成新生儿窒息。后转入郑州市儿童医院治疗，但新生儿脑性瘫痪已不可逆转，之后全家曾到郑州、北京各大医院就诊治疗，但均不见疗效。杨某认为医院存在过错，导致新生儿伤残，应当承担赔偿责任，双方协商无果，其遂将医院诉至当地人民法院。

小课堂

一、脐带

脐带是连于胚胎与胎盘间的条索状结构,其中包含两条脐动脉和一条脐静脉。脐动脉可以将胚胎血液运送至胎盘绒毛内,而脐静脉将胎盘绒毛汇集的血液送回胎儿,实现胎儿和母亲血液之间的交换,从而交换包括氧气、二氧化碳和营养物质在内的各种成分,促进胎儿的生长发育。

二、脐带长度

脐带的正常长度为 30~100 厘米,平均 55 厘米。脐带长度小于 30 厘米,称为脐带过短;超过 100 厘米,则称为脐带过长。由于产前难以测量,通常是在产后进行脐带长度的测量。

三、脐带绕颈

脐带缠绕是脐带异常的一种,各个部位均可出现,但以缠绕胎儿颈部最为多见,即脐带绕颈,这是脐带异常中最重要的类型之一。脐带绕颈的发生率占分娩总数的 13%~20%,为产科常见的并发症,是引起胎儿窘迫或新生儿窒息的重要原因之一。

知识拓展

一、脐带绕颈的原因

1. **脐带的长度** 一般认为脐带的长度越长越容易造成绕颈。
2. **羊水过多** 胎儿相对比较小,容易造成胎儿翻滚,增加脐带绕颈的风险。
3. **孕妇运动不当** 运动持续时间过长,则容易造成羊水和胎儿跟着孕妇的节奏一起运动,从而增加胎儿脐带绕颈的发生概率。

二、脐带绕颈的危害

脐带功能状况与其长短及缠绕颈部松紧度密切相关,脐带较长、缠绕较松者一般不影响血液运输,对胎儿危害较小;但脐带较短、绕颈较紧时,在分娩过程中会随着宫缩和胎儿下降,可能使脐血管受压,导致脐动脉血流受阻或胎儿颈静脉受压,胎儿脑组织缺血缺氧,造成宫内窘迫,甚至死胎、死产或新生儿窒息。

三、如何发现胎儿脐带绕颈

目前,可以通过超声检查,如彩色多普勒超声或 B 超检查等方式发现脐带绕颈,如果在超声检查报告中发现有类似于"颈部有明显压迹""颈部发现脐带血流信号""颈部皮肤可见 U 型压迹"等类似的描述,就要警惕脐带绕颈的出现。

四、如何了解脐带绕颈是否造成胎儿呼吸不畅

脐带绕颈早期可能会导致胎动过于频繁,晚期则会出现胎动减缓的现象,关注胎动是了解胎儿是否发生呼吸不畅的重要方法,一般胎动在 12 小时 30 次以上视为正常,小于 10 次时,要咨询医生,如果有必要可以考虑胎心监护等手段。

误区解读

一、检查时未发现脐带绕颈就是安全的

不是的。脐带绕颈并非检查的时候没有发现,就代表以后也不会出现,脐带绕颈的发生往往就是由于胎儿或者母亲的某些动作不当,导致脐带缠绕,因此定期的孕期检查、及时关注胎动,对于脐带缠绕的发现是很有必要的。

二、胎儿脐带绕颈一定要剖宫产

不是的。胎儿脐带绕颈并非必须采用剖宫产,这需要考虑脐带的安全长度,如果长度超过了从胎盘附着处到母体外阴的距离,在排除了其他需要剖宫产的因素后,是可以选择顺产的。一般我们认为脐带绕颈一周不属于剖宫产的指征,但如果出现其他异常表现,需要医师综合考虑是否采用剖宫产。如果出现脐带绕颈多周(如 3 周以上),或者有其他采取措施后仍未缓解的症状,建议剖宫产分娩。

三、胎儿脐带绕颈一定要处理

目前,临床上并没有明确的针对脐带绕颈的处理方案,对于脐带绕颈的处理,我们在网上可以看到形形色色的手法与方式,但不必对脐带绕颈过分焦虑,缠绕较松的情况下,不会出现明显的影响,有时通过胎儿自主的运动就可解开脐带的缠绕。通常的处理方式主要是建议孕妇要保持愉悦的心情,做适当的运动,但需注意运动的动作与方式。最重要的是要注意监测胎动与胎心

率,定期产检,如果出现胎动异常,特别是胎心率低于 12 个小时 10 次时,要及时咨询医生。

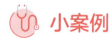 **小贴士**

胎儿脐带绕颈可影响儿童智力发育,甚至引起儿童智力损害,孕期应该定期检查,及时发现脐带绕颈,并注意个人生活习惯。同时,对于存在脐带绕颈病史的儿童,应经常检查智力发育状况,及早进行干预指导,进行智力游戏锻炼,促进智力发育。

预防胎儿的脐带绕颈,目前暂无有效的方案,主要就是按时产检,及时发现。如果确实发生了脐带绕颈,在缠绕较松的情况下,一般不会有明显伤害,但需要与医生沟通,定期观察胎动,了解胎儿状况,保持心情平和,避免过度焦虑。

（马庆华　黄　丽　劳雅琴）

参考文献

[1] 王卫平,孙锟,常立文.儿科学[M].9 版.北京:人民卫生出版社,2018.
[2] 及春兰.脐带绕颈对儿童智力发育的影响[J].中国妇幼保健,2010,25(26):3741-3743.
[3] 李馥玫,赵琰.脐带绕颈对围产儿的影响[J].实用妇产科杂志,2000,16(5):239-241.
[4] 李乃伶.脐带绕颈对围生儿和产妇的危害[J].基层医学论坛,2010,14(S1):24-25.

第二十节

保胎就是躺着不动吗

小案例

日常生活中,我们最常想到的孕期保胎做法就是卧床休息,长辈们甚至有一些医生也推荐这样的方法,还有的说吃饭、大小便都必须在床上。甚至有妇产科医生曾听患者说被家人逼着在床上躺着保胎大半年,等她去看医生的时候,小腿的肌肉甚至已经出现萎缩。

 小课堂

一、保胎

采取医疗措施,保护胎儿、使之能够健康发育、避免流产,我们就称为保胎。《大众医学》杂志曾指出"'流产'是妇科中常见的情况,'保胎'几乎是所有流产者的迫切要求"。

二、流产

自然流产在临床上一般指妊娠 28 周以内,胚胎不能继续发育而自然终止。如果 12 周以内终止,称为早期流产;12~28 周终止,则称为晚期流产;如果出现连续 3 次以上的自然流产,则称为习惯性流产。

三、流产识别

如果存在先兆流产的情况,一般先发现的是阴道流血,但由于出血量相对较少,人们很容易忽视。如果有轻微的下腹痛和腰痛,经过休息或治疗可缓解,则不必过分忧虑;如果出现血量增多、流血不止、阵发性下腹痛加剧,那么就极有可能会发展为流产。

 知识拓展

一、孕期营养补充

《中国居民膳食指南(2022)》在孕期女性膳食指南中特别指出应在一般人群膳食指南的基础上补充以下 5 条。

1. 常吃含铁丰富的食物,选用碘盐,合理补充叶酸和维生素 D。
2. 孕吐严重者,可少量多餐,保证摄入含必需量碳水化合物的食物。
3. 孕晚期适量增加奶、鱼、禽、蛋、瘦肉的摄入。
4. 经常户外活动,禁烟酒,保持健康生活方式。
5. 愉快孕育新生命,积极准备母乳喂养。

二、孕期检查

指从确诊妊娠开始至分娩前整个时期,对孕妇和胎儿进行例行的健康检查,包括必查项目和备查项目,同时对孕妇进行心理指导,包括早孕诊断、首次产前检查和随后的产前检查及胎儿出生缺陷的筛查与诊断等内容。我们推荐月经规律、有性生活的女性月经延期一周以上(停经 >5 周)应去医院检查是否怀孕。确诊怀孕且胎儿有心跳后,可以去社区医院建立孕期保健卡。

一般产前检查孕周分别为:妊娠 6~13 周 $^{+6}$,14~19 周 $^{+6}$,20~24 周,25~28 周,29~32 周,33~36 周,37~41 周。共 7~11 次。有高危因素者,可酌情增加次数。在医生的指导下,定期进行孕期检查,各期必查项目必须进行,备查项目可按需考虑。

 ### 误区解读

一、卧床休息对保胎有好处

如果早期有流产迹象的,可以先卧床休息,听从妇产科医生的建议。但是孕期一定要保证适量的运动,卧床休息保胎是绝对不可取的。我们要认识到,怀孕并不是生病,更不是生活不能自理。孕妇如果长时间卧床休息,同时严格限制身体运动,会增加静脉血栓、骨质疏松和心血管失调的风险。

许多研究表明,孕妇孕期锻炼是有益处的,比如可以降低妊娠糖尿病的发生,降低剖宫产的可能,同时减少产后恢复时间。如果孕妇存在下背部疼痛的情况,推荐选择水中锻炼。而且目前我们一般认为孕期锻炼对于降低孕妇妊娠糖尿病的血糖水平和子痫前期的预防也有一定的好处。现存的临床研究并没有发现卧床保胎会带来好处,相反,缺乏运动的同时又补充过量的营养,反而会导致孕期过度增重,影响孕妇自身的健康,又增加胎儿出生缺陷的可能性。但孕期毕竟是一个特殊的阶段,除了在运动量方面有不同的要求外,运动方式的选择一定要注意,不合适的运动有可能导致胎儿脐带绕颈。

二、孕期一定要打保胎针,吃保胎药

不是必需的。孕期如果状态良好也没有必要打保胎针,吃保胎药。一般女性孕期会出现激素分泌代谢的改变,特别是雌孕激素分泌量的改变。保胎时,医生一般提供的主要就是孕激素类的药物,如孕酮。但一般我们认为应用孕激素的情况主要包括早期先兆流产(孕 12 周前)、晚期先兆流产(孕 13~28

周)、复发性流产再次妊娠以及助孕期几种主要的情况,所以正常孕期是完全没有必要采用保胎针和药物的。

三、孕期一定要多吃"好的"

不是的。孕期食物的选择并不是多吃有营养的食物,而是一定要注重合理搭配,比例适当,不要因为孕期就大量进食高能量、高蛋白的食物,也不要因为存在孕吐就限制饮食,最好要遵循《中国居民膳食指南(2022)》中对于孕妇特别的营养推荐,如果说一定要注意避免的,应该是酒和含酒精的饮料或食物、未煮熟的肉类、未经巴氏消毒的乳制品、未清洗的水果/蔬菜、汞含量高的鱼等,同时注意食物应细软易消化,避免食用过分刺激的食物,养成良好的进食习惯。

小贴士

孕期我们要坚持"管住嘴,迈开腿"。在不存在特殊情况时,美国妇产科医师学会(American College of Obstetriciansand Gynecologists,ACOG)对于孕期运动量的推荐是每天不少于 30 分钟,每周 7 天。孕妇如果确实无法达到运动要求的,我们推荐每周 3~5 天、每天 20 分钟以上。运动方式的选择:我们推荐不存在身体对抗、跌落及撞击风险的运动,可以选择一些不太剧烈的运动,比如走路、游泳、低强度的健身操以及孕期瑜伽等。同时一定要注意,孕妇在运动的时候要有人陪同,做好保护措施,避免磕碰,防止意外事故的发生。

孕期运动有助于孕妇身体健康,并能避免孕期体重增加过多,保证孕期BMI 适当,有利于良好的妊娠结局。此外,锻炼还能降低孕妇患妊娠糖尿病、妊娠高血压的风险,并降低剖宫产的风险。

对于无并发症的孕妇来说,孕前、孕期及产后均需锻炼身体。如果有内科合并症或产科并发症的孕妇,比如严重的心脏病、限制性肺部疾病、重度贫血以及孕中晚期持续性出血和早产风险时,需要在妇产科医生和产科其他医疗人员的指导下进行仔细评估以后再进行运动。尽管目前证据有限,但身体运动确实能够改善妊娠的结局;如果孕妇不存在运动禁忌证,孕期的锻炼对于孕妇是绝对有利无害的。

(马庆华　黄丽　劳雅琴)

参考文献

[1] 漆洪波,杨慧霞.孕前和孕期保健指南(2018)[J].中华妇产科杂志,2018,53(1):7-13.

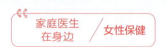

[2]陈子江,林其德,王谢桐,等.孕激素维持早期妊娠及防治流产的中国专家共识[J].中华妇产科杂志,2016,51(7):481-483.

第二十一节

胚胎停育是什么

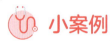 **小案例**

曾经有孕妇在怀孕 2 个多月时,发现自己的早孕反应突然就不见了,一点儿恶心的感觉都没有,而且回忆起来,自己的孕吐反应好像持续时间特别短,算算大概也就不到 1 个月,感觉跟怀孕前差不多。后来在朋友的建议下,她去做了 B 超检查,发现胎儿的胎心已经检测不到了。医生告诉她,这是"胚胎停育"。胚胎停育到底是怎么回事呢?

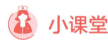 **小课堂**

一、胚胎停育

胚胎发育到一个阶段,发生了死亡而停止继续发育的现象,我们一般称为胚胎停育。胚胎停育是自然流产前的阶段,如果在出现胚胎停育后,母体将胚胎排出体外的话,称为自然流产;如果残留在宫腔内,无法排出,则称为稽留流产。

二、早孕反应

早孕反应一般包括头晕、乏力、食欲减退、喜酸食物或厌恶油腻、恶心、晨起呕吐等一系列表现,大部分孕妇都会出现,所以一般不必过分忧虑,也不用进行特殊的处理。早孕反应一般是由于孕妇体内人绒毛膜促性腺激素(human chorionic gonadotropin,hCG）增多,胃酸分泌减少及胃排空时间延长导致的,主要出现在孕早期,在停经 6 周左右,一般孕 12 周以后症状就会消失。如果早孕反应比较严重,可以少食多餐,但一定要注意碳水化合物供应充足,各种营养素合理搭配。

三、胎心

胎心,即胎儿的心跳,胎儿正常的胎心率为 110~160 次/min,它可以反映胎儿在宫内的状态,如果胎儿出现缺氧,胎心率则会相应地出现变化。而且胎心率的变化是中枢神经系统正常调节机能的表现,也是胎儿在子宫内状态良好的表现。由于胎儿在子宫内的位置是不断发生变化的,所以胎心的位置也会相应地发生变化。

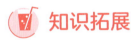 **知识拓展**

一、胚胎停育的表现

一般来说,胚胎停育较难发现,很多情况下不会出现特殊的症状,也有人会出现少量的阴道流血和轻微的腹痛,但容易忽略,毕竟孕期本身就会存在这样或那样的不舒服;另一方面,如果孕期反应突然消失,也需要注意。所以需要大家提高警惕,这里也再次强调定期产检的重要性。

二、胚胎停育的确诊

主要是 B 超确诊,至于选择阴道 B 超还是腹部 B 超,推荐大家在跟医生咨询后确定。一般情况下,如果未出现阴道出血推荐阴道超声,注意检查前要排空小便;如果阴道有出血,可以选择腹部超声,检查前需要憋尿。另外如果hCG 水平增速异常,也可以给我们一定的提示。

三、胚胎停育的可能原因

1. **染色体异常** 染色体异常是最常见的胚胎停育原因,一般认为有超过一半的早期流产是由于这个原因导致的。有可能是由于父母本身的染色体异常导致的,也有可能是由于母体在孕早期接触了某些特殊的因素导致的。

2. **不良的生活习惯** 我们一般认为吸烟、酗酒,过量饮用咖啡、浓茶,作息时间不规律等不良的生活习惯都会提高胚胎停育的发生率。同时也有研究表明,被动吸烟和超过阈值的电磁辐射会对胚胎发育产生一定的影响。

3. 精神状态紧张　由于现代生活压力越来越大，人们的焦虑紧张、过度恐惧、压抑等情绪也可能导致胚胎停育。

4. 环境污染　自然环境的不断变化，部分环境污染因素会对胚胎的发育产生影响，导致胚胎停育的发生。

所以孕期养成良好的生活习惯，保持愉悦的心情孕育生命，避免接触一些特殊的环境和材料是很有必要的。

四、胚胎停育与流产

胚胎停育与流产的关系十分紧密，往往胚胎停育后流产就会发生，流产时可能会出现的症状包括阴道见红、流血及腹痛等，胚胎发育停止是早期自然流产的主要原因，但也有很多其他的原因会造成流产。

误区解读

一、胚胎停育之后还可以保胎改善

不建议保胎，在发现胚胎停育以后，要立刻在医生的指导下处理，一般孕早期主要是清宫处理，如果到孕晚期有可能需要引产。我们必须要明白的是胚胎停育的结果就是流产，胚胎很难继续恢复发育，而且排出不及时，反而会对孕妈妈的身体造成负担，甚至会造成感染。而胚胎停育本身也是一个选择的过程，存在缺陷的胚胎停止发育，也不一定就是坏事。

二、胚胎停育后就不能再正常怀孕了

不是的。发生一次胚胎停育是不影响后续怀孕的，毕竟胚胎停育并不属于特别罕见的情况，而且很多人在发生第一次胚胎停育以后，也生出了正常的宝宝。

如果发生胚胎停育，一般建议6个月以后再次怀孕，出现不良妊娠结局（包括胚胎停育）的可能性会比较小。但是胚胎停育确实会对孕妈妈不论是身体还是精神都产生不小的影响，如果进行清宫或者引产手术，子宫内膜也需要一定的时间恢复，一般为4~6周。所以要在身体恢复后，精神状况良好的情况下再次怀孕。

三、胚胎停育后一定要查明原因

可以尝试检查，但胚胎停育的原因往往是很难查清的，一次胚胎停育发生

后,进行常规检查,如果确实未发现明显异常,也不必过分忧虑。在下次怀孕前可以考虑进行孕前体检,如血常规、肝肾功能、甲状腺功能、血型、免疫指标等方面的检查。如果出现连续两次以上胚胎停育,则夫妇双方都要进行染色体检查。

📋 小贴士

　　如果发生了一次胚胎停育,下次怀孕前夫妻双方需要考虑到妇幼保健机构接受孕前健康教育及指导,进行有准备有计划的备孕;改变不良的生活习惯,如吸烟、酗酒,过量饮用咖啡、浓茶等应该避免,养成良好的作息;饮食注重营养均衡,种类齐全,搭配合理;避免接触平时不常见的特殊环境和材料,特别是对于可能影响胎儿正常发育的有毒有害物质,如铅、汞、农药、放射线等,一定要避免接触。保持心情愉悦,避免过分焦虑,适量运动,为孕育新的生命做好准备。

(马庆华　黄丽　劳雅琴)

👤 参考文献

[1] 谢幸,孔北华,段涛. 妇产科学[M]. 9版. 北京:人民卫生出版社,2018.
[2] 侯大乔,敬源,张亚红,等. 早孕胚胎停育与多种接触因素相关性研究及胚胎停育病因分析[J]. 中国妇幼保健,2018,33(1):142-145.

第二十二节

引产是什么

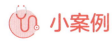 小案例

　　小方怀孕接近4个月,产前检查却发现胎儿存在畸形,经过多方求医后,

最终决定放弃这个未出生的小生命,选择引产。其实引产并不罕见,意外怀孕错过药物流产期或者胎儿发育异常等情况下,都有可能要面临是否需要引产来终止妊娠的抉择。下面我们就来聊一聊与引产有关的事情。

 ## 小课堂

什么叫引产

指妊娠 12 周后,因母体或胎儿的原因,用人工方法诱发子宫收缩,排出胎儿而结束妊娠。按照时间可分为中期妊娠引产(14~28 周)和晚期妊娠引产(28 周以后)两类,超过 28 周,除非医学原因,正常情况下不会采取引产的方式。

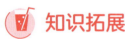 ## 知识拓展

一、需要引产的情况

1. 妊娠高血压疾病如果有必要可以考虑引产。
2. 胎膜早破,胎儿已经成熟,但 24 小时未临产者。
3. 羊膜腔感染,继续妊娠可能造成胎儿宫内感染。
4. 胎儿宫内环境不良,而在宫外的环境中新生儿能够存活。
5. 胎死宫内、胎儿畸形可以考虑引产。
6. 预防过期妊娠,妊娠已达 41 周以上者。
7. 孕妇存在原发性高血压、肾炎等合并症,无法继续妊娠。

二、引产方法

目前促宫颈成熟与引产的方法主要包括非药物方法和药物方法。常用的非药物方法主要包括剥膜引产、机械性扩张器、破膜引产等方式,安全有效且价格低廉,但起效时间较长;药物方法常用的药物主要有催产素、前列腺素制剂等。

三、引产后护理

1. 一定要注意休息,保持充足的睡眠,避免剧烈活动,这有助于身体的恢复。
2. 注意营养的补充,各种营养素的种类、数量和比例一定要合理,特别是

优质蛋白质的补充一定要足量，可以适量补充一些鱼、禽、蛋、瘦肉类的食物，同时为防止矿物质和维生素缺乏，需要补充足量的蔬菜水果。

3. 适当补充水分，由于引产过程中可能会造成失血与身体虚弱的问题，可以考虑补充水分，但要注意少量多次饮用。

4. 注意个人卫生，术后要注意清洗外阴，更换内裤，防止细菌增殖造成感染。

 误区解读

一、引产一定要打引产针

不一定。引产是否需要打引产针跟怀孕的月份有关系，一般怀孕早期（大概 3 个月）可以服用药物，如果怀孕时间较长，则有可能需要打引产针，另一方面也跟医生的治疗方案选择有关系。

二、引产后一定要清宫

不一定，引产后是否需要清宫与个人的身体状况，以及引产后是否有残留有关，如果有残留就需要进行清宫，清宫主要是指用工具把子宫腔内残存的胚胎组织刮出来，如果没有的话可以考虑不进行清宫。

三、引产后不可以怀孕

可以。但由于引产确实会对子宫内膜造成一定程度的伤害，特别是在进行清宫手术的情况下，可以考虑在 6 个月以后，身体和心理恢复的情况下，再次怀孕。另外，要明白造成引产的原因，在下次怀孕前做好充足的准备。

 小贴士

引产有的时候属于无奈之举，很多孕妈妈在选择引产的时候面临着巨大的精神压力，引产带来的不只是身体负担，还有心理负担，所以做好引产前生理和心理的准备以及引产后的护理显得更为重要。引产前需要做常规检查、妇科检查，主要目的是检查孕妇身体状况是否能够引产以及是否患有妇科疾病，如果有相关疾病的话，要先进行治疗才可引产。同时孕妈妈也要放松心情，过分紧张会影响身体健康状况。由于引产后需要住院观察，也要做好相关准备,引产后要注意休息、合理饮食等,促进引产后恢复。

另外,由于引产时对于宫颈的成熟状况有一定的要求,如果宫颈成熟、状况良好,可以考虑进行引产,但如果宫颈成熟状况没有达到引产的要求,则医生可能会使用相关的药物来促进宫颈成熟,如缩宫素、米索前列醇等。

(马庆华 黄丽 劳雅琴)

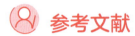

参考文献

[1] 金凤,孙瑜,廖秦平.妊娠晚期引产指征和成功率的探讨[J].中国妇产科临床杂志,2009,10(4):248-251.

[2] 童苏笑.临床护理路径在中期妊娠引产中的应用[J].中国计划生育学杂志,2013,21(8):546-548.

[3] 王秋霞,杨丽杰.足月妊娠促宫颈成熟方法的研究进展[J].中国妇幼保健,2018,33(21):5031-5033.

第二十三节

药物流产是什么

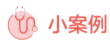

小案例

小凡在与男友无防护地亲密接触后意外怀孕,由于尚未结婚,不打算留下这个孩子,又怕家里人知道,于是自己在个体药店买了"无痛人流"的药物,打算在家把孩子打掉。但当她服用几片药物后,感觉胃痛,有恶心呕吐的表现,随后出现剧烈腹痛,几乎休克。紧急送医后,医生发现小凡是宫外孕,药物流产导致腹腔出血,病情严重,如果不是送医及时,极有可能危及生命。那药物流产具体是指什么呢?在哪些情况下要进行药物流产呢?今天我们就来谈一谈。

小课堂

一、药物流产

通过使用药物,使身体内的孕酮活性下降,引起流产,再通过药物作用使子宫发生强烈收缩,最终将妊娠组织排出体外,即为药物流产。

二、流产药物

目前常用的流产药物主要为米非司酮和米索前列醇。米非司酮的主要作用为使子宫蜕膜变性坏死、宫颈软化;米索前列醇可以使子宫兴奋和收缩,最终导致妊娠组织排出,实现流产。

三、宫外孕

受精卵在子宫腔外着床发育,导致意外妊娠的过程,称为宫外孕。最常见的为输卵管妊娠,是受精卵在输卵管内停留、着床、发育,最终会导致输卵管妊娠流产或破裂。

 知识拓展

一、药物流产的最佳时间

药物流产一般在妊娠时间为 49 日内时使用,如果超出这个时间采用人工流产手术会更合适一些,如果怀孕时间超过 3 个月则考虑是否需要引产。

二、药物流产与药物流产不全

药物流产不全为药物流产最常见的并发症,一般指胎囊依然留在体内,而母体在药物的作用下仍然会继续出血,最直接的影响是失血过多,有可能继发贫血或感染等状况。继发感染时有可能需要进行人工流产手术,相对于早期人工流产手术,继发感染后再进行流产手术风险会更高,危害更大。

三、影响药物流产的相关因素

1. 孕囊大小及有无胚芽　妊娠时限越短、孕囊直径越小,未发现胚芽,则药物流产的成功率更高。

2. 子宫位置 调查结果显示,后位子宫的药物流产成功率会略低于前位和正常位子宫。

3. 血清 β -hCG、孕酮值 孕酮和 hCG 水平越高,在使用同样剂量的流产药物情况下,失败率会越高。

四、如何防止意外怀孕

常规的避孕手段主要包括避孕药物、工具或者手术。避孕药物主要包括短效避孕药、皮下埋植避孕针等,这些药物通过调节机体内雌激素和孕激素等的水平,暂停排卵过程,实现避孕。避孕的工具主要包括避孕套和各种宫内节育工具,这些工具可以通过避免精子与卵子接触或者阻止胚胎着床来实现避孕。最后就是通过结扎输精管或输卵管的手术方式实现避孕。

如果确实发生了无保护的性行为,为了防止意外怀孕,需要服用紧急避孕药如左炔诺孕酮等。

 误区解读

一、存在无痛药物流产

无痛的药物流产是不存在的。由于药物流产的原理是通过流产药物使子宫蜕膜变性坏死、宫颈软化、子宫收缩,最终将胚胎组织排出体外,而子宫的收缩必然会带来下腹部的疼痛。由于不同的人对于疼痛的敏感度不同,感受也可能有所不同,但一般疼痛的感觉均在人体可以承受的范围内。

二、药物流产危害更小

相对于人工流产手术来说,药物流产的危害会更小一些,成功率更低一些。有研究显示,由于药物流产的流血时间更长,因此更加容易感染;从近期和远期并发症的角度来看,药物流产的并发症发生概率更低,更有利于流产后恢复。但一旦流产,不管何种方式都必然会对人体造成伤害,所以做好防护,谨慎选择流产才是最重要的。

三、可以自行购买药物流产

不可以。流产前需要做常规检查和妇科检查,防止存在妇科炎症影响流产效果。药物流产后需在医院观察,防止并发症,特别是药物流产不全,导致大量出血甚至感染对人体造成巨大伤害,这些不是自行在家可以处理的。所以建议在医生指导下谨慎选择流产并留院观察,不要相信所谓的"今天流产,明天上班"的宣传,毕竟身体是自己的,需要仔细照顾。

四、药物流产会导致不孕

一般来说是不会的,但一定要到正规的医院进行咨询,在医生的指导下谨慎选择,正常恢复后,是不会对以后的生育有影响的。但流产必然会对身体造成伤害,每一次流产都有并发症发生并造成感染的可能,一旦出现子宫穿孔、输卵管粘连和宫腔感染等并发症,则有可能面临不孕。

小贴士

爱惜自己,做好防护措施,防止意外怀孕才是照顾好自己的最好方式。要明确的是,不论何种方式的流产都只是意外怀孕后的补救措施,而不是避孕的常规措施,如果没有做好迎接新生命到来的准备,亲密接触时应戴好安全套或者服用短效避孕药,甚至事后服用紧急避孕药,不仅是对自己负责,更是对可能到来的新生命负责。

另外女生要留意自己的身体状况,在有正常性生活的基础上,一旦发现生理期与平时相比有延迟,并且出现恶心呕吐、乳房胀大等类似于早孕的反应,一定要及时进行早孕检查。不要认为平时有避孕的措施,自己就不会怀孕,毕竟除了禁欲,没有100%有效的避孕措施。

最后,如果确实进行了药物流产,要尽量在院观察,注意休息,补充营养,一般休息2周左右可以恢复健康。

(马庆华 黄 丽 劳雅琴)

参考文献

[1] 田大彤,武昕.影响药物流产的多因素分析[J].中国实用妇科与产科杂志,2008,24(2):149-151.

[2] 邓梅先.不同流产方式和次数对再次妊娠分娩的影响[J].中国妇幼保健,2014,29(23):3805-3806.

[3] 吴淑文.米非司酮配伍米索前列醇不同使用方法终止早孕效果比较[J].现代中西医结合杂志,2012,21(27):3004-3005.

第二十四节

人工流产有哪些方式

 小案例

18岁的姑娘小于在高考结束后外出旅游时结识了一个男生,与其发生了性关系,但却由于没有采用避孕措施而怀孕了。她在咨询医生时说,自己才18岁,大学生活还没有开始,这个孩子不能要,但又担心家里人知道,想趁着现在还没人知道,及时把孩子打掉。医生在了解她的情况后认为她需要做流产手术,所以安排她先检查身体状况,确认没有问题后,方可进行流产手术。

在前面我们已经简单介绍过药物流产的相关知识,现在来介绍一下与人工流产有关的内容。

 小课堂

一、人工流产

指妊娠3个月内用机械或药物方法终止妊娠,人工流产可分为手术流产和药物流产两种。狭义的人工流产指人工流产手术,由于前面已经介绍过药物流产的相关内容,本节所涉及的人工流产主要指人工流产手术,常用的方法有负压吸引人工流产术和钳刮人工流产术等,适用于终止意外妊娠或者医学原因不能继续妊娠者。

二、负压吸引人工流产术

一般在孕10周以内采用负压吸引人工流产术,通过将吸管伸入宫腔,以负压将胚胎组织吸出而终止妊娠。注意做好术前相关检查,如果存在生殖器官急性炎症则不能采用此方法。

三、钳刮人工流产术

一般在妊娠 11~14 周内可以采用钳刮人工流产术,采用钳夹与电吸相结合的方法将妊娠的胎儿及胚胎组织清除。为保证钳刮术顺利进行,应先做扩张宫颈准备。注意术前做好相关检查,术后注意清洁与护理,防止感染和并发症。

 ## 知识拓展

一、无痛人工流产

一般指麻醉镇痛下的人工流产手术,手术过程中需要静脉注射麻醉或镇痛药物。相对于局部麻醉的一般人工流产手术,无痛人工流产手术会对患者进行全身麻醉,减少恐惧感与疼痛感。但无痛人工流产的手术操作与一般人工流产并无不同,所以不存在伤害更小的可能。而"无痛"的感觉,反而容易使人们忽略术后的护理工作,难以及时发现某些并发症,增加术后的风险。

二、可视人工流产

一般指在超声定位下进行的人工流产手术,由于是在可视的情况下,所以定位更加精确,操作更加方便,对子宫内膜的伤害会更小一些,目前很多医院都已配备相关设备,因此不属于特别先进的方式。

三、微创人工流产

一般指在 B 超指导下的微管微创人工流产手术,原理与负压吸引术相同,只是微管微创中吸管采用 PVC 高分子医用材料,管径细、质地软、弹性好,对于宫颈的伤害更小,出血量更小。

四、人工流产手术的危害

1. 如果造成宫内残留,必须进行二次清宫。

2. 如果术中操作不当或者术后护理不当,容易导致生殖系统感染,一般主要是盆腔炎性疾病。

3. 术中或术后可能会出现出血,如果出血量较大,可能会造成贫血或其他更严重的健康问题。

4. 反复人工流产有可能影响生殖系统的正常功能,造成不孕。

 误区解读

一、无痛人工流产可以"今天流产,明天上班"

不建议。一般人工流产手术后大概 2~3 个小时就可以下地活动了,无痛人工流产与一般人工流产手术操作相同,而且无痛人工流产需采用全身麻醉,增加了麻醉药物的使用量,可能会带来更大的风险,无痛人工流产手术一般在 6 小时左右可以下地活动,但由于手术后需要观察效果,防止并发症,一般建议手术后休息 1~2 周,使身体能够得到更充分的恢复。

二、人工流产会导致不孕

一般不会。如果选择人工流产手术,一定要在正规医院进行,做好术前的相关检查和术后的护理工作,一般不会对后续的生育造成影响,因为人工流产手术并不是造成不孕的原因,但如果发生了手术相关的并发症,其中最为常见的应该是生殖系统感染,则有可能导致不孕。

三、人工流产后可以马上怀孕

不可以,一般认为人工流产手术后 6 个月左右,月经周期恢复正常就可以准备再次怀孕,在人工流产术后一定要注意护理,保证合理充足的营养,注意清洁卫生,防止感染。同时一定要注重心理状态的调节,保持良好的心态,有利于促进术后恢复。

四、人工流产后短期内可以性生活

一般不建议在人工流产手术后就进行性生活,手术必然会对女性的阴道和子宫造成一定的伤害,需要时间恢复,更重要的是要防止性生活过程中造成感染。所以一般推荐一个月以后再进行性生活。另外,大部分人排卵会在妊娠终止后 2 周以内恢复,一旦排卵就有怀孕的可能,所以一定要做好避孕工作。

小贴士

人工流产不只是对身体的伤害,还有心灵上的伤害。术后在积极护理的同时,一定要保持良好的心态,学会自我调节心情,如果有必要,可以咨询心理医生,进行心理疏导,防止术后焦虑、抑郁情绪的出现。

学习基本的生育知识,正确掌握避孕手段的使用方法,尽量提高避孕成功率。由于目前我国婚前性行为,特别是青少年性行为的发生率迅速提高,加强生育知识普及教育、提高发生性行为时的避孕意识,可以有效降低人工流产率。

如果没有生育的打算,一定要做好避孕措施。目前没有100%有效的避孕措施,所以如果确实担心会怀孕可以采用多种避孕方式联合应用的方法。在发生无保护措施的性行为以后,为避免意外怀孕,可以考虑服用紧急避孕药,但有可能会产生药物不良反应,也存在避孕失败的可能性。

一定要注意,人工流产只能是意外怀孕后无奈的选择,而不能作为常规的避孕手段。

(马庆华　黄丽　劳雅琴)

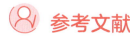

参考文献

[1] 易艳萍,席露,黄丽芳,等.青少年重复人工流产的原因分析与预防策略[J].中国妇幼保健,2017,32(18):4468-4472.

[2] 吴文湘,于晓兰.人工流产术后生殖道感染[J].中国计划生育学杂志,2021,29(4):851-854.

[3] 人工流产后避孕服务规范(2018版)[J].中国计划生育学杂志,2018,26(10):888-891.

第二十五节

母亲患乙型肝炎,如何预防婴儿患病

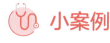

小案例

目前我国大约有7 000万的乙型肝炎患者,约占全球总数的1/3,《2020

年全国法定传染病疫情概况》显示,我国新增乙型肝炎患者约 90 万。而这些患者中又有很多人面临着生儿育女的问题。也有研究显示,在乙型肝炎感染中母婴传播的方式占据了很大一部分,很多"乙肝准妈妈"都会有这样的忧虑:希望我的宝宝是健康的,得了乙肝以后真的很难,不希望宝宝再遭跟自己一样的罪。一边害怕自己会感染宝宝,一边又要对宝宝以后负责,却不知道到底该怎么办才好。其实目前我国针对阻断乙型肝炎的母婴传播有很明确的操作指南,今天我们就来聊一聊。

 小课堂

一、肝炎

通常是指由多种致病因素如病毒、药物、酒精或者其他因素等造成肝脏细胞的损害而导致的肝功能异常,以及一系列的身体症状的疾病。一般人们所说的肝炎是病毒引起的,目前主要有甲、乙、丙、丁、戊五种类型,均属于传染病。

二、乙型肝炎

乙型肝炎(以下简称乙肝)是由乙型肝炎病毒感染引起的、损害肝脏,可引起急性或慢性疾病。大多数人在新感染时没有症状,但也有部分患者会表现出恶心、呕吐、腹痛、黄疸、容易疲劳等症状。某些严重急性患者可能会出现肝衰竭,最终死亡。部分患者会转化为慢性乙型肝炎,最终出现肝硬化甚至肝癌。

三、乙肝疫苗

乙肝疫苗中包含提纯的乙肝表面抗原,属于"死"疫苗,主要用于预防乙肝感染。接种疫苗后能够刺激免疫系统产生保护性抗体,这种抗体可以与乙肝病毒中和,清除乙肝病毒,防止患病。

四、乙肝免疫球蛋白

通过表面抗体阳性者的血清制备而成,通过被动免疫的方式使人体获得保护,可中和并清除入侵的乙肝病毒,在临床上应用较为广泛。

🥤 知识拓展

一、乙肝传播方式

1. **母婴传播**　最重要的传播途径,我国有 30%~50% 的乙肝患者由母婴传播感染,母亲通过怀孕或者分娩的过程导致婴儿感染。

2. **血液传播**　输入被乙型肝炎病毒感染的血液、共用静脉吸毒注射针管或者文身穿刺工具消毒不彻底都会导致乙肝传播。

3. **密切接触传播**　日常生活中的密切接触导致乙肝病毒的传播,一般最为常见的是性接触传播;另外,除性交外,如果乙肝患者口腔中存在黏膜破损,则接吻也有可能造成疾病传播。

4. **医源性传播**　医疗操作失误或者医疗器具消毒不彻底,可能造成乙肝病毒的传播。

二、乙肝筛查

1. **乙肝两对半(乙肝五项)**　为目前国内医院最常用的乙肝病毒(HBV)感染检测血清标志物,包括表面抗原(HBsAg)和表面抗体(抗 HBs 或 HBsAb)、e 抗原(HBeAg)和 e 抗体(抗 HBe 或 HBeAb)和核心抗体(抗 HBc 或 HBcAb)。检查可以了解是否感染乙肝及感染的具体情况,区分大三阳、小三阳等。

2. **乙肝病毒定量检测**　主要目的是定量检测乙肝病毒,了解乙肝病毒的传染性强弱以及病情的严重程度。

3. **检查肝功能**　主要项目包括谷丙转氨酶(ALT)、谷草转氨酶(AST)、碱性磷酸酶(ALP)、γ-谷氨酰转肽酶(γ-GT 或 GGT)、白蛋白(ALB)、球蛋白(GLO)、血清总胆红素(TBIL)、直接胆红素(DBIL)等。通过指标水平可以综合判断肝细胞损伤程度、肝脏分泌和排泄功能,以及疾病状况。

三、乙肝病毒母婴传播的具体途径

1. **生产时**　为新生儿感染乙肝病毒可能性最大的时间段。由于在生产过程中胎儿可能出现皮肤、黏膜擦伤或胎盘等损伤,导致母亲血液中的病毒通过这些损伤传播给新生儿,造成感染。

2. **怀孕过程中**　怀孕时,婴儿在子宫内生长的过程中被乙肝病毒感染,但发生概率较低。

3. 生产后　主要是日常生活中密切接触(如哺乳时乳头附近皮肤存在破损导致血液等其他体液接触)发生病毒感染。

四、预防乙型肝炎母婴传播的措施

所有孕妇产前需筛查乙肝血清学指标。

1. 乙肝病毒抗原(HBsAg)阴性母亲,其新生儿按"0、1、6月龄"方案接种乙肝疫苗,通常无须使用乙肝免疫球蛋白(HBIG)。

2. 乙肝病毒抗原(HBsAg)阳性母亲,其新生儿出生后12小时内(越快越好)肌内注射1针乙肝免疫球蛋白(HBIG),并同时肌内注射第1针乙肝疫苗(越快越好),1月和6月龄分别接种第2针和第3针疫苗。

3. 为进一步减少母婴传播,孕妇乙肝病毒基因(HBV DNA)$>2 \times 10^8$U/L或乙肝病毒e抗原(HBeAg)阳性,从妊娠28~32周可开始服用抗病毒药物,分娩当日停药。

4. 不推荐以减少乙肝病毒母婴传播为目的的剖宫产术。

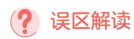 误区解读

一、剖宫产能降低乙肝感染率

现有研究表明,剖宫产并不能降低乙肝感染率,新生儿只要在出生后接受正规流程的乙肝预防,就可以有效防止感染乙肝,因而一般来说为了预防乙肝感染而选择剖宫产是没有必要的。虽然顺产时有可能发生血液接触而造成感染,但剖宫产也并未避免这个问题。另一方面,顺产的生产方式对于产妇和新生儿都有一定的好处。

二、患有乙肝的妈妈不能哺乳

患有乙肝的妈妈可以哺乳,但一定要对新生儿进行正规的出生后预防,按时注射乙肝疫苗和乙肝免疫球蛋白。虽然母乳中确实会含有乙肝病毒,但接受正规预防的新生儿一般都能获得很好的保护,不必过分忧虑,可以正常进行哺乳。

三、日常生活接触会传染乙肝

日常生活接触不会传染乙肝。像交谈、握手等方式并不会传播乙肝,大家应该正常对待乙肝患者,不应该存在歧视,更不应该"谈肝色变",有的时候疾

病歧视带来的伤害会比疾病本身更大。

 小贴士

建议备孕期间夫妻双方都进行常规的身体检查,如果双方或者有一方患有乙肝(或是乙肝病毒携带者)一定要进行乙肝五项检查、HBV-DNA 检查和肝功能检查,评估身体状况是否适合怀孕;如果夫妻双方中有一方是健康的,那一定要进行乙肝抗体检测,有必要的情况下注射乙肝疫苗,不单是为了备孕,也是为了在日常生活密切接触中做好保护。

孕期定期产检,了解身体状况,患有乙肝(或者是乙肝病毒携带者)的孕妇一定要注意乙肝五项检查,HBV-DNA 检查和肝功能检查,遵循医生其他相关健康指导。

生产时选择正规医院,新生儿在出生后都立即注射相关疫苗,如果是乙肝患者(或乙肝携带者)母亲生育的孩子还需出生后立即注射免疫球蛋白,其后按照"0、1、6 月"注射乙肝疫苗。

如果家庭成员中存在乙肝患者(或乙肝病毒携带者),所有的家庭成员,特别是儿童,一定要定期检查乙肝五项,如果抗体滴度较低,有必要接种乙肝疫苗。

(马庆华 黄 丽 劳雅琴)

 参考文献

[1] 中国肝炎防治基金会,中华医学会感染病学分会,中华医学会肝病学分会.阻断乙型肝炎病毒母婴传播临床管理流程(2021 年)[J].中华传染病杂志,2021,39(3):139-144.
[2] 中华医学会妇产科学分会产科学组,中华医学会围产医学分会.乙型肝炎病毒母婴传播预防临床指南(2020)[J].中华围产医学杂志,2020,23(5):289-298.
[3] WHO.乙型肝炎[EB/OL].(2021-07-27)[2023-01-11].https://www.who.int/zh/news-room/fact-sheets/detail/hepatitis-b.

第二十六节

什么是试管婴儿

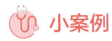 **小案例**

张女士结婚五年一直未怀孕,家人都很焦虑,她到全科门诊咨询,想问问什么是试管婴儿?

全科医师:试管婴儿是通过人类辅助生殖技术(assisted reproductive technology,ART)治疗不孕不育症的有效方法,目前试管婴儿技术已经从第一代发展到第三代。结合张女士病史,建议到国家卫生健康委员会公布的经批准开展人类辅助生殖技术的医疗机构,经专科医生评估后规范治疗。

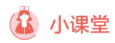 **小课堂**

一、什么是试管婴儿

试管婴儿是体外受精-胚胎移植(in vitro fertilization-embryo transfer,IVF-ET)技术的俗称,指从女性卵巢内取出卵子,在体外与男性精子发生受精并培养,再将发育到卵分裂或囊胚期阶段的胚胎移植到妈妈的子宫宫腔内,使其着床发育成胎儿的全过程。

二、试管婴儿第一代、第二代、第三代技术区别

随着科学技术的发展,试管婴儿技术已经从第一代发展到第三代,第一代试管婴儿技术在医学上被称为体外受精-胚胎移植;第二代试管婴儿技术在医学上被称为卵胞质内单精子注射;第三代试管婴儿技术在医学上被称为胚胎植入前遗传学检测。

（一）第一代试管婴儿技术

第一代试管婴儿技术是指将女性的卵子和男性的精子从体内取出，并在体外受精发育成胚胎后再移回母体子宫内受孕的一种技术，主要针对由女性原因引起的不孕，适用于以下几种情况：①女性排卵障碍；②子宫内膜异位症；③免疫性不孕和不明原因不孕；④人工授精或其他常规治疗仍未妊娠者；⑤女性因输卵管因素造成精子和卵子结合困难。

（二）第二代试管婴儿技术

第二代试管婴儿技术是在第一代试管婴儿技术基础上发展而来的。当男性精子数量少、活力低下或畸形时，在显微镜下用注射针管吸取一个精子注入女性卵子内受精，再培育成胚胎移植到母体子宫内。此技术适用于由男性原因引起的不育，包括以下几种情况：①男性免疫性不育；②常规体外受精失败；③阻塞性、非阻塞性无精子症；④严重少、弱、畸形精子症患者；⑤生精功能障碍（排除遗传缺陷疾病所致）；⑥圆头（顶体异常）精子或完全不活动精子。

（三）第三代试管婴儿技术

第三代试管婴儿技术是指在体外受精-胚胎移植前，提取胚胎的遗传物质进行分析，诊断是否有异常，再筛选健康的胚胎移植，防止遗传病遗传的技术，有利于提高临床妊娠成功率。包括植入前遗传学诊断和植入前遗传学筛查技术。

植入前遗传学诊断技术适用于以下两种情况：①夫妻一方或双方患有单基因遗传性疾病；②夫妻一方或双方染色体数目、结构异常。植入前遗传学筛查技术适用于以下几种情况：①女方年龄在 38 岁以上；②反复流产 3 次以上；③反复种植失败；④既往不良孕产史；⑤极重度少弱畸形精子症（重度畸形精子可能是染色体异常）。

 知识拓展

ART 是治疗不孕不育症的一种医疗手段，其运用医学技术和方法代替自然生殖过程中某一步骤或全部步骤，包括人工授精、体外受精-胚胎移植及其衍生技术两大类。

 误区解读

一、第三代试管婴儿技术比第一代、第二代更好

不是。第一代、第二代、第三代试管婴儿技术是为了解决女性或男性原因、

染色体异常等不同情况的生育障碍，只是适应证不同，没有好坏之分，其中第三代技术对切断导致遗传病发生的有缺陷基因与异常染色体和后代传递、实现优生优育有积极意义。

二、生殖医学专科综合实力强的医院"试管婴儿"的成功率反而低

规模越大、声誉越高的生殖医学中心，不孕不育患者的来源越复杂、疑难病例也越多，导致成功率一般并不高，但这并不意味着他们水平低；相反，综合实力强的生殖医学中心医务人员见多识广，经验丰富，对不同的病情更能够驾轻就熟，提供最适合的治疗方案。

三、代孕在我国是合法的

错误。代孕在我国是非法的，不受法律保护，《人类辅助生殖技术管理办法》(卫生部令第 14 号)规定："禁止以任何形式买卖配子、合子、胚胎。医疗机构和医务人员不得实施任何形式的代孕技术。"此外，代孕也是对传统伦理、道德的挑战，可能会引发法律纠纷，破坏家庭和睦。

小贴士

人类辅助生殖技术涉及众多环节和影响因素，"试管婴儿"的成功率并非100%，其中年龄是重要的影响因素，因此，患有不孕不育症的夫妻应尽早到国家卫生健康委公布的经批准开展人类辅助生殖技术的医疗机构进行治疗。

（宋　锐）

参考文献

［1］张珺,杨菁,张瑜.辅助生殖技术中代孕和无主胚胎的现状及伦理问题[J].广西医学,
　　2016,38(1):140-142.
［2］眭素利,李京儒,刘欢.关于代孕问题的法律和伦理辨析[J].中国计划生育学杂志,
　　2017,25(12):804-808.

第四章

产褥期女性保健

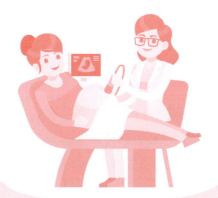

第一节

分娩前需要做好哪些准备

小案例

张女士：根据预产期，还有 6 周我的宝宝就要出生了，除了"待产包"还要准备什么？

全科医师：对于育龄期女性而言，怀孕以后就会面临分娩问题。那么，孕妇及家属在分娩前需要做好哪些准备工作呢？下面我们来简单介绍下。

小课堂

一、分娩方式有哪些

对于不同分娩条件的孕妇而言，可根据自身及胎儿情况等因素选择合适的分娩方式，包括自然分娩、剖宫产分娩。这两种分娩方式没有谁比谁更好，需要专业医生综合判断孕妇生产条件和胎儿情况进行选择。

二、分娩前有哪些征兆

当孕妇出现肚子下坠痛、子宫收缩等症状，且子宫收缩越来越规律，宫缩频率随着时间的推进越来越频繁，持续约 30 秒，间歇 5~6 分钟，预示不久将临产，应立即到医院。不过也有不少孕妇可能会出现不同的分娩前征兆。

1. **见红**　对即将分娩的产妇（一般为临产前 24~48 小时内），出现阴道少量出血的情况，是分娩即将开始比较可靠的征象。须警惕前置胎盘、胎盘早剥等妊娠晚期出血，若阴道出血量较多，超过平时月经量，就需要立即入院，观察并准备待产。

2. 胎儿下降感　多数孕妇自觉上腹部较前舒适，进食量较前增加，呼吸较前轻快，是因为胎儿身体已经部分进入骨盆内，使子宫底位置下降所致。

三、分娩前要做哪些准备

张女士是新手妈妈，经历十月怀胎的漫长过程，临近生产异常兴奋，即将降生的小生命会给家庭带来无限的欢乐和幸福，那么，分娩前需要做好哪些准备工作呢？

1. 心理准备　产妇临产后主要以规律性的腹部疼痛为主要症状表现，其会引起严重的疲劳感。每一个做母亲的人都会经历这种痛苦，要做好心理方面的充分准备，坚强且勇敢，与疼痛进行完全的抗争，及时进食、饮水并保存好充足的体力，尽可能避免过早、过多地消耗体力，趁着疼痛间歇休息，并积极主动地配合医护人员，成功分娩。

2. 身体准备　产妇在临产前需要保证充足的睡眠和休息，以保持充足的体力面对分娩；日常饮食应保持高热量，为分娩提供能量的准备工作；日常生活不要单独出门或者离开居住地进行活动，尽可能减少或不去公共场所活动，避免感染传染性疾病。

3. 物品准备　建议准妈妈在妊娠 36 周左右和家属准备"待产包"。

（1）办理入院物品：产检手册（产科门诊病例）、门诊挂号卡、社保（医保）卡、身份证件，以及办理住院押金（可事先询问产检医院）。

（2）产妇个人用品：产妇专用卫生巾、产褥垫、湿巾、一次性马桶垫、一次性内裤及纸巾等；个人生活用品，包括毛巾、脸盆、餐具、梳子、牙刷、水杯/吸管、漱口水、拖鞋等。

（3）新生宝宝用品：宝宝在医院出生后，一般用品医院会提供，主要准备纸尿裤、柔湿巾、毛巾，并根据季节温度不同准备好宝宝穿的衣服。

🥤 知识拓展

推算预产期一般按末次月经第 1 天的日期（公历）算起，月份减 3 或加 9，日数加 7。例如末次月经是 2017 年 9 月 10 日，预产期应为 2018 年 6 月 17 日。若孕妇只知道农历日期，应先换算成公历再推算预产期。实际分娩日期与推算的预产期有可能相差 1~2 周。若孕妇记不清末次月经日期或哺乳期尚未月经来潮而受孕等特殊情况，专业医生可根据早孕反应开始时间、胎动开始时

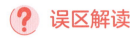

间、子宫底高度和超声检查的胎囊大小、顶臀长度、胎头双顶径及股骨长度值推算出预产期。

❓ 误区解读

一、出现肚子下坠痛就是要临产了

不一定。部分孕妇在分娩发动前，常在夜间出现假临产，表现为宫缩持续时间短（<30秒）且不恒定，间歇时间长且不规律，宫缩强度不增加等特点，并不预示即将临产。

二、分娩准备期间应大量进食，多摄入营养

不对。从怀孕第8个月开始，胎儿的身体长得特别快，体重增加明显，这段时间的饮食应该以量少、丰富、多样为主，可进食富含蛋白质、脂肪、糖类、微量元素和维生素的食物，但要注意避免营养摄入过多引起巨大胎儿，孕妇每周体重增长保持0.3~0.5公斤（肥胖者每周体重增长0.3公斤）为宜。

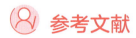 小贴士

小宝宝的出生，对每个家庭都是非常重要的事情。妻子马上进入预产期了，准爸爸是陪伴妻子成功分娩的最佳人选，必须做好随时迎接妻子分娩的各种准备工作，比如推掉到外地出差、开会、应酬等事宜，尽可能地守在妻子身边，以便更好地给予妻子照顾和关怀，帮助产妇树立成功分娩的信心。

（宋　锐）

👤 参考文献

［1］谢幸,孔北华,段涛.妇产科学［M］.9版.北京:人民卫生出版社,2018.

［2］张航.分娩前孕妇应该做哪些准备［J］.医药界,2019(12):157.

第二节

分娩的全过程

 小案例

十月怀胎,一朝分娩,那一刻既激动又紧张。王女士是个新手妈妈,到全科门诊来咨询生宝宝的事情,想了解分娩究竟是一个什么样的过程? 各位准妈妈们,这里我们一起聊聊分娩那些事儿。

 小课堂

一、什么是分娩

分娩是指妊娠满 28 周(196 日)及以上,胎儿及其附属物自临产开始到由母体娩出的全过程。根据分娩时孕周的不同可分为早产、足月产和过期产。

二、分娩的全过程

分娩的全过程称为总产程,是指从临产开始到胎儿胎盘完全娩出为止的全过程,按不同阶段的特点分为三个产程,并对三个产程进行了速度和时限的规定。

(1) 第一产程:又称子宫颈扩张期,指临产开始直至宫口完全扩张,即宫口开全(10 厘米)为止。第一产程分为潜伏期和活跃期。潜伏期是指从规律宫缩至宫口扩张 <5 厘米;活跃期是指从宫口扩张 5 厘米至宫口开全。初产妇宫颈较紧,宫口扩张缓慢,需 11~12 小时;经产妇的宫颈较松,宫口扩张较快,需 6~8 小时。

(2) 第二产程:又称胎儿娩出期,指从宫口开全至胎儿娩出的全过程。初产妇需 1~2 小时,不应超过 2 小时;经产妇通常数分钟即可完成,也有长达 1 小时者,但不应超过 1 小时。

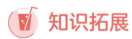
（3）第三产程：又称胎盘娩出期，从胎儿娩出后开始至胎盘胎膜娩出，即胎盘剥离和娩出的全过程，需 5~15 分钟，不应超过 30 分钟。

知识拓展

影响分娩的因素主要有产力、产道、胎儿及精神心理因素。若各因素均正常并能相互适应，胎儿能顺利地经阴道自然娩出，则为正常分娩。正常分娩依靠产力将胎儿及其附属物排出体外，但同时必须有足够大的产道相应扩张让胎儿通过，而产力除了受胎儿大小、胎位及产道的影响，还受精神心理因素的干预。

误区解读

从孕妇体型能看出分娩难易度

这个说法并没有依据。如前所述，分娩的产程进展受产力、产道、胎儿及精神心理等因素的影响，通常所说的"细腰难产型""粗腰顺产型"片面夸大了骨盆（骨产道）对分娩的影响。事实上，骨盆的形态无法由肉眼透视，所以"屁股大比较会生小孩"的说法只是主观臆测而已。

小贴士

分娩后 2 小时内家人应持续陪伴，不能让产妇和新生儿独处一室，可调暗产房灯光，尽量让产妇休息，同时时刻关注产妇情绪。产妇应注意保暖，维持体温，可进食清淡、易消化食物，及时排尿；母婴皮肤接触至少 90 分钟，应注意保暖，以温暖的大毛巾覆盖新生儿身体并戴上帽子，完成第 1 次母乳喂养。

（宋　锐）

参考文献

［1］谢幸，孔北华，段涛．妇产科学［M］.9 版．北京：人民卫生出版社，2018.
［2］徐鑫芬，安力彬，马冬梅，等．正常分娩临床实践指南［J］.中华妇产科杂志，2020,55(6)：371-375.

第三节

剖宫产和顺产对婴儿的影响

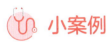

小案例

张女士：预产期快到了，我无时无刻不在期待着和宝宝见面，想着要生的时候应该是顺产还是剖宫产呢？剖宫产和顺产对婴儿有什么影响？我自己有点儿拿不准主意，也不知道哪一种比较好，想听听医生的建议。

全科医师：对于选择怎样的方式分娩的问题，建议宝妈只要能顺产的，尽量不要剖宫产。下面我们一起来了解剖宫产和顺产对婴儿的影响。

小课堂

一、常见的分娩方式有哪些

常见的分娩方式有两种：一种是传统自然分娩，即通过子宫的收缩力量，将胎儿经阴道分娩，也称阴道分娩；另一种是剖宫产术分娩，即通过外科手术切开准妈妈的子宫娩出胎儿，俗称剖宫产。

二、什么是剖宫产和顺产

顺产指的是自然分娩，也就是胎儿通过产妇阴道分娩出来的过程，孕妈妈的宫口开大 2~3 厘米时就会被送入产房，顺产分娩的过程中，胎儿的头部会首先出来，然后整个身体出来，最后胎盘娩出；而剖宫产则是一个手术过程，首先要切开腹壁，然后拉出并切开子宫，再取出胎儿，最后进行胎盘剥离和伤口缝合。

三、剖宫产和顺产的区别

剖宫产和顺产是两种不同的分娩方式,二者区别可以形象地比喻为:顺产的宝宝是"由门而来",剖宫产的宝宝则是"破墙而出"。顺产胎儿的皮肤、身体各器官,包括四肢和大脑,在经过崎岖的产道时,都得到了锻炼,受到良好的刺激;而剖宫产胎儿却没有经历这一过程,感觉统合失调的比例要高一些。

四、剖宫产和顺产对婴儿有什么影响

对产妇而言,顺产产后恢复快,而剖宫产容易引起伤口感染、术中羊水栓塞、子宫损伤,产后产妇恢复较慢,并且容易出现因腔内组织粘连引起的慢性腹痛等情况。对婴儿而言,主要有以下影响。

1. 抵抗力　顺产的宝宝在出生过程中会受到产道挤压,在压力作用下将胎儿肺部和呼吸道残留的羊水挤压出来,帮助促进肺部成熟,减少出生后呼吸道综合征和肺部疾病的发病率;且在经产道挤压的过程中,产道上附着的对孩子身体抵抗力形成有利的菌群和抗体也会快速进入胎儿身体,帮助提高宝宝免疫力,增强身体对病菌病毒的抵抗能力。相对而言,通过剖宫产出生的宝宝就没有顺产宝宝这个经历,自然无法得到来自母亲体内抗体的支援,抵抗力会偏低。同时,因为母婴肌肤相亲的接触时间比较晚,所以对妈妈乳汁分泌时间也会有不同程度的影响,进而再次影响新生儿免疫力。

2. 智力　剖宫产和顺产的婴儿在智力发育上并没有明显区别。不过,因为剖宫产增加了麻醉药品的使用,建议妈妈还是选择顺产分娩,对婴儿比较有优势。

3. 体格　宝宝体格如何,除了受爸妈基因遗传影响之外,还受后天的营养、卫生条件、饮食、运动、睡眠等多方面影响,只要宝爸宝妈护理照顾到位,剖宫产还是顺产对宝宝体格发育情况并没有影响。

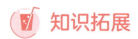 知识拓展

什么是分娩体验

分娩体验是女性对围产期分娩的自我评估,受到产妇自制力、期望情况等主观因素和社会、环境、政策等客观因素的共同影响。

1. 分娩体验　分为积极分娩体验与消极分娩体验。

（1）积极分娩体验：产妇能够积极对待、处理分娩过程，从分娩中增进自信心和自我价值感。良好的分娩体验能提高产妇的分娩耐受力，使其顺利分娩胎儿，调整产褥期心理状态，减少精神性压力，促进夫妻和谐及亲子关系建立。

（2）消极分娩体验：消极分娩体验表现为产妇对分娩有恐慌心态，机体炎症因子释放伴随生理变化，发生胎儿宫内窘迫、难产及产后出血等不良事件风险增加，严重者影响分娩结局，压力、缺乏社会及家庭支持均会增加产妇消极分娩风险。

2. 对于有顺产适应证的产妇，怕分娩时疼痛，希望有积极分娩体验，可以选择无痛分娩或水中分娩。

（1）无痛分娩：采用椎管内阻滞（硬膜外阻滞、蛛网膜下腔阻滞或硬膜外-蛛网膜下腔联合阻滞）技术，在不影响产程和胎儿安全的原则下，通过严格地给予镇痛药物，阻断分娩时痛觉神经传递，把自然分娩时的疼痛降到最低，但保留子宫收缩和有轻微痛感，从而达到避免或减轻分娩痛苦的目的。

（2）水中分娩：指产妇在充满温水的分娩池中自然娩出胎儿，在此过程中新生儿的头部必须是完全浸没在水中直到身体全部在水下娩出。水中分娩是符合人类生物解剖条件、非药物性缓解疼痛自然分娩的一种方式。

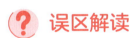 误区解读

一、无痛分娩使用麻醉药品，对胎儿不安全

不是的。无痛分娩采用简便易行、安全成熟的椎管内阻滞技术，对产妇和胎儿是安全的。无痛分娩时用药剂量极低，只是剖宫产手术的 1/10~1/5，因此进入母体血液、通过胎盘的概率微乎其微，对胎儿几乎也不会造成影响。相反，当人体感到严重疼痛的时候，会释放一种叫作儿茶酚胺的物质，这种物质对产妇和胎儿都有不利的影响，新生儿的血液和氧气供应都可能受到影响。所以，无痛分娩还能减少胎儿缺氧的风险。

二、怕疼应该选择剖宫产的分娩方式

剖宫产并不能完全避免疼痛。解决分娩疼痛问题更合适的方式其实是无痛分娩。事实上，剖宫产后许多产妇的宫缩痛和切口处疼痛并不比自然分娩的疼痛轻。因此，不管是从减轻疼痛的角度，还是从产妇恢复的角度，无痛分

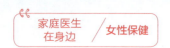
娩都胜过剖宫产。

三、剖宫产/顺产的宝宝更聪明

许多人因为听说剖宫产的宝宝更聪明而盲目要求剖宫产；也有人听说阴道分娩的宝宝更聪明，虽然临床病情需要剖宫产，但却不顾医生反对坚持要求自己生。其实宝宝的智商主要取决于基因，与遗传关系最为密切，也就是说父母的智商很大程度上影响了宝宝的智商，剖宫产或顺产并不直接与智商有关系，只要能让宝宝顺利娩出，无论是剖宫产还是顺产，都是一样的。

四、顺产一定对婴儿有利

如果不适宜顺产却强行去生，导致宝宝在分娩的过程中出现颅内出血、脑水肿等，反倒弄巧成拙了；或者宝宝有宫内窘迫，需要赶紧剖宫产终止妊娠，却坚持顺产，导致宝宝在宫内长期缺氧，也会影响宝宝的智商。反之亦然，若盲目追求剖宫产拒绝顺产，宝宝未经产道挤压，不利于其肺扩张，容易导致出生后不能自主呼吸、新生儿窒息，反而容易影响颅脑发育，影响智商。

📋 小贴士

剖宫产妈妈产后很长一段时间内处于排恶露状态，在这期间，尤其要注意做好自身清洁工作，保持卫生，避免细菌滋生埋下生殖系统疾病隐患。

（宋　锐）

👤 参考文献

［1］杜思雨,占乐云,覃兆军,等.不同分娩方式产妇分娩体验的研究进展[J].临床医学研究与实践,2021,6(1):188-189.

［2］杨意坤.顺产与剖宫产孕妇产后出血和母婴结局比较分析[J].医学理论与实践,2016,29(1):90-92.

［3］黄荣英.顺产和剖宫产对母婴健康的影响比较[J].当代医学,2019,25(7):14-16.

［4］汤馥瑜,赵红霞,何荣霞,等.不同分娩方式对初产妇母婴结局的影响研究[J].甘肃科技,2021,37(13):140-141.

第四节

自然分娩的时候产妇要注意什么

小案例

　　准妈妈小王已进入待产期,这些天她既幸福又有些担心,根据产检时医生的建议,她准备选择顺产的方式分娩。但听许多有过自然分娩经历的妈妈说起顺产的过程,不仅痛苦产程也长,这让她内心感到害怕和纠结。那么,自然分娩时准妈妈们要注意什么,从而顺利分娩呢?

小课堂

一、什么是自然分娩

　　自然分娩俗称顺产,是自发的没有技术性干预的一种分娩方式。胎儿以顶先露位置,在妊娠期37~42周之间出生,孕妈和胎儿在分娩后均处于良好状态。大部分身体健康、孕期无合并症、无不良产检史的女性,都可以自然分娩。

二、自然分娩时产妇要注意什么

　　在自然分娩的过程中影响因素有很多,产力、产道、胎儿自身条件以及孕妇的精神心理因素等都是不可忽视的。因此,产妇在分娩的过程中要尽量地放松心情,这样可以保存体力分娩。

　　（一）第一产程（宫颈扩张期）

　　1. 精神心理方面　产妇的精神状态影响宫缩和产程进展,应在有宫缩时进行深呼吸,或用双手轻揉下腹部,若腰骶部胀痛,可用拳头压迫腰骶部,常能减轻不适感；宫缩间隙时，应思想放松，或同别人聊天，以分散注意力，尽量放松全身肌肉休息，保存体力。

2. 饮食与活动 为保证精力和体力充沛，产妇可少量多次进食，吃高热量、易消化的食物，比如巧克力；注意摄入足够水分。宫缩间隙且未破膜时，产妇可在室内走动，有助于加速产程进展。

3. 排尿与排便 产妇每 2~4 小时排尿一次，以免膀胱充盈影响宫缩及胎头的下降。初产妇宫口扩张 <4 厘米，经产妇 <2 厘米时，可行温肥皂水灌肠。但胎膜早破、阴道流血、胎头未衔接、胎位异常、有剖宫产史、宫缩强及患有严重心脏病等情况时不宜灌肠。

（二）第二产程（胎儿娩出期）

1. 屏气练习 正确使用腹压是缩短第二产程的关键。产妇应根据医生的指导双足蹬在产床上，双手握住产床把手，或取抱膝位，宫缩时先深吸气，然后屏住气像排便一样向下用力，屏气时间尽可能长点儿；宫缩间隙时，产妇呼气并全身放松，安静休息，准备迎接下一次宫缩。

2. 接产 当胎头枕部露出、胎儿即将娩出时，产妇应按医生的指导呼气消除腹压，并在宫缩间隙时稍向下屏气，使胎头缓慢娩出，以免过强的产力造成会阴撕裂伤。

（三）第三产程（胎盘娩出期）

当胎儿娩出后，子宫底降至脐平，产妇略感轻松，可休息一下，3~5 分钟后宫缩再次出现，轻微用力子宫继续收缩，直至胎盘完全剥离而娩出。

🥤 知识拓展

在自然分娩中，子宫收缩力是主要产力；腹压是第二产程胎儿娩出的重要辅助力量；肛提肌收缩力是协助胎儿内旋转及胎头仰伸所必需的力量。

子宫收缩力具有节律性、对称性、极性及缩复作用的特点。其中，宫缩的节律性是临产的重要标志。正常宫缩是宫体肌肉不随意、有规律的阵发性收缩并伴有疼痛，故也称"阵痛"，每次宫缩由弱渐强（进行期），维持一定时间（极期），一般持续 30 秒左右，随后由强渐弱（退行期），直至消失进入间歇期，一般 5~6 分钟，此时子宫肌肉松弛；当宫口开全（10 厘米）后，间歇期仅 1~2 分钟，宫缩持续时间长达约 60 秒，如此反复出现，直到分娩全程结束。宫缩的缩复作用是指子宫收缩时肌纤维缩短变宽，间歇期肌纤维不能恢复到原长度，经反复收缩，肌纤维越来越短，使宫腔内容积逐渐缩小，迫使胎先露部下降。

误区解读

一、剖宫产后再次妊娠的产妇只能选择剖宫产分娩

不是。由于过去对子宫破裂问题的过度强调,导致大家将瘢痕子宫作为剖宫产指征之一。国内外最新研究表明,过度害怕子宫破裂是没有必要的,剖宫产后再次妊娠孕妇在符合自然分娩指征条件下建议选择阴道分娩,既减少手术所致损伤,又有利于减少产妇和新生儿并发症,获得良好的妊娠结局。但具体情况还需经专业医生评估后而定。

二、产妇都适合自然分娩

不是。孕妇在定期的产前检查时,医生会评估产妇和胎儿的情况,如产道狭窄、巨大胎儿、胎位不正等一些不具备自然分娩条件的,只能通过剖宫产分娩。

小贴士

妈妈们非常期待宝宝的到来,在盼望中也会夹杂着不安,甚至对分娩过程感到紧张、害怕,这是很正常的。特别是第一次怀孕的妈妈,在孕期里妈妈们提前掌握分娩的相关知识可以缓解不安和焦虑,在自然分娩时要积极配合医生,帮助胎儿顺利娩出。

（宋　锐）

参考文献

［1］谢幸,孔北华,段涛.妇产科学［M］.9版.北京:人民卫生出版社,2018.
［2］梁爱芳,何银芳.不同分娩方式对剖宫产后再次妊娠产妇妊娠结局的影响［J］.中国妇幼保健,2021,36(13):2951-2953.
［3］云玉玲.新产程应用促进自然分娩效果分析［J］.中国药物与临床,2017,17(11):1672-1673.

第五节

胎盘早剥危险吗

 小案例

怀孕是一个孕育新生命的美好过程，但却可能会有一些准妈妈们不愿意遇到的事发生，来势汹汹，让人猝不及防。胎盘早剥就是其中一种，危险性极大，下面就带大家一起了解下。

 小课堂

一、什么是胎盘早剥

胎盘早剥是指妊娠 20 周后或分娩期，正常位置的胎盘在胎儿娩出前，部分或全部从子宫壁剥离，属于妊娠晚期严重的并发症，起病急、发展快，若处理不及时可危及母婴生命。

二、胎盘早剥有哪些前期征兆

胎盘早剥的前期孕妇会出现腹痛、腰酸背痛、恶心呕吐、大汗淋漓、休克、凝血功能障碍、大出血等状况，严重的甚至会造成生命危险。

1. **腹痛** 胎盘早剥最主要的表现就是腹痛，如果胎盘剥离的面积比较小，孕妇腹痛症状会比较轻微，但是如果剥离面积超过了 1/3，就会出现持续性的腹痛和腰酸背痛；如果超过了 1/2 的面积剥离，疼痛会变得非常严重。

2. **出血** 胎盘早剥会引起出血，使胎盘从附着处剥离，但并不是都表现为阴道出血。如果只是轻度的剥离，一般出血量不是很多，可能只是表现为阴道出现褐色分泌物或者产检的时候发现胎盘有凝血块；如果隐性剥离，胎盘边缘仍附着于子宫壁或由于胎儿先露部固定于骨盆入口，使血液存聚于胎盘与子宫壁之间，可无阴道流血或仅有少量阴道流血。

3. 全身性症状　　如果胎盘剥离面超过胎盘面积的1/2，孕妇就会出现明显的全身性症状，比如恶心、呕吐、面色苍白、四肢湿冷、脉搏细数、血压下降、晕厥等休克征象，有的甚至还会吐血，这是一种非常严重的情况，必须马上就诊。

三、胎盘早剥有哪些危害

胎盘早剥对准妈妈和胎儿都有很大的危险。胎盘早剥面积不断加大，很容易引起大出血或凝血功能障碍而危及产妇生命；如果胎盘剥离的面积较小，一直没有被发现未及时进行诊治，就会引起胎儿发育问题，新生儿还可遗留显著神经系统发育缺陷、脑性麻痹等严重后遗症；此外，胎盘早剥还会阻断胎儿氧气和营养的供应，引起胎儿急性缺氧，新生儿窒息、早产或胎儿宫内死亡的风险明显增加。

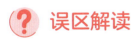 **知识拓展**

胎盘早剥发病率在国外为1%~2%，国内为0.46%~2.10%，可能与孕妇血管病变、宫腔内压力骤减，以及外伤、分娩时胎儿下降牵拉脐带等机械性因素有关。

容易发生胎盘早剥的人群主要有高龄、生产次数多的产妇或合并原发疾病的孕妇，如高血压合并妊娠、肾脏疾病合并妊娠或者妊娠高血压疾病等，都有可能导致血管的痉挛硬化，引发破裂出血，从而出现胎盘早剥；羊水过多时发生胎膜早破，大量的液体自阴道流出，宫腔内压力骤减也会增加胎盘早剥的风险；另外，有吸烟、可卡因滥用吸毒史，胎盘早剥病史的孕妇，出现胎盘早剥的风险也比正常孕妇高10倍以上。这些都属于胎盘早剥高危孕产妇，应加强监护。

？ 误区解读

一、没有阴道流血就不会发生胎盘早剥

不是。只有当胎盘显性剥离时，血液经胎盘边缘沿胎膜与子宫壁之间向

外流出才有阴道流血,当胎盘隐性剥离或混合性剥离时,血液存聚于胎盘与子宫壁之间,不会有阴道流血。

二、前置胎盘就是胎盘早剥

不是。前置胎盘属于胎盘位置的异常,是指妊娠 28 周后,胎盘附着于子宫下段、下缘,达到或覆盖宫颈内口,位置低于胎先露部;妊娠晚期或临产时,发生无诱因的无痛性反复阴道流血是其主要症状,偶有发生于妊娠 20 周左右者。胎盘早剥是某种原因造成的胎盘与宫壁之间的分离,主要表现为腹痛伴阴道出血,子宫持续性地收缩,而且压痛很明显。二者是不同的胎盘异常,无必然联系,可以通过超声来鉴别。

小贴士

胎盘早剥是比较危险的,特别是重度的胎盘早剥很容易导致孕妇和胎儿的生命出现危险,所以孕妇要密切关注自己的身体状况,如果在怀孕期间突然出现阴道出血、腹痛等症状,一定要马上到医院进行详细的检查。

建议孕妇在平时生活中养成良好的饮食和作息习惯,妊娠期间做适量的运动,避免长时间仰卧,避免腹部外伤;同时还应该定期进行产检,监测身体的具体状况,这样才可以在出现异常的时候积极处理,避免出现更严重的后果。

（宋　锐）

参考文献

[1] 朱靖,汪菁,陈玲,等.胎盘早剥的危险因素及妊娠结局分析[J].安徽医学,2015,36
　　(12):1472-1474.
[2] 郝静,李彦军.胎盘早剥的诊断及不同类型胎盘早剥的母婴结局[J].临床和实验医学
　　杂志,2016,15(13):1323-1326.
[3] 刘久英,蔡晓楠,曹铭.孕期发生胎盘早剥的临床危险因素分析[J].河北医学,2017,
　　23(5):764-767.

第六节

胎儿臀位只能剖宫产吗

 小案例

唐女士：妊娠 24 周产检时，医生检查到胎儿臀位，说如果下次检查还是臀位就要做操，请问这个"操"是指什么，在家里做还是去医院上课做，另外，听身边人讲胎儿臀位只能剖宫产，是这样吗？

全科医师：在妊娠 30 周前，胎位不是固定的。您目前孕 24 周，要做的是继续定期产检，产检医生所说的"膝胸卧位操"是用于矫正异常胎位，可以在家里做。下面，让我们来了解一下胎儿臀位这个最常见异常胎位的健康知识。

 小课堂

一、什么是胎位

胎儿先露部的指示点与母体骨盆的关系，称为胎方位，简称胎位。正常的胎位是枕左前和枕右前位；异常胎位包括胎头位置异常、臀先露、肩先露，是造成难产最常见的因素。

二、什么是胎儿臀位

胎儿臀位即臀先露，以骶骨为指示点，又分为骶左（右）前、骶左（右）横、骶左（右）后 6 种胎位；根据胎儿双下肢所取的姿势分为单臀先露、完全臀先露、不完全臀先露 3 类。

三、胎儿臀位只能剖宫产吗

不是。应根据产妇年龄、胎产次、骨盆类型、胎儿大小、胎儿是否存活、臀先露类型以及有无合并症等因素综合判断。

1. 阴道分娩的条件 孕龄≥36周；单臀先露；胎儿体重是2 500~3 500克；无胎头仰伸；骨盆大小正常；无其他剖宫产指征。

2. 剖宫产的指征 高龄产妇、有难产史、瘢痕子宫或妊娠合并症；产道异常，如狭窄骨盆、软产道异常；胎儿体重>3 500克，胎儿窘迫；超声见胎头过度仰伸、有脐带先露或膝先露、不完全臀先露。

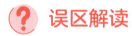
知识拓展

胎儿臀位是常见的异常胎位之一，妊娠30周前臀位较多，不应视为异常，30周后多能自然回转成头位，持续呈臀位者约占分娩总数的3%~4%。胎儿臀位可能与胎儿活动范围增大（如羊水过多、经产妇腹壁松弛、双胎及早产儿等），胎儿活动受限（如子宫畸形、胎儿畸形、双胎妊娠等），胎头入盆受阻（如头盆不称、巨大胎儿及前置胎盘等）有关。

❓ 误区解读

一、胎位一直是固定的

不是。在妊娠30周前，由于胎儿尚小，羊水相对较多，胎位不易固定。到了怀孕8个月（或孕30周）时，多数能自行转为头先露，如果此时胎位仍为臀先露，孕妇应该在医生的指导下采取措施，及时矫正胎位；同时，应向医生了解胎位不正的可能原因。

二、臀位对胎儿影响比较小，对准妈妈们来讲伤害比较大

不是。胎儿臀位对产妇和胎儿都有较大危害。对产妇的影响主要是产程延长、产道损伤、继发性宫缩乏力和产后出血；对胎儿的影响主要是胎膜早破、脐带脱垂、脐带受压和胎头娩出困难等，导致围产儿的发病率和死亡率增高。

小贴士

　　如果在妊娠 30 周后产检的时候仍发现胎位不正,孕妇可以在医生的指导下通过膝胸卧位操(如图"膝胸卧位操"所示:孕妇排空膀胱,松解裤带;采取跪伏姿势,两手贴住床面,脸侧贴床面,双腿分开与肩同宽;胸与肩尽量贴近床面;双膝弯曲,大腿与地面垂直;维持此姿势 15 分钟,每日做 2~3 次,连做一周后复查,成功率 70%)、激光照射或艾灸至阴穴、外转胎位术等来矫正。如仍未转为正常胎位,则先做好分娩方式选择,提前住院待产,预防分娩时胎位异常造成的严重后果。

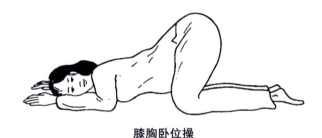

膝胸卧位操

（宋　　锐）

参考文献

［1］王朔,贾璐,廖芳,等.胎位对妊娠结局影响的横断面研究［J］.实用医学杂志,2020,36
　　（14）:1997-2002.
［2］邓新琼,覃晓慧,廖滔,等.臀位妊娠矫正方法的研究进展［J］.广西医学,2017,39（8）:
　　1219-1221.

第七节

胎儿超重可怕吗

 ## 小案例

现如今，很多人都喜欢生一个白白胖胖的孩子。怀孕后，特别注意孕妇的营养补充，但是有的时候，营养过剩可使孕妇体重过快增长，导致胎儿超重。一般来说，刚出生的新生儿体重达到或超过 4 公斤就称为巨大胎儿，会带来一些风险。

 ## 小课堂

一、什么是巨大胎儿

在我国，巨大胎儿是指胎儿体重达到或超过 4 公斤；目前欧美国家定义为胎儿体重达到或超过 4.5 公斤。

二、哪些孕妈妈易生巨大胎儿

孕育巨大胎儿除了受父母种族、民族因素以及基因遗传等不可控因素影响外，也与妊娠合并糖尿病、孕妇营养过剩等因素有关。

1. 妊娠合并糖尿病的孕妇 孕妈妈如果在妊娠期间合并糖尿病，特别是 2 型糖尿病，则生出巨大胎儿的可能性比一般人群高出 25%~40%。这是因为胎儿在孕育过程中，通过胎盘能从母体获得更多的葡萄糖，如果女性血糖持续偏高，则孩子会长时间处于一个高血糖的状态，胎儿的皮下脂肪会变得非常丰满，体重也会增长得比较快，成为巨大胎儿的可能性就会更大一些。

2. 孕期摄入营养过剩 妊娠期孕妈妈进食过多热量较高的食物（包括含

糖量较高的水果）或者是脂肪含量较高的食物等，都会造成自身以及胎儿的营养过剩，导致孕育巨大胎儿的可能性增加。

三、新生儿体重多少才合适呢

按照我国人民的体质，足月（37~42 周）产新生儿正常体重是 2.5~4 公斤，一般在 3.2 公斤左右最为适宜；当体重低于 2.5 公斤时为低体重儿；体重达到或超过 4 公斤时为巨大胎儿。

四、胎儿超重有什么危害

孕期营养过剩导致胎儿超重，不仅大大增加了剖宫产率，对母亲和胎儿也都相当危险。

1. **孕中危害**　易造成孕妈妈脂质、糖代谢紊乱，使妊娠高血压综合征、妊娠糖尿病的发病率显著增高。

2. **分娩危害**　孕妈妈腹部脂肪大量增加可致产力减弱，导致分娩时产程延长，易发生难产；巨大胎儿肩难产、头盆不称的发生率大幅上升，增加了分娩风险。

3. **产后危险**　剖宫产术分娩后引发伤口感染、腹腔粘连、子宫内膜异位症等并发症风险高；发生低血糖风险高，通常在胎儿出生后 30 分钟监测血糖，1~2 小时开始喂糖水，及时开奶；孕妈妈肥胖引起的妊娠纹产后较难恢复。

五、防止胎儿超重该注意什么

1. **饮食应重"质"不重"量"**　基本原则是既能补充营养又不会造成营养过剩。孕妇的个体差异较大，根据怀孕早、中、晚期所需的营养不同，摄入多种不同类别的食物，保持营养均衡，多吃蔬菜水果，从饮食中摄取充分的蛋白质、铁质、钙质及维生素，合理安排膳食。

2. **适当运动以消耗多余脂肪**　在合理膳食的基础上，要注意适当的运动，一般每天不少于 30 分钟的有氧运动即可，如瑜伽、散步、慢跑、游泳等，也可以做一些强度不大的家务活儿，促进孕妇体内的新陈代谢，消耗多余的脂肪，维持身体的平衡。

3. **保持心态平和**　母亲孕期的心理状态如恐惧、紧张、悲伤、抑郁、狂喜等，均在一定程度上影响胎儿营养的摄取、激素的分泌和血液的化学成分，因此孕妇需要保持平和的心态。

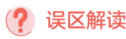 知识拓展

妊娠期间，孕妇并不是体重增长越多越好，如果怀孕前属于正常体重，即以标准体重［标准体重（公斤）= 身高（厘米）– 105］为基准上下浮动 10%，正常体重的女性在怀孕期间体重增加不应超过 12 公斤；低于正常体重者，孕期可增加 14~15 公斤；超过标准体重 20% 的女性，孕期应增加 7~8 公斤。

具体来说，妊娠早期共增长 1~2 公斤；妊娠中期及晚期，每周增长 0.3~0.5 公斤（肥胖者每周体重增长 0.3 公斤），总增长 10~12 公斤（肥胖孕妇增长 7~8 公斤）；凡每周增长小于 0.3 公斤或大于 0.55 公斤者，应适当调整其能量摄入，使每周体重增量维持在 0.5 公斤左右。

❓ 误区解读

一、宝宝的体重越大越好

不是。在很多人的意识里，吃得多就是对宝宝好，宝宝长得越大越健康。对于孕妇自身而言，如果怀孕期间体重增长过多，妊娠糖尿病、早产、流产、剖宫产等概率大大增加，生产后不利于形体恢复。而对于宝宝而言，妈妈的饮食习惯会影响到宝宝，如果宝宝从小就是个巨大胎儿，那么长大后罹患肥胖、高血压、糖尿病等慢性病以及代谢性疾病的风险也会增加。

二、孕期大量吃水果对胎儿好

不是。水果含有丰富的植物纤维和维生素，同时也含有极高的糖分，但若是太贪吃水果也会造成营养过剩，导致糖代谢紊乱，生出巨大胎儿。

📋 小贴士

白白胖胖的宝宝固然可爱，但却可能为母婴健康带来一定的影响，这里给待孕者和准妈妈们一些建议：孕前如患有影响妊娠的疾病一定要听取正规医院医生的意见，做好待孕的准备；孕期应该注意适当的营养摄入，控制好体重，防止营养过剩，注意体育锻炼；规律的产前检查也非常必要，尤其在出现异常时一定要按照医生的意见和建议恰当地干预，比如糖尿病母亲，孕期控制饮食、监测血糖，必要时应用不影响胎儿发育的药物辅助治疗，这样就能很好地

控制血糖,生出一个健康的宝宝。

(宋　锐)

参考文献

[1] 万里,朱萍,潘熊飞.巨大儿对母婴健康不良影响的研究进展[J].中国计划生育和妇产科,2018,10(5):33-37.

[2] 屈秋慧,张美,吴胜军,等.巨大儿发生的相关危险因素及其对妊娠结局的影响[J].优生优育,2018(4):142-144.

[3] 尹恒,黄莉,钟春蓉,等.孕前体质指数及孕期增重对巨大儿发生的影响[J].华中科技大学学报(医学版),2017,46(1):60-63.

第八节

什么是早产

小案例

迎接一个新生命的到来,是一件很高兴的事情。对于孕妇来说,即将做妈妈时内心是喜悦的,同时也很担心,因为宝宝还没有出生之前,什么情况都有可能发生。比如,有些孕妈妈还没到预产期宝宝就出生了,即早产。那么为什么会早产呢? 下面我们就来讨论一下。

小课堂

一、什么是早产儿

早产指妊娠满 28 周至不足 37 周(196~258 日)分娩者,此时期分娩的新生儿称为早产儿,体重一般为 1 000~1 499 克。早产儿各器官发育尚不健全,出生孕周越小,体重越轻,其预后越差。

二、什么是足月儿

妊娠满 37 周至不足 42 周(259~293 日)期间分娩,称为足月产,此时期分娩的新生儿称为足月儿。而妊娠满 42 周(294 日)及以上分娩,则称为过期产。正常足月儿出生体重在 2 500~4 000 克之间,平均约 3 400 克,身长约 50 厘米,顶臀长 36 厘米;发育成熟,皮肤粉红色,皮下脂肪多,外观体型丰满,足底皮肤纹理多,男性睾丸已降至阴囊内,女性大小阴唇发育良好;出生后哭声响亮,吸吮能力强。

三、哪些孕妇早产风险高

早产除了与孕妇宫颈功能不全、子宫畸形(如纵隔子宫、单角子宫、双角子宫等)、辅助生殖技术受孕等有关,还与以下因素有关。

1. 孕妇营养不良(体质量指数 <19.0kg/m²)或贫血,曾有早产史、妊娠间隔短于 18 个月或大于 5 年,怀多胞胎或在怀孕期间经常有阴道出血。

2. 孕期合并疾病发生,生殖系统感染(如宫内感染、细菌性阴道炎),牙周病,以及胎盘因素(前置胎盘、胎盘早剥、胎盘功能减退)。

3. 不良生活习惯(如吸烟、酗酒),孕期高强度劳动等。

四、如何降低早产发生风险

1. 孕前准备　备孕前夫妻到医院做优生优育检查,补充叶酸,禁止酗酒、吸烟和摄入毒品等。

2. 孕期产检　产检是对孕妇和胎儿各项指标的监测,定期产检可以帮助医生及早发现引起早产的高危因素。

3. 注意安全　孕期的宝妈最好不要提重物、上高处等,以免发生意外事故。另外,尽可能减少或不去公共场所活动,避免引起传染性疾病。

4. 营养均衡　怀孕期间,宝妈需要均衡摄入营养物质。如果体重增长过多,容易出现妊娠高血压或者妊娠糖尿病等情况,反而可能造成胎儿早产。

五、孕期发生什么情况提示早产

早产主要表现为孕妇出现子宫收缩,最初为不规律宫缩,常伴有少许阴道流血或血性分泌物,即"见红"、胎儿下降感等分娩前征兆,以后可发展为规律宫缩,其与足月分娩过程相似。

六、早产的危害有哪些

1. 早产时若胎肺尚未成熟,早产儿出生后肺不能很好地膨胀,会发生呼吸困难,严重时可死亡。

2. 早产儿的肝脏发育不成熟,肝脏的酶系统发育不完善,缺乏维生素 K,容易引起出血。

3. 早产儿的体温中枢发育不全,皮下脂肪少,体表面积相对较大,体温随外界环境改变而升降,一般体温较低,若没注意好保暖,可发生硬肿、肺出血等严重的问题。

4. 早产儿容易发生黄疸,有时程度可以很重。他们的吸吮力较差,喂养较为困难,可出现低血糖等情况。

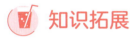 **知识拓展**

一、早产儿母乳喂养的好处

1. 降低早产儿疾病发病率　母乳喂养可以降低新生儿一些疾病的发病率,比如新生儿迟发性败血症、新生儿支气管肺发育不良、坏死性小肠结肠炎、视网膜病等。

2. 有助于神经发育　母乳中含有神经系统发育所需的重要营养成分,母乳喂养可以促进神经元、脑白质等发育,有助于早产儿的神经系统发育。

二、如何顺利实现母乳喂养

1. 及早开奶　产妇产后要尽早开始哺乳,而且要让宝宝尽可能多地吸吮。虽然妈妈有可能会与早产宝宝分离,但也要尽量在生产后 6 小时内开始哺乳,为了保证泌乳量,建议每天吸奶 6~8 次,每次以 10~15 分钟为宜。为了尽早让早产宝宝吃到母乳,妈妈可以把奶水挤出来,装好送去给宝宝吃。

2. 做好母乳储存　由于有可能存在母婴分离的情况,或产妇奶水比较多,而早产儿每日进奶量少的情况,宝妈一定要做好母乳储存。

(1) 储存容器:建议使用玻璃容器或硬质塑料来储存母乳,最好采用小包装。

(2) 卫生要求:挤奶和喂奶都要做好清洁、消毒,包括洗手、消毒容器和喂奶用品。

(3) 储存条件:储存于储奶袋中,20~30℃条件保存不超过 4 小时,4℃不超过 48 小时,-15~-5℃可保存 6 个月。

（4）做好标记:储存前要清晰标记好日期和时间,使用时要按储存时间的先后顺序来用。

3. 加强营养 产妇要均衡补充营养,多喝汤水,合理安排作息,另外不要因为宝宝早产而过于担心焦虑,要尽量放松心情,可以多和家人沟通,调整心态,舒缓压力,树立母乳喂养的信心,促进乳汁分泌。

 误区解读

一、早产儿配方奶比母乳营养更丰富

不是。母乳是早产儿最好的口粮,应首选母乳喂养早产儿。因为早产宝宝消化能力差,对蛋白质的需求比较高、对脂溶性维生素吸收又不好,而母乳尤其是初乳含有更多的营养物质,包括蛋白质、必需脂肪酸、能量、矿物质、微量元素和 IgA 等,是为早产儿量身定制的"粮仓",能够使其在较短时间内达到正常出生体重,更好地促进早产儿的生长发育。因此,只有一些特殊原因不能进行母乳喂养的,才建议选择早产儿配方奶。

二、"七活八不活"是科学说法

无科学依据。"七活八不活"是民间在古代医疗水平都很低时广泛流传的一种说法,意思是认为一旦早产,7 个月分娩的早产新生儿能活,而 8 个月的早产新生儿反而不易活。孕 7 个月(28 周)时胎儿的肺脏便具备了基本的呼吸功能,而随着孕周增加,胎儿身体内部各器官发育得也越完善,存活率也就越高。在医疗技术水平飞速发展的今天,不论是 7 个月还是 8 个月,早产儿的存活率都很高。

小贴士

早产儿在母体内发育时间短于足月儿,虽然其各器官均已形成,但错过了孕晚期身体快速长大及各器官快速发育的阶段,尤其是神经系统的发育,容易出现一系列的并发症以及功能不全、生活能力差、抵抗力弱等健康问题。在早产儿喂养方面,母乳喂养是头等大事,产妇不要轻易放弃,坚持让宝宝多吸,不能吸的情况下多挤奶,同时产妇也要及时补充营养,为宝宝提供更高质量的母乳;在早产儿生长发育观察方面,要用校正月龄来评估孩子的生长发育才更

准确。

早产儿的校正月龄＝实际月龄－早产月龄，早产月龄＝(40周－出生孕周)/4

举例：一个胎龄为32周的早产儿，现在实际月龄是4个月，它的校正月龄＝4个月－2个月(40周－32周)＝2个月，那么宝宝的校正月龄就是2个月，宝宝的发育指标评估要参照足月产2月龄健康宝宝的指标。一般来说，用校正月龄评估观察指标的方式一直要持续到2~3岁。

（宋　锐）

参考文献

［1］雷燕喆,徐萍,李瑛.早产儿发病原因及并发症临床分析［J］.中国妇幼健康研究,
　　 2015,26(2):352-354.

［2］瞿彭亚男,张军,范湘鸿.早产儿母亲心理健康问题及干预研究进展［J］.护理学杂志,
　　 2017,32(12):102-105.

［3］熊家玲,刘宇,喻琴.早期综合干预对早产儿生长发育的影响［J］.中国妇幼健康研究,
　　 2016,27(9):1035-1037.

第九节

怎样解决令人"痛不欲生"的涨奶

小案例

一位新手妈妈在家人陪同下来到了诊室："医生,我涨奶,请了通乳师来通乳,现在不但没有好,这边的乳房还又红又痛！碰一下都很痛啊！"

医生："你这是哺乳期乳腺炎。不专业的通乳人员暴力按摩,不但不能通乳,还会加重乳房组织的水肿和积乳！"

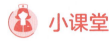 **小课堂**

一、什么是哺乳期乳腺炎

没有经验的新手妈妈,或许一开始会无法辨别涨奶和乳腺炎。

乳腺炎一般只累及一侧乳房,如果您两边乳房都有红肿,多半是涨奶。乳腺发炎的部位,表现为乳房局部有一片皮肤是红的,摸起来疼痛、发烫,还常常会有肿块,严重的妈妈还会出现浑身发冷、发抖、肌肉酸痛、高烧等症状。

二、为什么会得哺乳期乳腺炎

哺乳期乳腺炎是由多种原因共同造成的。首先是由于乳房中乳汁没有被吸尽,造成乳汁淤积;然后细菌通过直接入侵乳腺管、从皲裂的乳头侵入等途径感染乳腺组织,淤积的乳汁很容易使细菌在里面繁殖,进而引发乳腺炎。还有少数妈妈是因为请了不专业的通乳人员,暴力按摩使乳汁渗透到周围组织中,引起了排斥反应。

三、哺乳期乳腺炎的家庭处理方法

（一）继续坚持哺乳

如果乳腺炎的症状轻微并且出现的时间不超过 24 小时,妈妈可以尝试自行处理。最重要的就是继续坚持母乳喂养,不哺乳的话,炎症更不容易消退。无论妈妈是否有发热,是乳腺炎还是乳腺脓肿,是否使用抗生素(在医生指导下使用如青霉素类、头孢菌素类和大环内酯类等对哺乳安全的抗生素),基本都可以继续哺乳。

（二）掌握正确的哺乳方法

首先在哺乳之前对乳房进行热敷,如洗热水澡或者用热敷包等,可以帮助促进喷乳反射(即常说的"奶阵"),促进乳汁的流出。然后让宝宝从患侧开始喝奶,如果疼痛干扰了喷乳反射,可以从健侧开始喂,等到喷乳反射出现的时候马上转换至患侧喂奶。注意喂奶时要将宝宝的下颌或者鼻子对准乳房上堵塞的地方。在哺乳的同时使用食用油或者将无毒的润滑油涂于手指按摩乳房,从堵塞区域移动至乳头处,以进一步帮助排尽乳汁。

如果宝宝不能完全吸尽乳汁,或者乳头疼痛实在无法承受宝宝的吮吸,可以用手挤，或者用吸奶器吸出。在哺乳或者乳汁挤出来之后，则避开乳头乳晕的位置，对乳房其余部分进行冷敷，以减轻疼痛和水肿。需要注意的是，这里说的是冷敷而不是冰敷，不要直接使用冰块放在乳房上，而是选用较凉的东西，如冷水浸湿毛巾，或者把卷心菜做成"退热贴"放冰箱冷藏后使用。在充分吸尽乳汁的前提下，妈妈抓紧时间休息，补充水分和营养。

四、什么情况下应当就医

如果症状在 24 小时左右没有改善或者妈妈的症状加重，则需要及时就医，在医生指导下治疗。

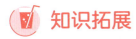 **知识拓展**

一、哺乳期乳腺炎的临床治疗

西医方面，需要正确使用抗生素，疼痛难忍的妈妈可以在医生指导下加用对乙酰氨基酚、布洛芬等止痛药，以帮助喷乳反射的正常进行。若形成了乳腺脓肿，则可采取穿刺冲洗、放引流管等方式治疗。

中医方面，则有针灸、中药等治疗方式，妈妈们可以根据自己的情况到中医科咨询。

二、哺乳期乳腺炎治疗中的抗生素选择

急性化脓性乳腺炎主要的病原菌为金黄色葡萄球菌，可不必等待细菌培养的结果，应用青霉素治疗，或用耐青霉素酶的苯唑西林钠（新青霉素Ⅱ），或头孢一代抗生素如头孢拉定。对青霉素过敏者，则应用红霉素。抗生素通过乳汁而影响婴儿的健康，因此如四环素、氨基糖苷类、喹诺酮类、磺胺和甲硝唑等药物应避免使用。

 误区解读

乳腺炎，请通乳师疏通一下就会好

错。通乳师是采用按摩手法以促进乳汁排出，目前通乳市场鱼龙混杂，妈妈们需要注意鉴别，单次手法排奶的时间不宜过长。如果一次排奶不通，单纯

增加按摩时间,只能增加局部水肿和组织损伤的概率。

通乳只是为了更好地排尽乳汁,只能起到辅助作用,正确的通乳应该是无痛的。

 ## 小贴士

乳腺炎的预防

1. 产后 2 周清淡饮食　一般而言,产后 2 周乳房仍然处在生理性胀痛状态,且此时的乳汁中含有比较多的脱落上皮细胞,易引起乳腺管的堵塞。饮食应以清淡为主,慢慢过渡,如果这个时间贸然食用过于油腻或催奶的食物,如猪脚汤、鸡汤、"下奶茶"等,会加重乳房负担,诱发乳腺炎。

2. 及时处理乳汁淤积　妈妈应当注意自己的乳房是否有硬块、疼痛、整个乳房发红、乳头白点、乳头水疱等乳汁淤积的征兆,如有需要应立即排尽乳汁。

3. 及时处理乳头皲裂　乳头皲裂时要特别注意手卫生,可在受伤的乳头上涂乳汁、羊脂膏等进行保护,并注意保持正确的哺乳姿势。

4. 休息和放松　疲劳、情绪不佳等常常会诱发乳腺炎,妈妈在疲劳的时候可让家人帮助带宝宝,以获得充分的休息,并尽可能地保持心情舒畅。

5. 正确追奶　得过乳腺炎后,乳汁分泌量会降低甚至暂时断奶,坚持让宝宝勤吸吮,宝妈保持好心情,休息好,奶量还会增加,千万不要在乳腺炎刚有好转的时候就贸然用各种"下奶食物"追奶,否则极易再次使乳汁淤积,诱发乳腺炎。

(殷　培　郑园园)

 ## 参考文献

陈孝平,汪建平,赵继宗.外科学[M].9 版.北京:人民卫生出版社,2018.

第十节

哺乳期乳房保养

 小案例

王女士：我是一位新手妈妈，母乳喂养宝宝。每次喂养前，宝爸担心乳头脏、细菌多，对宝宝不好，都让我用湿纸巾清洁乳头，请问这种做法有必要吗，哺乳期乳房保养需要注意什么呢？

全科医师：哺乳期如何母乳喂养关系到宝妈和婴儿的健康，一般而言，喂养前用温热毛巾清洁乳房和乳头即可，也可以使用经过消毒处理、无添加的一次性乳房清洁专用湿巾；因为消毒湿巾中的残留成分可能给婴儿带来危险，所以不能使用消毒湿巾。那么，哺乳期乳房保养还需要注意些什么呢？

 小课堂

一、什么是哺乳期

哺乳期是指产后产妇用自己的乳汁喂养婴儿的时期，就是从开始哺乳到停止哺乳的这段时间，一般为 10 个月至 1 年。

二、乳房在哺乳期的常见问题

1. 乳头皲裂　乳头发生皲裂，是产后常见的乳腺疾病之一，轻则乳头表面皮肤出现裂口，重则发生破溃，引起疼痛、出血，严重影响母乳喂养时的产妇体验。常见原因有外溢乳汁没有及时清理，侵蚀乳头，导致乳头糜烂；乳头内陷或喂养姿势不当，婴儿吸吮困难，吸乳时用力过大导致乳头损伤。

2. 乳汁分泌不足　早期有效婴儿吸吮是影响乳汁分泌的主要因素,乳房腺体发育不足、乳头扁平、乳头内陷等也可能导致乳汁分泌不足。

3. 乳房胀痛　产妇在分娩后的 2~3 天内,由于受到体内激素的刺激,乳腺导管和腺泡等会一直处于发育状态,宝妈会发现自己的乳房有充血现象,且开始肿胀,同时伴有胀痛感,这是正常的涨奶现象,妈妈们不要过于忧心。此时宝妈要注意充分休息、放松心情、增加睡眠,加快乳汁的分泌;同时要注意个人卫生,及时用温水清洁乳房,避免其受到感染,发生乳腺炎。

三、哺乳期如何保养乳房

1. 喂奶姿势舒适　哺乳时妈妈和宝宝的姿势都必须舒服,宝宝的胸腹部要紧贴妈妈的胸腹部,耳、肩和臀部呈直线;宝宝面对乳房,鼻尖对乳头,张大嘴含住乳头和大部分乳晕,下颌紧贴妈妈的乳房;在喂奶时不要让宝宝牵拉乳头。

2. 两侧交替喂奶　宝妈两个乳房交替喂奶,对保障乳汁分泌畅通、减少乳房疾病、避免大小乳房有积极作用。一般在乳汁分泌充足的情况下,每次哺乳时间在 15~20 分钟即可,因此,交替喂奶时宝妈可根据时间控制,即单侧喂奶 8~10 分钟,换另一侧,双乳交替。

3. 保持乳房清洁　每次哺乳前先洗手,再用小毛巾蘸温水(40 ℃)由乳晕外以环形方式清洁乳房及乳头,但不建议使用酒精、香皂、消毒湿巾等含有化学物质的物品清洁,一方面,会降低乳房周围皮肤的防御能力,造成乳头皲裂、细菌感染等;另一方面,母乳喂养过程并不是无菌的,过度清洁反而不利于婴儿在生命之初建立肠道有益菌群。

4. 正确选择文胸　哺乳期乳房的尺寸和重量会增加,宝妈选择胸罩的极佳时机是在奶水量比较充足的情况下,要穿大小合适、肩带宽、面料舒适有弹性的棉质胸罩或哺乳专用胸罩,并避免挤压刺激乳房。如果宝妈想购买防溢乳垫以防止乳汁渗漏,要选择轻薄透气、吸水速度快的材质,切勿购买有塑胶边及支撑的胸垫。

四、哺乳期怎么预防乳房下垂

乳房下垂是指乳头离开了胸部原来的地方往下移,甚至移到原来下乳沟水平线或其下方。哺乳期预防产后乳房下垂重点应做到以下几点。

1. 做到按需哺乳　按婴儿需要喂奶,一方面可以更好地刺激乳房分泌更多的乳汁；另一方面勤排空乳房，不让胀奶发生，也可以有效预防乳房下垂。

2. 选择合适的哺乳姿势 在给宝宝喂奶时，尽量选择轻松、舒适的体位，比如半躺式。两个乳房也要交替喂奶，不要因为顺手只喂一侧，防止造成大小乳房。

3. 佩戴哺乳胸罩 很多宝妈为了自己舒服也为了喂奶方便，从怀孕开始就没再戴过胸罩了。这样的做法是不对的，不管是怀孕期间还是哺乳期，乳房相比没怀孕的时候都增大了不少，如果不戴胸罩托住乳房，时间久了韧带就会被重重的乳房拉伸，想再恢复到孕前就有很大难度了。所以怀孕期和哺乳期都应该佩戴舒适、宽松的胸罩来托住乳房，不让乳房下垂，但睡觉的时候要摘下来，避免压迫乳房产生乳汁淤积。

4. 积极的体育锻炼 妈妈们在产后要进行一些体育锻炼，这样可以尽早地恢复体型，比如做一些扩胸运动可以让乳房更紧实。

5. 营养均衡 饮食上要搭配合理、营养均衡，多吃富含蛋白质的食物，如牛奶、鸡蛋、瘦肉等，对防止乳房下垂也有好处。

🥤 知识拓展

一、哺乳姿势有哪些

通常采取摇篮抱法、交叉摇篮抱法、橄榄球抱法、侧卧抱法等几种姿势。一般而言，较多宝妈习惯摇篮抱法、交叉摇篮抱法哺乳；剖宫产或者乳房较大的宝妈橄榄球抱法比较合适；侧卧抱法哺乳时乳房有堵住婴儿口鼻导致窒息的风险，因此，在孩子未满3个月前最好不采用卧位抱法。

1. 摇篮抱法 摇篮式是最传统的哺乳姿势，在哺乳时妈妈需要用一只手的手臂内侧支撑宝宝的头部，另一只手放在乳房、乳晕上进行哺乳，像摇篮一样把宝宝圈在怀里。这种喂奶姿势适合妈妈采用坐位。

2. 交叉摇篮抱法 将宝宝横抱在身前，面向自己，以哺乳所用乳房对侧的手臂来支撑宝宝的身体。比如以右侧乳房喂奶，宝宝的头部放在右侧乳房旁边，妈妈的左臂自宝宝腰部伸向宝宝头部，并用手托住宝宝头部，右手托住乳房。

3. 橄榄球抱法 宝妈坐好后将宝宝夹在一侧胳膊下方，宝宝头部靠近乳头，脚在妈妈的身体外侧，用同侧手臂支撑宝宝的身体，以手托住宝宝的头；另一只手可以托住乳房，便于宝宝吸吮。

4. 侧卧抱法　哺乳时宝妈身体侧卧,婴儿侧身和妈妈正面相对,腹部贴在一起;为了保证宝宝和妈妈紧密相贴,在哺乳过程中最好用一个小枕头垫在宝宝背后。

二、产妇的乳汁会有什么变化

分娩后乳汁开始分泌,根据时期不同,乳汁可分为初乳、过渡乳、成熟乳。

1. 初乳　指婴儿出生后 2~5 天妈妈所分泌的乳汁。初乳呈淡黄色、质稠、量少,蛋白质含量是成熟乳的 2 倍,碳水化合物和脂肪含量较低,此时最有价值的是初乳中富含的各种免疫因子,它们可为宝宝提供出生后的初次免疫,促进婴儿的免疫系统发育,而初乳中丰富的寡糖还可以帮助婴儿建立正常的肠道菌群,促进胎便排出,降低新生儿黄疸的发生。

2. 过渡乳　指产后 5~10 天所分泌的乳汁。这个阶段,妈妈大多已经历了生理性胀奶,乳房分泌到了"下奶"阶段。此时,奶量较初乳有所增加,脂肪含量高,蛋白质和免疫球蛋白浓度下降了,乳糖、水溶性维生素的浓度则增加了。

3. 成熟乳　指宝妈分娩 10 天后的乳汁。此时,乳汁的各种营养成分基本稳定,尤其是蛋白质维持在一个相当恒定的水平,成熟乳中的蛋白质含量虽较初乳少,但因各种蛋白质成分比例适当,脂肪和糖类以及维生素、微量元素丰富,并含有帮助消化的酶类和免疫物质。

 误区解读

一、哺乳期多喝浓汤,有营养又催奶

不是。生完宝宝后,不少产妇每天都少不了喝各种浓浓的鸡汤、骨头汤、猪蹄汤,觉得有营养又催奶。这些乳白色的浓汤,只不过是脂肪被蛋白质包裹后的乳液而已,不但不利于身材恢复,还容易导致堵奶。正确做法:如果哺乳妈妈们爱喝汤,也不失为一种补充水分的好方法,不过要选清淡、少油、少盐的汤。

二、不进行母乳喂养,乳房就不会下垂

不是。在妊娠期或哺乳期,宝妈的乳房都会因为体内激素的波动而发生变化。妈妈在哺乳期时,乳房的腺体会进一步发育,体积也会因为乳汁的增多而再次增大,乳房就会处于膨胀状态,这时不管给不给宝宝喂奶,乳房都不会

回到孕前正常的状态。所以说，妈妈只要是经历了怀孕、分娩这个过程，不管你给不给宝宝喂奶，乳房的形态是一定会有变化的。即使没有生过宝宝的女性，随着年龄的增加，决定乳房大小的脂肪组织细胞也会衰退，很自然地就会出现乳房下垂的现象。乳房下垂并不是母乳喂养造成的，而是在怀孕的时候就已经开始。

三、乳房小会影响产后泌乳

产后泌乳与乳房大小没有关系。乳房由皮肤、脂肪及腺体组成，胸部的大小取决于乳房腺体的厚度、乳房脂肪数量和体积；女性哺乳主要是靠乳腺组织分泌乳汁，泌乳的多少和催乳素分泌有关，催乳素分泌又受婴儿的吸吮次数的影响。因此，乳房大但是脂肪多、腺体少的可能奶水少，乳房小但是脂肪少、腺体丰富的可能奶水充足。

四、分娩后奶水少，要加点奶粉

没有必要。产妇分娩数小时至数日后才分泌乳汁是很正常的，多数宝妈会担心宝宝饥饿，给其添加奶粉，其实是没有必要的。因为，理论上宝宝出生后体内的营养可以维持3天，而且宝宝的胃口极小，只需要一点点乳汁就能满足全天的能量。所以不要担心自己奶水不够，要经常让宝宝吸吮，刺激泌乳。随着婴儿的生长，奶水量实在不能满足婴儿的需求时可以添加一些奶粉。

🗒 小贴士

在孕期或哺乳期，妈妈的乳房会因为体内激素的波动而发生一系列不可思议的变化，这些变化，都是"聪明"的乳房在为宝宝的健康成长保驾护航。宝妈要记住产后30分钟内开始进行母婴肌肤接触，尽早让宝宝吸吮刺激乳腺分泌乳汁，产后最初几天泌乳量少属于正常过程，不需要给宝宝添加奶粉，如果过早添加奶粉，接触了外源蛋白，可能会使宝宝肠道上皮细胞间紧密连接分离，改变宝宝肠道的通透性，使病毒、细菌无设防进入，从而导致炎症、腹泻，影响宝宝的健康。此外，早期使用配方奶，还会干扰宝宝对母乳的吸吮刺激，抑制乳房和宝宝之间供需平衡的建立，会导致奶水不足。

（宋　锐）

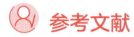

参考文献

[1] 刘海霞,陈丽,邸慧敏.半躺式母乳喂养方式对哺乳期乳房损伤和产妇满意度的干预研究[J].中国实用医药,2019,14(31):24-26.

[2] 房燕娜,尤金雅,陈明珠,等.孕产妇乳房与哺乳的情景导入式健康教育实践[J].护理学杂志,2016,31(22):63-65.

第十一节

乳头内陷影响哺乳吗

小案例

大部分的女性乳头内陷都是先天性因素导致的,如果早期没有重视,在怀孕后是非常不利于给宝宝喂奶的,这让乳头内陷成为困扰很多妈妈的问题。那么到底都有哪些方法可以帮助妈妈们解决这个问题,成功母乳喂养呢?

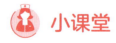

小课堂

一、什么是乳头内陷

乳头内陷指女性乳房的乳头不凸出于乳晕平面,甚至凹入陷于皮面之下,致局部呈"火山口"状,是一种较常见的女性乳房畸形。乳头内陷有两种情形:乳头退缩或翻入乳房内,且牵拉也不高出乳房皮肤者,称为真性乳头内陷;乳头发育正常而陷入乳晕内,乳头与皮肤在同一平面,而不能竖起者,经牵拉后正常,称为假性乳头内陷。真性乳头内陷双侧常见,原发性或有遗传性;单侧乳头内陷较少,通常继发于乳房疾病。

二、乳头内陷的危害

如果宝妈乳头内陷,一方面宝宝很难吸吮,会影响宝妈泌乳,使产后母乳喂养发生困难,或无法哺乳,影响宝宝的生长发育;另一方面,对宝妈来说,乳汁长时间难以正常排出会堵住乳管,乳汁一直淤堵还会引发急性乳腺炎、乳腺脓肿等疾病。

三、乳头内陷的常见原因

乳头内陷按病因可分原发性和继发性。原发性一般是由于先天发育引起,乳腺导管短缩,部分组织纤维化挛缩,乳头平滑肌发育不良,其中乳腺导管短缩和组织纤维化挛缩是引起乳头内陷的主要原因;继发性乳头内陷(后天性乳头内陷)系乳头受乳腺内病理组织牵拉或胸罩/束胸压迫引起,多见于炎症、肿瘤等疾病,侵犯乳房的导管、韧带、筋膜等,使受侵的导管、韧带、筋膜收缩所致;另外,不合理地束胸或穿戴过紧的胸罩,胸部紧束影响血液循环,导致乳房发育不良引起乳头内陷。

四、乳头内陷影响哺乳吗

乳头内陷对哺乳是有影响的,需要矫正。一般在怀孕后随着乳腺发育长大、配合矫正,会得到改善。

🥤 知识拓展

在整个乳房结构中,乳头一般为圆柱形,呈现结节状,周围有乳晕分布。妊娠女性的乳头状态扁平或者有轻微凹陷,这是正常状态,一般在分娩之后就会自然突起,恢复正常状态。

乳头内陷最好的预防措施是在孕中、晚期(5~6月)开始进行正确的预防保健手法矫正。

1. 每天的清晨或者入睡前用双手大拇指用力下压乳房组织,朝乳晕方向靠近向外推,这个动作每天可做 4~5 次,等到乳头有些凸起之后,便用手指将它轻轻夹出,注意不要用力过猛造成乳头损伤。

2. 用拔火罐法吸出乳头,或者用橡皮管连接 10 毫升/20 毫升的注射器,用负压的状态将乳头吸出,每次持续 2~3 分钟,然后用示指或中指压乳头边缘与注射器底座/火罐连接处,负压即可消失,重复上述操作 3~

5 次。

3. 在每次清洁乳头的过程中轻轻捏住乳头根部并加以揉捏数分钟,在长期坚持下,也可预防乳头内陷。

? 误区解读

一、有乳头内陷不可以母乳喂养

不是。乳头内陷会对婴儿吸吮造成困难,通过矫正仍可以母乳喂养。要知道宝宝含住的并不是乳头而是乳晕,在大部分情况下,宝宝衔乳后可通过吸吮的方式拉出乳头,经过一段时间宝妈凹陷的乳头可能就会凸出。

二、用吸奶器代替宝宝吸吮

无论是从乳头内陷矫正还是从促进泌乳方面,都不建议用吸奶器代替宝宝吮吸。吸奶器和宝宝直接的吮吸相比不利于乳腺的疏通和促进泌乳。用吸奶器吸出的奶,还要再用奶瓶喂给宝宝吃,容易使宝宝产生乳头错觉,一旦宝宝习惯了奶瓶和奶嘴,不会再使尽全力去吸吮妈妈的乳头(毕竟吸乳头比吸奶嘴要费劲多了),那乳头内陷的情况下就更难让宝宝吸吮到母乳了。

小贴士

乳头内陷是可预防和矫正的。女性在身体发育时期,不可过早使用胸罩,佩戴胸罩的年龄一般为 16~17 岁;内衣、胸罩尺寸应适当,不可过紧,乳房较大的女性,更应注意内衣的宽松,防止挤压乳房,防止挤压;对于有俯卧习惯的女性,则要及时纠正,防止乳头遭受挤压,导致乳头内陷发生。有乳头内陷的女性,内陷情况会在孕育宝宝时有所改善,甚至恢复正常,宝妈一定要抓住妊娠期和哺乳期矫正乳头内陷的这个机会。

(宋　锐)

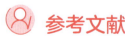 参考文献

[1] 王兴洁.乳头内陷产妇母乳喂养的研究进展[J].全科护理,2019,17(10):1187-1190.
[2] 李海,苗徐军,刘桂兰,等.护理综合干预对乳头内陷产妇产后母乳喂养成功率的观察[J].中国生育健康杂志,2015,26(3):262-264.

第十二节

产后不能受凉
是真的吗

 小案例

某年 7 月份,山东一位新手妈妈因为"捂月子"的习俗中暑,在送到医院时体温居然高达 40℃,导致全身多处脏器发生损伤,最终救治无效死亡。前几年上海也曾有产妇"捂月子"导致中暑身亡的报道出现。究其原因,无非是听信了"月子期间不能见风,不能受凉,甚至不能下床"的说法,即使是夏天也穿着长袖长裤,不开风扇、空调,门也不出,以防落下所谓的"月子病"。那到底产后该怎么恢复,真的不能见风受凉吗?现在我们来聊一聊。

 小课堂

一、什么是"月子"

医学上称为产褥期,指从分娩结束到产妇身体恢复至孕前状态的一段时间。需要 6 周左右的时间进行产后子宫恢复,民间俗称"月子"。所以所谓的"坐月子"科学说法就是产褥期恢复的护理。

二、什么是"月子病"

目前找不到正规的医学解释或专业术语,但一般民间认为如果"月子"期间护理不当,之后出现的不明原因的不适,如腰酸背痛、出虚汗、怕冷、怕风等,就是"月子病"。目前认为,这些说法并无科学依据。

🥤 知识拓展

如何科学地进行产后护理

（一）卫生指导

1. 保持居住环境安静、舒适、整洁，经常开窗通风，保持空气流通以及适宜的温度和湿度。

2. 按照天气以及居住环境的温度选择合适的衣物，注意衣物要经常换洗，勤淋浴或者擦身，保持清洁卫生，产后 6 周内尽量不要盆浴。

3. 尽量不去人多的场所，减少探访人员，做好传染病的防护工作，以免生病。

4. 注意保持外阴部和伤口处清洁，清洗外阴部可以选择温开水，尽量避免使用洗液，每天两次，尽量每天换洗内衣裤。

（二）感染预防

1. 产褥期恢复期间注意保持卫生，清洗外阴部，防止感染，另外在产后 42 天内不要进行性生活。

2. 产妇要经常测量体温，注意观察伤口恢复状况和恶露性状等，一旦发现发热、腹痛、伤口疼痛、恶露异味等异常情况，及时咨询医生。

（三）营养保障

1. 产后第 1 周，保持饮食清淡少油，容易消化；如果食欲减退，注意可以少食多餐。产后第 2 周，可逐步提高能量摄入，保持平衡膳食。

2. 均衡饮食且多样化，谷薯杂豆类、鱼禽蛋肉类、蔬菜水果、奶类大豆等各种食物合理搭配，考虑增加优质蛋白及维生素 A 的摄入。

3. 合理补充营养素，哺乳期女性应考虑增加碘、维生素 A、钙、铁、叶酸等营养素的摄入。

4. 忌烟酒，避免饮浓茶和咖啡。

（四）运动推荐

1. 阴道分娩的产妇，产后应尽早下床活动；剖宫产产妇术后，注意及时翻身，拔尿管后无异常状况可下床活动。

2. 运动量和运动时间需根据身体情况和个人耐受程度逐渐增加，可以考虑腹式呼吸、卧位体操、肌力训练、有氧运动、瑜伽等锻炼方式，注意避免剧烈活动，运动过程中做好防护。

（五）心理状态调节

1. 产妇要注意保持积极乐观的心理状态，多与家人沟通，避免产生不良情绪。

2. 家人要注意观察产妇精神状况，给予产妇更多的关心和精神上的支持，如果存在焦虑、抑郁状况要及时疏导，必要时可以咨询心理医生。

 ## 误区解读

一、产后不能吹空调

产后是能吹空调的。但需要注意温度不要调太低，也不要对着空调直吹，防止受凉感冒，保持室内温度适宜即可，同时注意通风，保持空气清洁。千万不能捂着，同时注意衣着宽松舒适。

二、产后不能洗头

产后是可以洗头的。产妇生产以后一定要注意个人清洁卫生，一般生产以后，新陈代谢会加快，主要表现为多汗，属于正常现象，所以一定要洗澡洗头。洗澡建议淋浴，注意用温开水清洗外阴部，防止出现产褥感染。

三、产后不能用手机

产后是可以用手机的。有人认为手机辐射会对产妇造成伤害，这是没有科学依据的。电子产品的辐射水平是经过检测合格的，目前也没有研究表明手机辐射会对产妇或者新生儿造成伤害，但电子产品一定要注意使用时间和使用时的姿势，防止长时间用眼造成视力下降，而且由于产后可能出现容易疲劳的问题，所以一定要注意休息。

四、产后不能活动

产后是可以活动的。目前推荐产后在允许的情况下尽早活动，"月子"期间更要有适量的运动，不能真的"坐"月子。运动方式可以先选择一些比较轻松的活动如散步，逐渐增加运动量和运动时间，对于产后身材的恢复也是很有好处的。

小贴士

产后的护理和身体的恢复是很重要的，但一定要采用科学的方法，一些流传的"坐月子"习俗非但没有科学依据，可能还会对身体造成伤害。

由于我国大部分孕妇都存在怀孕期间进补过度的情况,产后适量运动、注意膳食搭配、逐步恢复体重就显得尤为重要。另外产后一定要定期检查身体,了解身体恢复状况,防止一些产后并发症的发生。

除了产后护理,新手妈妈与孩子建立和谐的亲子关系也很重要,所以推荐母乳喂养来增进亲密感,而且母乳能够很好地满足新生儿的营养需求,不会造成过敏,更加方便易得,对于产妇来说也更有利于产后体重的恢复和乳腺癌的预防。WHO 推荐母乳喂养至少要达到 6 个月,有条件的情况下可以到 2 岁。

(马庆华　黄　丽)

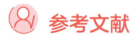

参考文献

［1］中华预防医学会女性保健分会.产后保健服务指南［J］.中国妇幼健康研究,2021,32(6):767-781.

［2］祝琴,赵红,马良坤.WHO 母乳喂养咨询指南简述及启示［J］.中国妇幼健康研究,2021,32(5):626-630.

第十三节

什么是产后访视

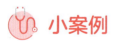

小案例

产后访视属于国家基本公共卫生服务工作中的一项重要内容。目前我国基层卫生机构人员按照国家规定进行产后访视和新生儿访视,为许多新家庭带去产褥期保健及新生儿护理的相关知识,宣传母乳喂养优势,了解产妇及新生儿状况,促进优生优育,提高人民健康水平。但他们也在工作过程遇到很多问题,比如有的家庭认为"月子"期间医生到访会有不好的影响,而出现不配合的现象。那我们今天就来聊一聊有关产后访视的小知识。

 小课堂

一、产后访视

乡镇卫生院、村卫生室和社区卫生服务中心(站)在收到分娩医院转来的产妇分娩信息后应于产妇出院后1周内到其家中进行产后访视,进行产褥期健康管理,加强母乳喂养和新生儿护理指导,同时进行新生儿访视。产后访视的具体内容如下。

1. 通过观察、询问和检查,了解产妇一般情况、乳房、子宫、恶露、会阴或腹部伤口恢复等情况。

2. 对产妇进行产褥期保健指导,对母乳喂养困难、产后便秘、痔疮、会阴或腹部伤口等问题进行处理。

3. 发现有产褥感染、产后出血、子宫复旧不佳、妊娠合并症未恢复者以及产后抑郁等问题的产妇,应及时转至上级医疗卫生机构进一步检查、诊断和治疗。

4. 通过观察、询问和检查了解新生儿的基本情况。

5. 访视完成后填写《产后访视记录表》。

二、新生儿家庭访视

新生儿出院后1周内,医务人员到新生儿家中进行新生儿家庭访视,同时进行产后访视。了解出生时情况、预防接种情况,在开展新生儿疾病筛查的地区应了解新生儿疾病筛查情况等。新生儿家庭访视具体内容如下。

1. 了解出生时情况、预防接种情况,在开展新生儿疾病筛查的地区应了解新生儿疾病筛查情况等。

2. 观察家居环境,重点询问和观察新生儿喂养、睡眠、大小便、黄疸、脐部、口腔发育等情况。

3. 为新生儿测量体温,记录出生时的体重、身长,进行体格检查,同时建立《母子健康手册》。

4. 访视完成后填写《新生儿家庭访视记录表》。

🍹 知识拓展

一、国家基本公共卫生服务规范

包括建立居民健康档案、健康教育、预防接种、0~6 岁儿童健康管理、孕产妇健康管理、老年人健康管理、慢性病患者健康管理(包括高血压患者健康管理和 2 型糖尿病患者健康管理)、严重精神障碍患者管理、肺结核患者健康管理、中医药健康管理、传染病及突发公共卫生事件报告和处理、卫生计生监督协管、免费提供避孕药具及健康素养促进行动等共十四项内容。

二、孕产妇健康管理服务规范

1. **孕早期健康管理**　孕 13 周前为孕妇建立《母子健康手册》,并进行第 1 次产前检查。

2. **孕中期健康管理**　进行孕中期(孕 16~20 周、21~24 周各一次)健康教育和指导,进行产前健康检查。

3. **孕晚期健康管理**　进行孕晚期(孕 28~36 周、37~40 周各一次)健康教育和指导,进行产前健康检查。

4. **产后访视**　产妇出院后 1 周内到其家中进行产后访视与产褥期健康管理,加强母乳喂养和新生儿护理指导,同时进行新生儿访视。

5. **产后 42 天健康检查**　乡镇卫生院、社区卫生服务中心为正常产妇做产后健康检查,异常产妇到原分娩医疗卫生机构检查。

三、0~6 岁儿童健康管理服务规范

1. **新生儿家庭访视**　新生儿出院后 1 周内,医务人员到新生儿家中进行,同时进行产后访视。

2. **新生儿满月健康管理**　新生儿出生后 28~30 天,结合接种乙肝疫苗第二针,在乡镇卫生院、社区卫生服务中心进行随访。

3. **婴幼儿健康管理**　满月后的随访服务均应在乡镇卫生院、社区卫生服务中心进行,偏远地区可在村卫生室、社区卫生服务站进行。

4. **学龄前儿童健康管理**　为 4~6 岁儿童每年提供一次健康管理服务。散居儿童的健康管理服务应在乡镇卫生院、社区卫生服务中心进行,集居儿童可在托幼机构进行。

误区解读

一、产后访视没有必要

产后访视是有必要的。了解产妇和新生儿健康状况,指导产褥期保健及新生儿护理知识,提高母乳喂养率,都是提高国民身体素质、保护弱势群体的重要措施。并且目前有研究显示,产后访视不仅可以提高产妇产后身体健康水平,而且可以缓解产后焦虑,对于产妇心理状态的调节也有很大的益处。

二、产后访视收费

产后访视一般是不收费的。产后访视属于国家基本公共卫生服务的内容,由国家和地方财政提供支持,属于国家健康项目,是免费、自愿的基本公共卫生服务,主要目的是促进基本公共卫生服务逐步均等化,提高国民健康水平。

 小贴士

孕产期保健主要包含孕前保健、孕期保健、分娩期和产褥期保健。目前我国已建立起完善的孕产期保健系统,孕期产前检查服务和产后访视保健已纳入国家基本公共卫生服务,孕产妇可在孕期获得全程和系列的保健服务。孕产妇需具备足够的保健意识,按照国家基本公共卫生服务规范中孕产妇健康管理部分按时积极进行产前检查。分娩时选择正规医院住院分娩,保障母婴安全。产后正规护理,遵循医生指导进行产后保健,配合产后访视和产后 42 天健康检查。

(马庆华　黄　丽)

 参考文献

[1] 国家卫生计生委 . 关于印发《国家基本公共服务标准(2021 年版)》的通知[EB/OL].(2020-03-30)[2023-01-11]. http://www.gov.cn/zhengce/zhengceku/2021-04/20/content_5600894.htm.

[2] 国家卫生计生委关于印发《国家基本公共卫生服务规范(第三版)》的通知[J]. 中华人民共和国国家卫生和计划生育委员会公报,2017(3):21.

第十四节

要重视产后抑郁

 小案例

产后抑郁的新闻报道时常出现在大众面前,很多男性也包括一些未曾生育的女性会认为产后抑郁是"矫情""没事找事",但产后抑郁真的不是简单的情绪问题,而是一种需要引起重视的疾病,我们今天就来谈一谈产后抑郁的有关内容。

 小课堂

一、什么是产后抑郁

指女性于产褥期出现明显的抑郁症状或典型的抑郁发作,属于产褥期精神综合征,可伴有思维和行动的改变及躯体症状。一般发生于产后 6 周内,临床以抑郁症表现为主。

二、什么是产后情绪低落

指女性在生产后大约 2 周内表现出的轻微抑郁的症状,属正常现象,一般可以自行缓解,但如果持续时间超过 2 周,或者抑郁症状严重则要考虑是否是产后抑郁。

三、产后抑郁的原因

（一）生理因素

1. 内分泌因素 分娩以后体内激素分泌状况发生明显变化,对产妇的情绪波动造成影响。

2. **遗传因素** 有家族精神病病史,特别是抑郁症病史,则更容易患病。

（二）社会因素

高龄、家庭收入较低、家庭关系较为紧张、新生儿身体状况较差、人工喂养等因素都会导致产后抑郁的发病率上升。

四、产后抑郁的表现

1. **持久的情绪低落** 表现为情绪低落,伴有焦虑、压抑的表现,敏感和容易伤感。

2. **自我评价降低** 认为自己没有能力照顾好孩子,对于新生儿的成长过分焦虑,与家人关系紧张,难以正常相处。

3. **对生活缺乏信心** 认为生活没有意义,态度消极,甚至会出现自杀的想法。

4. **躯体症状** 食欲下降,容易疲倦,有可能会出现失眠的症状,但要注意与照顾婴儿导致精力不足而产生的劳累感相区分。

五、产后抑郁的治疗

1. **心理治疗** 产后抑郁治疗,首选对患者进行心理干预,纠正患者认知,调整心理状态,改善患者人际关系,家庭成员应该给予产妇足够的心理和身体关怀,营造一个良好和谐的家庭氛围。有必要的情况下,可以咨询心理医生。

2. **药物治疗** 抗抑郁的药物包括5-羟色胺和5-羟色胺选择性重摄取抑制剂（serotonin-selective reuptake inhibitor,SSRI）,由于抑郁症状容易反复,所以药物治疗至少持续半年。由于药物治疗可能会影响哺乳,所以建议此期间停止哺乳。

🥤 知识拓展

产妇在生产后要密切关注个人的精神状态,如果出现情绪低落、压力增大、食欲下降等症状,不必过分焦虑和隐瞒,一定要及时与家人沟通,调整心理状态。可以选择《爱丁堡产后抑郁自评量表》测量个人精神状态,如果测量结果在13分以上,可以认为有抑郁表现,需要及时就医。

"产后抑郁"并不是只有产妇会发生,有一部分新手爸爸也会发生,毕竟新生命的降临对整个家庭来说都是一件大事,在喜悦的同时也会伴随着养育孩子的压力,特别是现在社会节奏加快、生活成本上升、压力增加的情况下,产后抑郁的发病率会继续上升,所以营造良好的家庭氛围,家庭成员间相互关心是很重要的。

❓ 误区解读

一、产后抑郁发病的人不多

并不是。有研究显示,产后抑郁的发病率约为 14.8%,并且目前仍然处于上升的趋势。实际上很多人会忽略自己的精神状态或者因为羞耻感而难以开口,导致病情被隐瞒,如果继续发展可能会造成较为严重的后果,所以一旦发现有抑郁的表现一定要及时调整状态,必要时就医。

二、产后抑郁不可预防

虽然目前没有明确的产后抑郁的预防方案,但针对存在产后抑郁相关危险因素(如家庭关系较为紧张、新生儿身体状况较差以及家族抑郁症病史等)的产妇重点关注,及时调整产妇心理状态,对于预防产后抑郁很重要。

三、产后抑郁不可治疗

错误。只要遵循医生指导,按照正规流程进行治疗,调整好心理状态,按时服用相关药物,产后抑郁是可以痊愈的。但由于产后抑郁的症状容易反复,所以不要在症状有所缓解以后就停止治疗,一定要在医生评估痊愈以后方可,并注意随访。

📋 小贴士

预防产后抑郁,要保持良好的心理状态,培养个人兴趣,可以采用听音乐放松、积极参加锻炼等方式调节情绪。不必对自己苛求,要求十全十美,只要尽力就好;可以参加新生儿护理培训,提高个人照顾孩子的能力,也能够有效地缓解产后焦虑,减小压力,防止产后抑郁。另外,有抑郁症家族史或者病史的产妇更要对自己的精神状态多加关注。

(马庆华　黄　丽)

参考文献

[1] 杨业环,孙梦云,黄星,等. 中国孕产妇孕产期抑郁状况与动态变化规律[J]. 中国妇幼健康研究,2021,32(8):1118-1122.

[2] 陶建青,龚冀荣,陆锦滢. 我国产后抑郁患病率的 Meta 分析[J]. 中国健康心理学杂志,2018,26(2):171-174.

[3] 汤琼瑶,陈燕娥,李欣. 产后抑郁症的发病情况调查及其影响因素分析[J]. 中国妇幼保健,2014,29(23):3795-3797.

第十五节

产后多久可以同房

小案例

　　王女士月初刚刚剖宫产生了一个宝宝,家庭医生来家里开展产后随访时,她刚好有一个疑问,就借机向家庭医生请教了:"医生,是不是'坐月子'结束后就可以夫妻同房了? 我心里有点儿担心,怕对身体不好,而且我好像也不是很想同房,总觉得照顾宝宝我就够操心了,也没有这个心思。"

　　家庭医生:"相信很多人都非常关心这个问题,生育之后身体恢复的情况与恢复性生活的时间是密切相关的。让我们来具体了解一下吧!"

小课堂

"月子"结束后就能同房吗

　　我国传统意义上的"月子",实际就是医学上的产褥期。产褥期是指从胎盘娩出至妈妈全身各个器官(除乳腺外)恢复至正常未孕状态所需的一段时间,通常为 6 周,即 42 天,而不是 30 天。

产褥期时,女性子宫逐渐缩小,胎盘、胎膜从蜕膜海绵层分离娩出后,遗留的蜕膜分为 2 层,表层发生变性、坏死、脱落,形成恶露的一部分自阴道排出,接近基层的子宫内膜基底层逐渐再生新的功能层,内膜缓慢修复,产后 6 周,子宫宫腔表面完全修复。

因此,生完孩子后多久可以同房是由妈妈的分娩方式(顺产或是剖宫产)、产后恢复情况等决定的,生完孩子不宜过早同房,至少应经过 42 天产褥期,子宫内膜完全修复后。在子宫宫腔内膜未完全修复前同房,容易增加宫腔感染的概率,造成盆腔炎、子宫内膜炎、输卵管卵巢炎等,因此不宜同房。另外,女性分娩过程中,阴道裂伤情况或者剖宫产手术情况及产后恢复情况等不尽相同,所以产后究竟多久可以同房没有确切定论。

一般来讲,适宜的同房时间:顺产为产后 2 个月,剖宫产为产后 3 个月,并视产妇具体身体恢复情况而有所不同。

 知识拓展

一、产后同房会痛吗

生完孩子后,激素水平的变化可能会让阴道变得干燥脆弱,特别是母乳喂养的妈妈受催乳素影响,阴道润滑情况会比较差。如果生育过程中进行会阴侧切术,可能出现会阴裂伤,性生活中也会出现疼痛感。缓解性交痛,建议要注意“前戏”、使用润滑剂、避免过度刺激。另外,也可以在性生活前排空尿液、洗热水澡放松一下、服用非处方止痛药等。不过,如果疼痛一直没好转,甚至有出血,最好尽快咨询医生。

二、性快感会降低吗

生完孩子后,阴道肌肉会变得松弛,从而减少性交过程中的快感,但这通常只是暂时的,一般数月之后就能自行恢复。不管是剖宫产或顺产,生育本身都会对包括阴道在内的整个盆底组织造成损耗,建议妈妈进行盆底肌锻炼,加快阴道的恢复,对压力性尿失禁、子宫脱垂等盆底功能性疾病也有很好的预防及治疗效果。

三、产后对性生活提不起兴趣怎么办

这不是什么大不了的事。如果妈妈产后对性生活还没有兴趣,或害怕这

时候性生活会疼痛,就积极同丈夫沟通。性只是亲密关系的一部分,良好的交流以及夫妻共同照顾新生的宝宝,都是亲密的体现。

在恢复性欲之前,可以尝试创造两个人独处的时间,即使只是聊天、拥抱,也能促进沟通。不过,如果与丈夫交流还是不能让自己恢复性欲,反而有过度敏感、易怒、极度疲劳、缺乏兴趣等现象,就要警惕是否为产后抑郁,需要及时就诊。

误区解读

产后同房不需要避孕

错。在产后一段时间,新妈妈还没有恢复月经,有的人就认为没有月经就不会排卵,也不会怀孕,所以完全放弃避孕这件事;还有的人认为哺乳期内都不会怀孕。事实上,产后妈妈即使在哺乳,也有 2% 以上的妊娠率,不哺乳的妈妈约于产后 40~50 天就可恢复排卵,不完全哺乳者约于产后 3~8 个月之间可恢复排卵。稍不注意,就很可能再度怀孕。因此,一旦产后恢复同房,就应认真落实可靠的避孕措施,在母乳喂养期间,月经未恢复前最好坚持使用安全套避孕。很多人会在“月子”期间再次怀孕,所以,避孕是很有必要的。

小贴士

产后同房需要注意的事项

1. 注意保持卫生　由于产后妈妈抗病能力较差,生殖道的创口依然存在,没有完全愈合,因此,这时过夫妻生活,一定要注意保持卫生,特别是男性生殖器一定要注意保证清洁,在同房之前用温水将其洗干净,女性在夫妻性生活之后要注意清洗阴部,以免引发感染。

2. 注意动作柔缓　由于妈妈刚生完宝宝,身体尚未完全恢复,特别是生殖器官有创伤,阴道较为干涩,阴道黏膜也十分脆弱,这就需要丈夫注意多体贴妻子,在过夫妻生活时,动作要轻柔,多给妻子一些爱抚,尽量消除妻子的心理障碍。否则,如果动作过于剧烈,可能会造成妻子阴道裂伤,导致出血。

3. 注意产后避孕　不少妈妈在产后过性生活时没有采取避孕措施而发生怀孕,这对女性的身体伤害是非常重的。因此,产后同房必须要做好避孕措施。

(郑园园)

参考文献

谢幸,孔北华,段涛.妇产科学[M].9版.北京:人民卫生出版社,2018.

第十六节

哺乳期月经没来,
需要避孕吗

小案例

一位宝妈诉苦:"我半年前刚生了孩子,现在孩子还没有断奶,居然就又怀孕了,而想不通的是,产后我一直没有来月经,怎么可能怀孕呢?"

医生:"很多人都以为只有产后来过月经,才会开始排卵,所以在来月经以前不需要避孕。但事实上,大部分产妇都是先恢复排卵功能,才来产后第一次月经的,所以如果不重视避孕是有可能在这期间再次怀孕的。"

小课堂

一、哺乳期需要避孕吗

答案是肯定的。哺乳期是指产后妈妈用自己的乳汁喂养婴儿的时期,也就是从开始哺乳到停止哺乳的这段时间,一般 10 个月至 1 年。在哺乳期,尤其是产后 1 年内,及时高效的避孕将有效保障新手妈妈的生殖健康。

二、为什么哺乳期需要避孕

(一)排卵恢复
大多数的排卵恢复发生在第 1 次月经前。产后不哺乳的新手妈妈在产后

4周左右就会出现排卵;而哺乳的新手妈妈虽然比不哺乳的新手妈妈排卵频率低,即使是哺乳期闭经,仍存在受孕风险。由于月经复潮和排卵并非同步,因此不能作为是否排卵恢复的标志,更不能作为是否要采取避孕措施的依据,产后采取适宜的避孕措施是非常必要的。

(二) 生育间隔

生育间隔过短将增加母儿的不良结局。有研究显示,生育间隔在6个月以内,低出生体质量儿、早产、自然流产、死产等的发生风险增加30%~90%,产妇死亡、产前出血、胎膜早破和贫血的风险也显著升高。特别是剖宫产术后近期再孕,加剧了剖宫产术后子宫瘢痕妊娠的发生,治疗及手术难度大,严重影响新手妈妈的身心健康。WHO指出,为了减少母亲、胎儿和新生儿的不良结局,建议产后至少间隔2年再妊娠。

(三) 未及时高效避孕可能带来的风险

1. 人工流产 产后1年内行人工流产,无论是药物流产还是行人工流产手术都会增加出血、子宫收缩不良、感染、宫腔粘连等发生的概率,手术中发生子宫损伤的风险加大,甚至可能造成严重不良后果。

2. 继续怀孕至生产 流产、早产、胎儿生长发育迟缓,以及胎盘粘连、胎盘植入、前置胎盘等的发病率明显增加,足月妊娠子宫破裂的概率也相应增加,严重危害母婴健康。

因此,为减少产后意外怀孕,应重视和加强产后避孕、做好产后避孕工作,对降低产后意外怀孕率、提高女性的生殖健康水平具有重要意义。

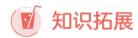 **知识拓展**

哺乳期应该怎样避孕

哺乳期的妈妈们可以选择的避孕方法有很多,一般来说用得比较多的有下面这几种。

1. 使用安全套 注意安全套只有在正确使用的情况下,才能达到较高的避孕水平。但由于受到使用者依从性,特别是配偶能否坚持和正确使用因素的影响,属于低效避孕方法,不建议作为首选推荐。

2. 放置宫内节育器 宫内节育器(intra-uterine device,IUD)的避孕成功率是比较高的,如果是母乳喂养的妈妈,建议选择含铜的宫内节育器,可以避免影响母乳的质量和数量。含铜宫内节育器是目前国内临床广泛应用的宫内节育避孕器具,因含铜面积不同时限略有差异,使用时限可达10年以上。

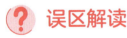
由于产后有宫腔大、宫壁薄、子宫较软等高危因素,建议产褥期过后再放置。

3. 皮下埋植避孕针　为单纯孕激素避孕药具。将孕激素与硅橡胶以及具有缓释功能的材料制成小棒或胶囊形状,植入上臂内侧皮下持续恒定释放激素而达到避孕作用。避孕时限根据剂型不同而不同。目前,我国有两大类:国产含左炔诺孕酮皮下埋植剂和进口含依托孕烯皮下埋植剂;前者的避孕时限为四五年,后者的避孕时限为 3 年。WHO 推荐的使用时机:不哺乳的妈妈产后可立即埋植,哺乳的妈妈产后 42 天开始使用。目前的临床研究显示,皮下埋植剂对妈妈的乳汁量及乳汁中蛋白质、乳糖、脂肪等的含量均无影响;产后 6 周以后放置皮下埋植剂避孕的妈妈,对其哺乳婴儿的身高、体质量、头围及发育等均无影响。

4. 永久避孕法　输卵管绝育术,临床应用广泛,避孕效果高,但由于存在不可逆性,适用于永久无生育需求或再次妊娠时会发生极高风险与危害的女性。WHO 推荐的使用时机:产后即时至 7 天以内,或产后 42 天以后可实施女性绝育术。但伴有产褥感染、产后出血等严重并发症时,需延时实施。男性输精管绝育术可在产后任何时间实施。

❓ 误区解读

哺乳期闭经避孕法(lactational amenorrhea method,LAM)是可靠的产后避孕方法

错。LAM 是一种以女性产后哺乳伴有生理性闭经为原理的自然避孕法。但需要满足以下 3 个条件,且达到每天一定的哺乳频次及时间,才能达到一定效率的避孕:①产后 6 个月内;②全程专一母乳喂养,按需哺乳,未添加辅食;③产妇月经尚未恢复,处于闭经状态。

WHO 的调查显示,采用 LAM 避孕的新妈妈,若未满足前述条件,其避孕有效率降低。故为避免意外怀孕发生,此方法不推荐作为常规避孕措施,建议采用该方法避孕的妈妈及时更改避孕方法,采取其他更有效的避孕措施。

📋 小贴士

哺乳期意外怀孕怎么办

除了永久避孕法外,其他哪一种避孕方法都不能保证 100% 的避孕成

功率,万一避孕措施失败比如安全套破裂或滑落,或者忘了按时吃避孕药怎么办?

这个时候妈妈就需要采取紧急避孕措施,比如放置含铜的宫内节育器(避孕失败后5天内放置效果最佳),或者服用紧急避孕药,但母乳喂养的妈妈要吃紧急避孕药的话,必须先咨询医生,在医生指导下选择药品、遵医嘱调整哺乳。

最后再提醒一下各位妈妈,如果你不想产后短时间内再次怀孕,就一定要做好避孕措施,如果避孕失败,也一定要尽快采取紧急避孕措施。如果产后好几个月都还没有来月经且有发生过性行为的,就最好去找医生做个检查,排除哺乳期再次怀孕的情况。

(郑园园)

 参考文献

[1] 谢幸,孔北华,段涛. 妇产科学[M]. 9版. 北京:人民卫生出版社,2018.
[2] 程利南,狄文,丁岩,等. 女性避孕方法临床应用的中国专家共识[J]. 中华妇产科杂志, 2018,53(7):433-477.

第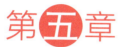章

更年期女性保健

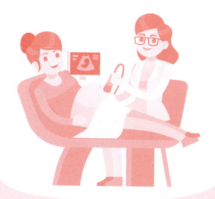

第一节

什么时候绝经正常

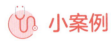

小案例

患者:医生,我今年已经55岁了,目前还未绝经,但现在已经存在月经不规律的状况,有的时候快两个月才会有一次,而且出血量特别多,经期时身体不是特别舒服,而且我本身就存在缺铁性贫血,有的时候会感觉到头晕乏力。想问一下,我大概什么时候能绝经,有什么办法能缓解我现在的症状吗?

医生:我国女性大概在50岁绝经,按照你的年龄来说大概到绝经的年龄了,建议你抽血检验一下抗米勒管激素(anti-Müllerian hormone,AMH),了解一下卵巢状况,可以大致推测绝经时间。另外月经量过多确实会导致贫血,没有其他特殊症状的话,可以考虑口服补铁药,多补充一些动物血和肝脏类食物。

小课堂

一、绝经

指女性卵巢功能衰退,月经停止。绝经一般分为自然绝经和人工绝经两种。自然绝经指卵巢内卵泡生理性耗竭导致绝经;人工绝经是指手术切除双侧卵巢或用其他方法(如放疗和化疗)停止卵巢功能导致绝经。40岁以上女性末次月经后12个月仍未出现月经,排除妊娠后则可临床诊断为绝经。调查研究显示,我国女性的绝经年龄一般在45~55岁,平均年龄为49岁。

二、缺铁性贫血

缺铁性贫血主要是因为铁的需求与供应不平衡,导致体内储存的铁耗尽,随后出现红细胞内铁缺乏,最终引起缺铁性贫血,主要症状表现为头昏乏力、眼花、耳鸣和头痛等,营养不良、月经量过多及某些病理因素(如胃大部切除、慢性失血和寄生虫感染等)均会导致贫血。

三、AMH

由卵巢小滤泡的颗粒层细胞所分泌的荷尔蒙,可以反映整个生命周期的卵泡活性。青春期后 AMH 浓度达到高峰,整个生育期均会维持较高水平,随后下降,绝经后 AMH 将不会测出。

 知识拓展

绝经后易发生骨质疏松

有研究显示,绝经后发生骨质疏松的概率会增加,主要是由于绝经后雌激素水平下降,骨质钙流失增多,一般在绝经 10~15 年后会比较明显。所以可补充钙含量较高的食物如奶类、豆类和坚果等,适当进行户外的体育锻炼,最好每周有氧运动达 150 分钟,多晒太阳,保持健康体重,防止跌倒。必要时可适量补充钙剂和维生素 D。同时定期进行骨密度检查。

 误区解读

一、绝经是正常现象,不需要任何医学干预

不一定。虽然绝经确实是女性生命的必经阶段,但由于绝经后体内激素水平急剧变化,可能会出现代谢失衡,导致患代谢性疾病的概率增加,或者出现严重围绝经期综合征,必要时合理的医学干预可以帮助女性极大地提高绝经后的生活质量,目前我国推荐绝经期采用绝经激素治疗(MHT)解决相关症状及疾病。

二、绝经后会老得很快

不是的。绝经期是女性身体机能发生重大变化的时期,机体生理状态变

化会比较大,但并不意味着加速衰老。一般认为绝经是因为卵巢功能衰竭,导致激素水平变化,特别是雌激素水平下降,由于很多器官的正常运行都与雌激素有关,所以绝经后身体机能出现下降是正常的。但注意绝经后的身体保健,必要时可以咨询医生采用适当补充激素的方法治疗以有效提高生活质量。

📋 小贴士

女性衰老的一个突出表现就是卵巢功能衰退,随后出现绝经,绝经期间可能会出现多种相关症状,如情绪不稳定、容易焦虑、头晕、食欲减退等。另外绝经对心血管、骨骼、认知等也会产生一定的不良影响,所以绝经期女性要定期进行健康体检,适量运动、健康饮食、积极参加社交活动并合理调整心理状态。饮食建议参考《中国居民膳食指南(2022)》,多吃全谷类食物,蔬菜水果充足,保证优质蛋白供应;由于身体代谢机能减弱,要注意减少高糖高脂类食物摄入(糖摄入量每天少于 50g,油摄入每天 25~30g),戒烟限酒,充足饮水(每天1 500~1 700ml)。

绝经后也要注意妇科保健,保持清洁卫生。如果绝经后又出现阴道流血,一定要前往正规医院检查,排除妇科肿瘤的可能,另外如果检查发现子宫内膜异常增厚,说明体内雌激素水平异常,一定要详细检查查明原因。

(马庆华 黄 丽)

👤 参考文献

[1] 谢梅青,陈蓉,任慕兰.中国绝经管理与绝经激素治疗指南(2018)[J].协和医学杂志,2018,9(6):512-525.

[2] 崔小娟,郁琦.绝经管理任重而道远[J].协和医学杂志,2021,12(2):147-150.

[3] 左宏玲,邓燕,王艳芳,等.低剂量与标准剂量结合雌激素联合不同孕激素应用对围绝经期综合征患者骨密度的影响[J].中华妇产科杂志,2018,53(4):243-247.

第二节

什么是卵巢功能衰退

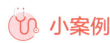 **小案例**

我们常常能够在各种资讯中看到类似这样的标题："20 岁花季少女小方却有 50 岁的卵巢,原因竟然是……""26 岁卵巢功能濒临衰竭,竟是因为这些小习惯……"。市面上各种美容院的卵巢按摩和保养项目更是花样繁多,各种各样的按摩手法、各种风味的精油套餐,甚至号称有"返老还童"的效果。

其实我们也推荐要进行卵巢保养,但绝不是卵巢按摩。到底要怎么做,我们今天就来聊一聊。

 小课堂

一、卵巢

卵巢为雌性动物的生殖腺,其大小和形状会因为年龄不同而有所差异,幼女期和青春期较小,然后体积会逐渐增大。性成熟期卵巢长 2.5~5.0 厘米,宽 1.5~3.0 厘米,厚 0.6~1.5 厘米,达到最大。绝经后,体积显著减小,在年老时其长、宽、厚度都只有 0.5 厘米左右。

二、卵巢的功能

卵巢是女性的生殖腺,具有生殖和内分泌功能。生殖功能主要体现在生产卵细胞:生育年龄女性除妊娠和哺乳期外,卵巢每个月发生 1 次周期性变化并排出卵细胞,排卵多在月经周期第 14~16 天。卵细胞是由卵巢内卵泡分泌排出的,每个月只有 1 个卵子成熟排出。内分泌功能主要体现在分泌雌激素、孕激素和极少量的雄激素,它们对机体有着重要的作用。

三、卵巢早衰

指女性在 40 岁前出现持续性闭经或性器官萎缩,同时伴有促性腺激素水平上升、雌激素水平降低而导致的相应症状,如潮热多汗、面部潮红、性欲低下等。此时卵巢中正常卵细胞数量减少,体内雌激素水平下降,临床以月经不调、闭经、不孕为主要表现,随后会出现绝经。

 知识拓展

一、如何了解卵巢功能状况

目前临床上评估女性卵巢功能的方法主要有年龄、生化指标[包括 AMH、基础卵泡刺激素(b FSH)、基础雌激素(b E2)、抑制素 B 等]、卵巢超声检查、基础窦卵泡计数(AFC)及卵巢体积等方式。一般认为 32 岁后卵巢功能会开始出现下降的趋势,35 岁后下降明显,伴随生育能力的下降。临床检测指标可以咨询医生,一般需要综合判断。

二、卵巢早衰的危害

1. 不孕不育　很多卵巢早衰是因为不孕检查发现的,因为卵巢储备功能下降,会导致卵子质量下降、怀孕困难。
2. 月经失调　由于卵巢功能衰退,雌激素水平下降,导致月经异常甚至闭经。
3. 心血管疾病和骨质疏松风险增加。
4. 皮肤失去光泽,色斑增多。

 误区解读

一、卵巢按摩有效

卵巢按摩一般是没有效果的。卵巢位于耻骨联合后下方双侧髂窝区,由骨盆保护。正常大小的卵巢即使是临床触诊检查也不可能摸得到,一般美容院更不可能做到,所以卵巢按摩效果基本等同于无。此外,精油确实可以透皮吸收,但要想定点作用于卵巢基本不可能。

二、月经量少就是卵巢功能衰竭了

不一定。虽然月经量少可能跟卵巢功能有关,但也不绝对。很多其他疾病,例如宫腔粘连等,都会导致经血流通不畅,月经量减少。如果连续几次月经量少于 5mL,应该到医院检查一下子宫内膜情况和雌激素水平,综合判断是否出现卵巢功能衰竭。

三、卵巢早衰没有挽回的余地

不是的。目前我国针对卵巢早衰主要的治疗方案是激素替代治疗,主要目的是促进第二性征发育,维持月经来潮,缓解低雌激素症状,预防子宫内膜萎缩,维持育龄期女性的生育能力,预防骨质疏松。此外,针对免疫功能等引起的卵巢早衰还有免疫疗法。

📋 小贴士

虽然卵巢按摩基本没有用处,但正确的卵巢保养还是很有必要的。包括以下几点。

1. 营养均衡　多吃蔬菜水果,避免高油高脂食物过多摄入,充足饮水。

2. 适量运动　定期进行有氧运动训练,每周至少 150 分钟,维持正常体重。

3. 心情愉悦　保持积极向上的心态,积极参加社交活动。

4. 正常作息　避免熬夜,保证充足睡眠。

5. 避免接触有毒物质　特别是生殖毒性的物质,比如农药、苯等。

6. 谨慎使用化妆品　对效果特别明显的产品,应该怀疑其中含有激素类物质。

其实总结来说就是保持良好的生活习惯,不仅仅是卵巢需要保养,身体的所有器官都需要被好好对待。进入绝经期以后,年老女性卵巢功能衰竭,应该定期进行妇科检查,了解身体状况,特别警惕绝经后出血的症状,如果出现一定要到医院检查。对于 40 岁以前的育龄期女性,如果持续 3 个月出现月经不规律,建议去妇科检查卵巢功能,以免影响正常生育。

（马庆华　劳雅琴　黄　丽）

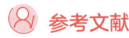
参考文献

[1] 邓潇,舒宽勇.抗苗勒管激素检测在评估女性卵巢储备功能中的价值[J].中国妇幼保健,2021,36(10):2319-2321.

[2] 冯鹏辉,廖芷绮,闫华程,等.卵巢早衰的发生与诊疗研究进展[J].中国妇幼保健,2018,33(20):4795-4797.

第三节

更年期情绪真的会有变化吗

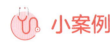

小案例

同事闲聊时,小方说感觉她姐进入更年期了,态度不好,动不动就发脾气,把孩子都说哭了,家里人也有点受不了,但当同事问她姐多大时,她说才35岁。好像人们不分缘由地就认为中年女性发脾气就是进入更年期了,而更年期唯一的表现就是逐渐增长的脾气。其实这是很错误的想法,一般这么年轻的女性是不会进入更年期的。更年期是女性人生的又一个阶段,往往伴随着很多其他的变化,现在我们就来聊一聊。

小课堂

一、更年期

医学上定义为围绝经期,是绝经前期、绝经期和绝经后期的统称。此时卵巢功能由活跃转入衰退状态,排卵变得逐渐不规律直至不再排卵,同时伴有月经不规律的情况出现。围绝经期的开始时间具有明显的个体差异,此时体内雌激素和孕酮水平波动明显。我国女性一般在 45 岁以后开始进入此时期。

二、更年期综合征

即围绝经期综合征,指女性绝经前后出现性激素波动或减少所致的一系列以自主神经系统功能紊乱为主,伴有精神心理障碍的一系列症状,包括情绪暴躁、头晕耳鸣、潮热出汗、食欲减退等。大部分女性在绝经期前后都会产生相关症状。

 知识拓展

一、更年期会出现的症状

更年期会出现轻度、中度或者重度症状,持续时间为 6 个月至 10 年,有时更长。需要说明的是,并不是所有女性都会出现更年期症状。常见症状如下。

1. 月经周期紊乱　一般最早出现的症状是月经周期缩短,然后延长。

2. 潮热　一般在停经前就会出现,原因尚不明确,75%~85% 的女性会出现。

3. 情绪波动　疲劳、暴躁易怒、注意力不集中和情绪改变等。

4. 月经前、经期或经期后偏头痛恶化(月经性偏头痛)。

5. 阴道症状　阴道干涩、性交困难等。

6. 乳房触痛

7. 睡眠障碍　出现失眠。

8. 更年期泌尿生殖器综合征　包括尿急、尿路感染等。

二、更年期的激素治疗

激素替代疗法是目前更年期综合征最有效的治疗方案,常用药物是天然或合成的雌激素、孕激素及雌孕雄激素复合药物。在采用激素替代治疗时一定要进行详细的身体状况检查,在医生指导下谨慎选择。另外,不推荐无症状的围绝经期女性、>60 岁或绝经后 10~20 年的女性接受激素治疗。

 误区解读

一、情绪暴躁就是进入更年期了

不是。情绪受很多因素的影响,特别是现代社会生活压力增大,女性的情绪比较容易出现波动,不能因为情绪不稳定就判断进入了更年期。更年期的诊断属于临床诊断,如果女性处于绝经期年龄,并表现出更年期的症状,可能是进入了更年期。

二、男性没有更年期

不是。男性的更年期医学上称为男性迟发性性腺功能减退症,表现为雄激素水平下降,出现焦躁不安、性欲减退、呼吸困难、手足麻木和头痛等相关症状。男性更年期不如女性更年期表现得明显,但也需要关注。

三、更年期综合征不能治疗

可以治疗。出现更年期综合征,且对生活造成影响的患者需要治疗,目前我国主要采用激素替代疗法,替代疗法可以很好地缓解更年期相关症状,但也要注意副作用,如果要采用激素治疗,一定要咨询医生,控制好用量和使用时间,不要自行购买药物。

四、更年期综合征不能预防

更年期是人生正常的阶段之一,女性要多加关注自身状况,如果出现相关症状,不要忍耐,也不要胡乱服用保健品,应咨询医生,接受专业治疗。同时调整个人心态,保持积极乐观的生活态度。

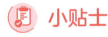 **小贴士**

更年期的自我保健策略

1. **养成良好的生活习惯**　在生命的任何时期,良好的生活习惯都会使人受益。合理饮食,适量运动,充足睡眠,避免疲劳。

2. **正常生活**　进入更年期也不必特意改变自己的生活节奏,过分关注可能会增加焦虑情绪。

3. **定期检查身体**　定期进行体格检查,特别是妇科检查,包括白带检查、HPV 检查等。

4. **出现身体状况及时就医**　不要认为是更年期的正常症状而忽略。

5. **注意补充维生素和钙**　在进入更年期后,由于雌激素水平波动,可能会出现钙质流失加快和自主神经功能紊乱,因而可以多补充一些富含维生素和钙的食物,如奶类、大豆等。也可以考虑补充一些复合维生素片和钙剂。

6. 积极调整情绪，参加社会活动　由于雌激素水平变化确实会导致情绪波动，所以女性要学会一些情绪调节的方法，保持心态平和。

另外，女性不要随便服用药物，特别是一些宣称可以"返老还童"的药物，一定要警惕其中是否含有雌激素或者其他违禁成分。除了女性自我的调节，培养良好的家庭氛围，家庭成员的关心与理解也可以有效地缓解更年期的情绪波动，家人一定要时刻了解女性的思想状况，防止因为更年期情绪波动出现抑郁等问题。

（劳雅琴　马庆华　黄　丽）

 参考文献

［1］谢梅青，陈蓉，任慕兰 . 中国绝经管理与绝经激素治疗指南（2018）［J］. 协和医学杂志，2018，9（6）：512-525.

［2］JoAnn V.Pinkerton. 绝经 . 默沙东诊疗手册（医学人士专业版）［EB/OL］.（2021-08-14）［2023-09-10］. https://www.msdmanuals. cn/professional/gynecology-and-obstetrics/menopause/menopause.

第四节

感觉一阵阵燥热是否正常

 小案例

方女士：医生，我 49 岁了，月经变得不太规律，这次推迟大概 15 天了，最近总感觉燥热，特别是脸上，每次大约持续十分钟的样子，有的时候会感觉心慌，晚上会出很多汗，而且有点失眠，我这是怎么了？

医生：初步判断你应该是出现更年期综合征了，但还是要先做一下妇科检查，排除一下其他问题。

小课堂

这种燥热的感觉，医学上叫作潮热。

一、什么是潮热

潮热是一种以头、面、颈、胸部皮肤发热为主要表现的强烈自我感受，可伴有出汗、心慌、焦虑、烦躁等症状，一般在夜间表现较为突出。围绝经期和绝经后期女性较为多见，为就医的主要原因之一。

75%~85% 的女性由于血管舒缩功能异常出现潮热、盗汗，通常在绝经前开始，平均持续7.4年，有的可持续10年以上。目前潮热发生的机制尚不明确，可能与性激素、儿茶酚胺、内啡肽及其他神经递质的作用有关。

二、潮热的常见原因

1. **更年期**　潮热属于更年期女性较为常见的症状之一。更年期潮热的主要原因是卵巢功能减退，雌激素分泌减少，出现血管收缩功能障碍。潮热出汗是更年期综合征最突出的特征性症状之一。潮热一般起自前胸，涌向头颈部，然后波及全身，在潮红的区域皮肤会变红，并且患者有灼热感，紧接着会出现暴发性的出汗。这种过程一般持续几秒或者几分钟不等，发作的频率为每天几次到几十次，夜间醒来以及急躁的时候容易发生，这种症状可以历时多年。另外还可能会出现睡眠障碍、情绪低落、抑郁，皮肤黏膜干燥、性欲下降，也可能出现身材变化。随着雌激素缺乏时间的延长，将会出现骨骼的损害、骨量的减少、骨质疏松风险的增加，甚至心血管疾病风险也会增加。另外，随着雌激素长期的缺乏，发生痴呆的概率也将会增加。如果出现了雌激素减少的潮热、多汗，首先应该进行科学的生活方式调整，包括合理均衡的营养，科学适度地锻炼，要注意戒烟、限酒，作息规律，保证良好的睡眠和心理的平衡。

2. **药物**　很多常见处方药的副作用之一就是潮热，如阿片类药物、抗抑郁药和一些治疗骨质疏松症的药物。如果服药与潮热发作的时间相一致，要考虑这个因素。

3. **超重**　超重会影响代谢功能，引发潮热发作。节食和锻炼有助于减轻超重者的潮热发作。

4. **食物过敏**　进食辛辣刺激的食物时，大部分人会出现潮热发作。酒精和咖啡因有可能会引起潮热，或者食物成分过敏也有可能会导致潮热。

5. **焦虑**　心跳加速和紧张烦躁是两个最典型的焦虑症状，也会引起潮热。

6. **疾病** 与激素或内分泌系统相关的疾病都会导致潮热,特别是甲状腺问题。甲状腺功能过度活跃(甲亢)会引起潮热发作。此外,感染和病毒也会造成潮热。

7. **性腺切除** 会导致雌激素水平下降,出现潮热。

 ## 误区解读

一、潮热是正常现象,不需要去医院

如果症状较为轻微的话,可以自行调理。如果症状影响正常生活,就要及时就医。潮热的症状在更年期女性中较为常见,挂号时可以选择普通内科或者妇科就诊;医生可以帮助评估更年期综合征的影响程度,还会帮助考虑是否有使用雌激素替代药物的禁忌证,比如是否有雌激素依赖的肿瘤,像卵巢肿瘤、乳腺癌,或者是有新发的血栓、自身免疫性的损害。如果没有上述禁忌证,医生可能会选择个体化雌激素或者是雌孕激素联合治疗,在使用期间定期评估疗效和安全性。

二、晚上经常潮热出汗,就是更年期症状

如果晚上经常性潮热出汗,不一定都是更年期症状。如果遇到这种情况,长期困扰生活和工作,需要及时就医,排除其他疾病,如糖尿病、甲状腺功能亢进或缺钙等情况。当然,如果室内空气不流通,室内温度过高也会引起潮热出汗。如果是更年期症状,需要注意饮食和心理,适量运动,缓解潮热出汗等症状。

 ## 小贴士

改善潮热症状可以这样做

1. **避免诱因** 如辛辣刺激的食物、明亮的灯光等可能会对人体生理状态产生较大影响。

2. **降低环境温度** 可以用空调或者风扇降低室温,注意开窗通风,保持室内空气清洁。

3. **避免情绪波动** 面对事情保持平和的心态,避免给自己造成心理负担。

4. **适量运动和减肥** 积极参加户外活动,改善机体代谢状态。

5. **避免饮酒和过量饮用咖啡** 出现潮热的更年期女性,往往会伴随有情绪波动,所以在努力缓解潮热症状时,要多关注个人的心理状态,多与家人交

流沟通,互相理解,维持和谐稳定的家庭氛围。如果确实心理状态难以自我调整,可以咨询心理医生。

(马庆华 黄 丽 劳雅琴)

参考文献

[1]姜海,张晶,王文娟,等.低雌激素引发潮热的外周机制[J].解剖学报,2016,47(5):709-713.

[2]JoAnn V.Pinkerton.绝经.默沙东诊疗手册(医学人士专业版)[EB/OL].(2021-08-14)[2023-09-10].https://www.msdmanuals.cn/professional/gynecology-and-obstetrics/menopause/menopause.

第五节

绝经后又来"例假"正常吗

 ## 小案例

　　刘阿姨55岁了,已经1年多不来月经,医生说她绝经了。可是最近"例假"又来了,她既开心又害怕,开心的是"返老还童"了,害怕的是明明绝经了又来月经太不正常。带着疑问,刘阿姨来到全科门诊咨询医生。

　　全科医师:刘阿姨的心情我们很理解,现在就来详细地了解下绝经了又来"例假"正常吗?

 ## 小课堂

一、什么是绝经

　　绝经分为自然绝经和人工绝经。自然绝经是指卵巢内卵泡生理性耗竭所致的绝经;人工绝经指两侧卵巢经手术切除或放射性照射等所致的绝经。绝经的本质是卵巢的功能衰竭。

二、什么是绝经后出血

绝经后出血是指绝经期女性月经停止 1 年或 1 年以上又出现阴道流血。常与内分泌紊乱、生殖道炎症、子宫和卵巢出现良性或恶性肿瘤有关。

(一)典型表现

绝经期女性月经停止 1 年或 1 年以上出现阴道流血,出血量多少不等,有的仅为少量血性阴道分泌物,有的为中等量甚至大量出血。阴道出血可持续或间断出现。

(二)起病原因

1. 生殖道炎症　常见于老年性阴道炎,因雌激素减少,阴道上皮萎缩,黏膜变薄,自净能力差,对细菌的抵抗力弱。炎症开始为非特异性,以后可发生混合感染,除感觉外阴瘙痒和疼痛外,分泌物常呈水样。其他如慢性子宫内膜炎、宫颈萎缩性狭窄、宫腔积脓以及宫颈息肉等也可引起出血。

2. 内分泌问题　主要是雌激素的累积反应。绝经后卵巢分泌的雌激素随之下降,内膜退化。但卵巢间质仍能产生雌激素,肾上腺皮质产生的雄激素也可转化为雌激素,这些持续过多的内在雌激素使子宫内膜呈增生型,以后可以脱落出血。

3. 肿瘤　宫颈癌、子宫内膜腺癌、子宫黏膜下肌瘤,以及产生雌激素的卵巢肿瘤如颗粒细胞瘤、卵泡膜细胞瘤、卵巢癌等。

4. 药物　如雌激素类药物的服用、其他激素类药物的服用或接受阿司匹林、氯吡格雷等抗凝药或抗血小板药物治疗等。

5. 子宫原因　如子宫脱垂,宫颈脱出外阴,长年累月的摩擦引起溃疡出血,以及子宫托引起阴道壁炎症、溃疡等出血。

(三)需要做哪些检查

1. 体格检查　医生会观察外阴、阴道萎缩情况,阴道有无炎症及肿物,白带色和量,尿道口有无肉阜,是否易出血;宫颈有无糜烂、息肉或肿物;注意子宫大小,附件有无肿物;常规行阴道直肠指诊(即三合诊检查),避免遗漏盆腔后方或直肠病变。

2. 实验室检查　阴道分泌物检查如颜色、形态、气味有无改变,还可了解有无细菌、病毒出现,可用于判断阴道有无炎症,同时进一步诊断炎症的原因,且对于女性生殖系统感染和肿瘤的诊断、雌激素水平的判断以及性传播疾病等有一定的应用价值。

3. 影像学检查

（1）超声检查：可以了解子宫大小、子宫内膜厚度、有无回声不均、有无肌层浸润及其程度等，还可确定肿块的部位、大小、性质及有无腹水等，是鉴别诊断子宫内膜息肉、子宫内膜癌、卵巢癌、输卵管癌的常用检查，也是初步筛查的方法。

（2）盆腔 MRI、CT 等：可较清晰地显示病变大小、范围、肌层浸润及盆腔与腹主动脉旁淋巴结转移情况等，较准确估计肿瘤分期，是诊断子宫内膜癌的常用方法。

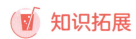

知识拓展

子宫内膜增厚

绝经后女性行超声检查时常可见到子宫内膜增厚，部分患者可能与早期子宫内膜癌有关，因此，超声检查已成为有症状或无症状的绝经后女性体检及筛查的主要项目之一。

绝经后子宫内膜增厚的病因包括以下几个方面。

1. 子宫内膜息肉　子宫内膜息肉是子宫内膜腺体和纤维间质局限性增生隆起而形成的一种带蒂的瘤样病变。由于息肉在宫腔中因前后子宫壁闭合而成扁平状，与子宫内膜紧贴且回声相似，因此绝经后期子宫内膜息肉的超声检查结果主要表现为宫腔内异常回声团块或子宫内膜增厚。

2. 雌激素水平升高　绝经后女性的卵巢和肾上腺皮质仍分泌雄激素，经外周转换为雌酮，对子宫内膜有累积刺激作用，使子宫内膜发生增生期变化。此外，老年人长期服用含雌激素的食物、保健品及药物，可能使体内雌激素水平升高。

3. 黏膜下肌瘤　突向宫腔小的或已萎缩的黏膜下肌瘤，因患者绝经时间较长，肌瘤组织变性、软化或囊性变，故在影像学上可能会表现为子宫内膜增厚。

4. 子宫内膜癌　Ⅰ型子宫内膜癌的发生可能是在无孕激素拮抗的雌激素的长期作用下，发生子宫内膜增生，继而癌变，故影像学上可表现为子宫内膜增厚。

5. 子宫内膜基底层个体差异　子宫内膜基底层个体之间有差异，绝经后功能层极度萎缩，几乎与基底层分不清。而基底层很难刮出，超声影像学显示子宫内膜增厚但能刮出的组织极少，也提示可能所见的增厚是基底层。

6. 其他　绝经后卵巢功能急剧下降导致雌激素水平降低，宫颈、宫腔萎缩,使子宫易受细菌侵犯,致子宫内膜充血水肿,在 B 超下可见子宫内膜增厚。各种原因导致的宫腔粘连或积液,B 超下也可能显示为子宫内膜增厚的假象。

 误区解读

绝经后子宫内膜增厚一定要手术

不是的。对于绝经后无出血但是子宫内膜增厚的女性,大部分内膜切除的病理为良性病变或正常组织,所以除了进行积极筛查之外,对于可控的高危因素,如糖尿病、肥胖等,可以进行生活习惯的积极干预来降低子宫内膜病变的发生风险。但是合并子宫内膜癌的高危因素(如肿瘤家族史、糖尿病、肥胖等)则要子宫内膜活检后排除恶性病变。

 小贴士

绝经后出血需要注意什么

1. 如果出现出血,需要尽早到医院检查治疗,应及时了解引起的具体病因、控制病情的发展,否则会诱发严重的后果。

2. 正确护理私处,勤换洗内裤,尽量选择宽松的裤子,绝经期间要注意多休息,不可过度劳累,注意情绪的调节。

3. 合理饮食,不吃辛辣刺激性的食物,不能乱服用激素类或抗生素类的药物,根据医生的建议,采取相应的治疗药物来控制病情;增加铁元素的摄入量,避免出现缺铁性贫血。

(高珊珊　郑园园)

 参考文献

[1] 谢幸,孔北华,段涛. 妇产科学[M]. 9 版. 北京:人民卫生出版社,2018.

[2] 王田华,张慧英. 绝经后子宫内膜增厚的研究进展[J]. 国际生殖健康/计划生育杂志,2017,36(4):349-352.

[3] 李灿,李慧,程静新. 绝经后子宫内膜增厚与子宫内膜病变的相关性研究[J]. 实用妇产科杂志,2021,37(1):62-66.

第六节

老年性阴道炎是什么

 小案例

　　黄阿姨今年刚退休,最近她和老伴同房后就觉得下面不舒服,又痛又痒。这么私密的问题黄阿姨一直忍着,羞于说出口,也变得很害怕跟老伴同房。带着疑问,她鼓起勇气来到了全科门诊……

　　全科医师:黄阿姨,目前您主要的问题是和老伴性生活后出现不舒服,所以我们现在要做一下妇科检查,着重检查一下阴道、阴道口以及白带,看看会不会是老年性阴道炎引起的。

 小课堂

一、什么是老年性阴道炎

　　老年性阴道炎常见于绝经后的老年女性,属于绝经期综合征最为常见的一种疾病,绝经后女性的发病率在 31.7% 左右。外阴瘙痒、灼痛为疾病的主要临床表现,部分患者可伴随绝经期综合征其他症状(骨质疏松、盗汗、潮热等),对患者的生活质量存在严重不良影响。

二、老年性阴道炎病因

　　绝经后女性因卵巢功能衰退或缺失,雌激素水平降低,阴道壁萎缩,黏膜变薄,上皮细胞内糖原减少,阴道内 pH 升高(多为 5.0~7.0),嗜酸的乳杆菌不再为优势菌,局部抵抗力降低,以需氧菌为主的其他致病菌过度繁殖,从而引起炎症。

三、老年性阴道炎的临床表现

主要症状为外阴灼热不适、瘙痒，阴道分泌物稀薄，呈淡黄色；感染严重者阴道分泌物呈脓血性。可伴有性交痛。检查时可见阴道皱襞消失、萎缩、上皮变薄。阴道黏膜充血，有散在小出血点或点状出血斑，有时可见浅表溃疡。

四、老年性阴道炎的诊断

阴道分泌物检查可见大量白细胞，未见滴虫、假丝酵母菌等致病菌。因患者受雌激素水平低的影响，阴道上皮脱落细胞量少且多为基底层细胞。但对于血性分泌物者，应与生殖道恶性肿瘤相鉴别。对于出现阴道壁肉芽组织及溃疡情况者，需行局部活组织检查，与阴道癌相鉴别。

五、老年性阴道炎的治疗

1. 补充雌激素　补充雌激素主要是针对病因的治疗，以增加阴道抵抗力。雌激素制剂可局部给药：局部涂抹雌三醇软膏或雌二醇凝胶等，每日 1~2 次，连用 14 日。全身给药：口服替勃龙 2.5mg，每日 1 次，也可选用其他雌孕激素制剂连续联合用药。

2. 抑制细菌生长　阴道局部应用抗生素如诺氟沙星制剂 100mg，放于阴道深部，每日 1 次，7~10 日为 1 个疗程；或复方甲硝唑阴道栓治疗，每晚临睡前用药，在清洁外阴以后取 1 粒药物塞入至阴道后穹窿，每日 1 次，连用 2 周。对阴道局部干涩明显者，可应用润滑剂。

3. 雌激素全身序贯用药　因用药时间周期较长，患者遵医嘱能力变差，对于患者及医生都有待考量。

4. 中药栓剂治疗　如保妇康栓等。

 ## 误区解读

一提"雌激素治疗"便恐慌

应用雌激素治疗是为了改善患者的症状，大家千万别提"激素"便恐慌，在医生的指导下，局部的激素治疗是很安全的。

目前应用的雌激素：雌二醇凝胶为临床较为常用的雌激素药物，具有同天然雌激素相似的化学结构，是高活性激素，外用可以减小药物对肝脏功能产生的影响，且可以避免消化道当中的食物、pH 等对药效产生的影响，提升靶器官药物浓度、效果及临床疗效。

小贴士

1. 注意皮肤环境的平衡　不建议使用各种"药液"进行外阴过度清洗。老年性阴道炎外阴瘙痒时,不建议用热水烫洗外阴,虽然这样做能暂时缓解外阴瘙痒,但会使外阴皮肤干燥粗糙,不久瘙痒会更明显,清洗外阴时宜使用温水。

2. 保持内裤干净　患病期间每日换洗内裤,内裤要宽松舒适,选用纯棉布料制作。

3. 正确清洗外阴　平时注意卫生,减少患病机会,不要为了"消毒杀菌"就使用肥皂或各种药液清洗外阴,因为老年女性的外阴皮肤一般干燥、萎缩,经常使用肥皂等刺激性强的清洁用品清洗外阴,会加重皮肤干燥,引起瘙痒,损伤外阴皮肤。清洗外阴时应用温开水,里面可以加少许食盐或食醋,选用的卫生纸应该带有"消准"字样,勤换洗内裤,自己的清洗盆具、毛巾不要与他人混用。

4. 不盲目用药　外阴出现不适时不要乱用药物,因为引起老年性阴道炎的细菌多为大肠杆菌、葡萄球菌等杂菌,不同于育龄期女性以霉菌性阴道炎、滴虫阴道炎最多见,因此不要乱用治疗霉菌或滴虫的药物,更不要把老年性阴道炎当作外阴湿疹而乱用激素药膏,这样会适得其反。

5. 改善性生活小方法　由于老年女性阴道黏膜薄,阴道内弹性组织减少,过性生活时有可能损伤阴道黏膜及黏膜内血管,使细菌乘机侵入。解决方法:可以在性生活前将阴道口涂少量油脂,以润滑阴道,减小摩擦。

（高珊珊　郑园园）

参考文献

［1］谢幸,孔北华,段涛.妇产科学［M］.9版.北京:人民卫生出版社,2018.

［2］张青冬,尹红章,廖华.结合雌激素联合甲硝唑阴道给药治疗老年性阴道炎的Meta分析［J］.药物评价研究,2018,41(6):204-210.

［3］刘鹏敏,魏馨,黄黎.雌激素局部与全身序贯应用治疗老年性阴道炎的疗效与安全性研究［J］.中国社区医师,2021,37(9):39-40.

［4］李莉,祁璘,琪美格.致康胶囊联合甲硝唑栓治疗老年性阴道炎的疗效观察［J］.现代药物与临床,2018,33(7):1759-1762.

［5］胡志英.激素替代联合局部用药在围绝经期萎缩性阴道炎患者中的疗效及对阴道局部环境的影响研究［J］.中国性科学,2018,27(9):88-91.

［6］董绍军.老年性阴道炎患者别拒绝用激素［J］.现代养生,2021,21(9):62.

第七节
老是憋不住尿是怎么回事儿

 小案例

女患者：医生，有一件难为情的事情，和周围的姐妹说了，她们都说是我变老了才这样的。

医生疑问道：那你想咨询什么问题呢？不知道方不方便说出来让我听听。

女患者：就是一咳嗽或是跳绳小便就流出来，真的是太尴尬了，我琢磨了很久，也不知道是怎么回事儿。这情况生小孩之后也有过，不过小孩一岁的时候就没有这样了，现在又出现了，我还想跳绳减肥呢！

医生：原来是这样啊，你这种情况医学上称为尿失禁，年龄对于这个疾病会有一些影响，现在让我们来具体了解一下吧。

 小课堂

女性盆底支持组织因退化、创伤等因素导致其支持薄弱，从而发生盆底功能障碍（pelvic floor dysfunction，PFD），包括盆腔器官脱垂、压力性尿失禁、生殖道瘘。现在我们着重了解下尿失禁，尤其是女性尿失禁。

一、什么是尿失禁

根据国际尿控学会（International Continence Society，ICS）的定义，尿失禁（urinary incontinence，UI）是指尿液从尿道口不自主流出的一种尿控失常状况。尿失禁是成年女性的一种常见疾病，种类繁多，且随着人口的老龄化，其患病率逐年上升，严重影响了患者的身心健康和生活质量。

二、女性尿失禁的分类

可根据不同的标准对女性尿失禁进行分类。根据年龄可分为小儿性、成年性及老年性尿失禁;根据病因可分为泌尿生殖类及非泌尿生殖类尿失禁;根据尿失禁的特点可分为持续性、间断性、完全性及夜间性尿失禁。英国国家卫生和临床医疗优选研究所指南(National Institute for Health and Clinical Excellence,NICE)将尿失禁分为压力性尿失禁(stress urinary incontinence, SUI)、混合性尿失禁(mixed urinary incontinence,MUI)及急迫性尿失禁(urge urinary incontinence,UUI)。三者的鉴别见"尿失禁的类型和定义"表格。2006年中国流行病学调查显示,压力性尿失禁在成年女性中的发病率为18.9%,是一个重要的卫生和社会问题。

尿失禁的类型和定义

类型	定义
压力性尿失禁	打喷嚏、咳嗽、大笑或运动等腹压增高时尿液的不自主流出
急迫性尿失禁	尿急或突然出现无法控制的强烈尿意时尿液的不自主流出
混合性尿失禁	打喷嚏、咳嗽及尿急时均有尿液的不自主流出

三、什么是女性压力性尿失禁

(一)病因

压力性尿失禁90%以上为解剖型压力性尿失禁,由盆底组织松弛引起。盆底组织松弛的原因主要有妊娠与阴道分娩损伤、绝经后雌激素水平降低等。最为广泛接受的压力传导理论认为,压力性尿失禁的病因在于盆底支持结构缺损而使膀胱颈/近端尿道脱出于盆底外。因此,咳嗽时腹腔内压力不能被平均地传递到膀胱和近端的尿道,导致增加的膀胱内压力大于尿道内压力而出现漏尿。不足10%的患者为尿道内括约肌障碍型,由先天发育异常所致。80%的压力性尿失禁患者伴有阴道膨出。

(二)压力性尿失禁的分级

Ⅰ级尿失禁:只发生在剧烈压力下,如咳嗽、打喷嚏或慢跑。

Ⅱ级尿失禁:发生在中度压力下,如快速运动或上下楼梯。

Ⅲ级尿失禁:发生在轻度压力下,如站立时,但患者在仰卧位时可控制尿液。

(三)诊断

患者症状为主要依据,除了常规体格检查、妇科检查及相关神经系统检查外,还需要相关压力试验、指压试验、棉签试验和尿动力学检查、尿道膀胱镜检查和超声检查等辅助检查。

（四）治疗

1. **非手术治疗**　用于轻、中度压力性尿失禁治疗和手术治疗前后的辅助治疗。包括盆底肌肉锻炼、盆底电刺激、膀胱训练、α-肾上腺素能激动剂和阴道局部雌激素治疗。30%~60%的患者经非手术治疗能改善症状，并治愈轻度的压力性尿失禁。产后进行凯格尔（Kegel）运动对产后尿失禁的女性有所帮助。

2. **手术治疗**　方法很多,有100余种。目前,公认的"金标准"术式为耻骨后膀胱尿道悬吊术和经阴道无张力尿道中段悬吊带术。压力性尿失禁的手术治疗一般在患者完成生育后进行。

🥤 知识拓展

1. **压力试验**　患者咳嗽时,尿道外口有尿液流出,则表示压力试验为阳性;反之则为阴性。值得注意的是,若压力试验为阴性,不排除患者膀胱充盈不良,可嘱患者改站立位,再次咳嗽以增加腹压,观察尿道口有无漏尿,防止漏诊。

2. **指压试验**　检查者把中、示指放入阴道前壁的尿道两侧,指尖位于膀胱与尿道交接处,向前上抬高膀胱颈,再行诱发压力试验。若漏尿停止,则表示指压试验阳性;反之则为阴性。

3. **棉签试验**　患者仰卧位,将涂有利多卡因凝胶的棉签置入尿道,使棉签头处于尿道膀胱交界处,分别测量患者在静息时及瓦尔萨尔瓦（Valsalva）动作（紧闭声门）时棉签棒与地面之间形成的角度。通常情况下,夹角应<15°,提示解剖学支持正常;若夹角为15°~30°,表示结果不能确定;若夹角>30°,提示解剖学支持薄弱,尿道活动度较大。

4. **尿流动力学检查**　包括膀胱内压测定和尿流率测定,膀胱内压测定主要观察逼尿肌的反射以及患者控制或抑制这种反射的能力,膀胱内压力的测定可以区别患者是因为非抑制性逼尿肌收缩还是压力性尿失禁而引起的尿失禁。尿流率测定可以了解膀胱排尿速度和排空能力。

5. **凯格尔运动**　被认为是女性治疗阴道脱垂以及预防子宫脱垂的好方法,也称为骨盆底运动,涉及反复收缩和放松构成骨盆底一部分的肌肉。该练习可以每天进行多次,每次持续几分钟,但需要1~3个月才能开始产生效果。

6. 凯格尔运动的锻炼方法

（1）立位时的锻炼方法：站立，双手交叉置于肩上，脚尖呈 90°，脚跟内侧与腋窝同宽，用力夹紧；保持 5 秒钟，然后放松；重复此动作 20 次以上。简易的骨盆底肌肉运动可以随时随地进行，以收缩 5 秒、放松 5~10 秒的规律，在步行时、乘车时、办公时都可进行。

（2）卧位时的锻炼方法：平躺，双膝弯曲，收缩臀部的肌肉向上提肛，保持骨盆底肌肉收缩 5 秒钟，然后慢慢地放松。休息 5~10 秒后，重复收缩运动。运动的全程照常呼吸、保持身体其他部位的放松。可以用手触摸腹部，如果腹部有紧缩的现象，则运动的肌肉是错误的。

需注意的是：凯格尔运动需在治疗师的正确指导下进行，不然可能会适得其反。

误区解读

漏尿是衰老的现象，不用治疗

错误。据调查显示，约 70% 的中老年人认为尿失禁是正常的衰老现象，没必要就诊，这样的想法是错误的。年龄、职业、生育、肥胖、睡眠质量、便秘等因素均可引起尿失禁的发病。尤其在妊娠期及产褥期有尿失禁症状者，以后发生尿失禁的概率高出正常者 4 倍。如果在 I 级尿失禁的时候不积极就诊，随着年龄增长和雌激素水平下降导致盆底松弛、尿道括约肌退行性变化等因素的出现，尿失禁的情况会逐渐加重，前期只需要非手术治疗（如盆底肌锻炼、盆底电刺激等），但加重后可能需要手术治疗才能解决。

小贴士

如何预防尿失禁

1. 避免增加腹压　控制体重、尽量少提重物；避免长时间站立、下蹲等。保持大便通畅，多吃易吸收、高纤维素食物。积极治疗慢性疾病，如便秘等。

2. 保护盆底功能　随着年龄增长，应重视盆底功能的状态并进行有效锻炼。尤其是在盆底手术前、后都需要进行有效的盆底肌锻炼。

3. 调节情绪　保持乐观、积极、稳定的心态，早发现、早治疗。

（高珊珊　郑园园）

参考文献

[1] 谢幸,孔北华,段涛.妇产科学[M].9版.北京:人民卫生出版社,2018.
[2] 杜彦芳,蒋妍,黄向华.女性尿失禁的分类及诊断标准[J].实用妇产科杂志,2018,34
　　(3):164-167.

第八节

补充雌激素会导致
乳腺癌吗

 小案例

　　刘女士已经50岁了,最近这2年月经已经不太正常,有时两三个月来一次月经,有时候大半年才来一次,她知道自己快要绝经了,但又害怕绝经之后衰老加快,想来门诊咨询一下补充雌激素的治疗方法。

　　全科医师:刘女士是否需要进行围绝经期的激素补充治疗呢?我们现在就来详细地了解一下吧!

 小课堂

一、什么是激素补充治疗

　　激素补充治疗(hormone replacement therapy,HRT)主要指对卵巢功能衰退的女性,在有适应证、无禁忌证的前提下,个体化给予低剂量的雌和/或孕激素药物治疗。对于有子宫者需在补充雌激素的同时添加孕激素,称为雌、孕激素治疗(estrogen progestogen therapy,EPT),而对于无子宫者则可采用单纯雌激素治疗(estrogen therapy,ET)。在历代学者几十年的潜心研究和不断实践下,目前已经确认 HRT 可以有效缓解绝经相关症状,在绝经早期(治疗"窗口期")使用,还可在一定程度上预防老年慢性疾病的发生。

二、HRT 适应证有哪些

1. 绝经相关症状 为首要适应证,如月经紊乱、潮热、多汗、睡眠障碍、疲倦、情绪障碍(如易激动、烦躁、焦虑、紧张、低落)等。

2. 泌尿生殖道萎缩相关问题 阴道干涩、外阴阴道疼痛、瘙痒、性交痛、反复发作的萎缩性阴道炎,反复下尿路感染,夜尿、尿频、尿急等。

3. 低骨量及骨质疏松症 存在骨质疏松的危险因素及绝经后骨质疏松症。激素补充治疗可作为预防年龄 <60 岁及绝经 10 年内女性骨质疏松性骨折的一线方案选择。

三、HRT 禁忌证

1. 已知或可疑妊娠、原因不明的阴道出血。

2. 已知或可疑患有乳腺癌、与性激素相关的恶性肿瘤、脑膜瘤(禁用孕激素)等。

3. 最近 6 个月患有活动性静脉或动脉血栓栓塞性疾病、严重肝肾功能障碍、血卟啉病、耳硬化症、系统性红斑狼疮。

四、HRT 慎用者

子宫肌瘤、子宫内膜异位症、子宫内膜增生史、高催乳素血症、尚未控制的糖尿病及严重的高血压、血栓形成倾向、胆囊疾病、癫痫、偏头痛、哮喘、乳腺良性疾病、乳腺癌家族史者。慎用并非禁用,在应用前和应用过程中应咨询相应专业的医师,共同确定使用 HRT 的时机和方式;同时,采取比常规随访更为严密的措施,监测病情的变化。

五、HRT 的方案

在综合评估治疗目的和风险的前提下,采用最低有效剂量。需要注意的是,在应用 HRT 期间每年至少应进行一次个体化危险/受益评估,并决定是否继续或长期应用。

六、采用 HRT 需要关注的问题

(一)心血管疾病

绝经成为女性心血管疾病的独立危险因素。绝大多数临床前研究和观察性研究支持围绝经期开始的 HRT 可以降低心血管疾病的风险。HRT 通过改善血管功能、血压、胰岛素抵抗、脂蛋白谱，从而改善冠心病的危险因素，能够明显降低 2 型糖尿病和心血管疾病的风险。在 45 岁以前自然绝经或人工绝经的女性，患冠心病的风险更大，对于早绝经的女性，HRT 有维护心血管健康的作用。对于年龄 <60 岁且无心血管疾病的近期绝经的女性（处于"窗口期"），开始 HRT 不会引起早期危害，并能够降低心血管疾病的发病率和死亡率。年龄≥60 岁的女性是否继续 HRT 可以根据总体的获益 - 危险分析决定。

单纯雌激素补充治疗可能对冠状动脉有更多的益处，但是不推荐仅仅为预防冠心病使用 HRT。如需要加用孕激素保护子宫内膜，屈螺酮、地屈孕酮、天然孕酮相对更安全，对心血管的副作用更少。有静脉血栓栓塞病史的女性应慎用口服 HRT。

有潜在或已证实有静脉栓塞和卒中危险因素的女性，在应用 HRT 前应进行个体化咨询。对于这些女性，应选择非口服途径的 HRT。

（二）乳腺癌

雌激素和/或孕激素补充治疗 5 年内，不会增加患者终生乳腺癌的发生风险；现有的循证医学证据表明，HRT>5 年者，乳腺癌的发生风险是不确定的，不同文献报道的结果并不一致，即使危险增加，也是很小的（小于每年 0.1%），这种危险性的增加概率小于其他危险因素（如肥胖和每日饮酒超过 2 个标准饮量）的影响。使用不同种类和不同途径给予雌、孕激素，可能对乳腺癌的发生风险有不同影响。但目前认为，乳腺癌仍然是 HRT 的禁忌证。

 误区解读

接受 HRT 一定会得乳腺癌

不是的。根据 HRT 的适应证及禁忌证，应在治疗前评估患者。对于乳腺良性疾病的患者，HRT 不会造成患乳腺癌的风险；但对于有乳腺癌家族史的患者，需要 HRT 时，应该在专科医师的评估下，在充分告知可能的风险后采用，同时严密随访。治疗前最重要的是先评估风险，用药期间需要每年到专科医生那里进行评估。需要注意的是不推荐乳腺癌术后患者使用 HRT。

小贴士

绝经过渡期和绝经后期的健康生活方式和身体锻炼

1. **心理健康** 心理健康是健康的重要组成部分,保持一个良好的心态也同样有益于躯体的健康。

2. **运动** 规律运动可以降低总的死亡率和由心血管疾病引起的死亡率;经常参加运动者的身体代谢情况、平衡能力、肌肉力量、认知程度以及生命质量更好,并且其心脏不良事件、卒中、骨折以及乳腺癌的发病率可显著降低;在锻炼中应尽量避免肌肉-关节-骨骼系统损伤;锻炼的推荐频率为每周至少3次,每次至少30分钟,强度达中等。每周增加2次额外的抗阻力练习会得到更多的益处。

3. **饮食** 每日进食水果和蔬菜不少于250克,每周吃2次鱼类食品,低脂饮食。应限制食盐摄入(低于6克/天),中国地域辽阔,各地生活方式差异较大,可视当地情况适当调整。

4. **戒烟、戒酒** 提倡戒烟,避免接触二手烟。女性每日饮酒量应不超过15克。

(高珊珊　郑园园)

 参考文献

[1] 谢幸,孔北华,段涛.妇产科学[M].9版.北京:人民卫生出版社,2018.
[2] 中华医学会妇产科学分会绝经学组.中国绝经管理与绝经激素治疗指南(2018)[J].协和医学杂志.2018,9(6):19-32.

第九节
更年期如何选择雌孕激素

 小案例

　　张太太今年 49 岁了,最近总是感觉心悸燥热,容易烦躁,月经也不太规律,时间间隔变长。她感觉自己要绝经了,便开始关注起保健品,希望能好好保养自己,后来她在朋友的推荐下买了一些更年期保健"神药",说是能够延缓衰老,甚至"永葆青春",在服用一段时间后确实不舒服的症状减轻了,皮肤也变好了,于是也给朋友推荐,结果做医生的朋友发现她服用的保健品中含有很多雌激素的成分,让她赶紧停用,马上去医院检查身体。更年期适当补充一些激素是可以的,但到底要怎么用,我们来简单聊一聊。

 小课堂

一、什么是雌激素和孕激素

　　1. **雌激素**　为促进雌性动物第二性征发育及性器官成熟的物质,由雌性动物卵巢和胎盘分泌。雌激素包括天然和人工两类,天然雌激素主要是雌二醇、雌酮、雌三醇;人工雌激素多为雌二醇衍生物,如苯甲酸雌二醇、戊酸雌二醇和炔雌醇等。

　　2. **孕激素**　由卵巢的颗粒黄体细胞分泌,包括孕酮、异炔诺酮和甲炔诺酮等,往往在雌激素作用基础上产生效用,生理作用主要为抑制排卵,促进子宫内膜分泌、乳腺腺泡生长,升高体温等。

二、绝经激素治疗（menopause hormone therapy，MHT）

1. 常用雌激素　①天然雌激素：17β-雌二醇、戊酸雌二醇、结合雌激素（口服）；②雌二醇凝胶（经皮）、雌三醇乳膏（经阴道）。

2. 常用孕激素　①天然孕激素：微粒化孕酮（口服）；②合成孕激素：地屈孕酮，炔诺酮、醋酸炔诺酮等（口服）；③左炔诺孕酮；④雌孕激素复方制剂：雌二醇片／雌二醇地屈孕酮片和雌二醇屈螺酮片等。

3. 使用策略

（1）已行子宫切除术的女性可以单独使用雌激素，可以口服、经皮（贴剂、洗剂、喷雾剂或凝胶）或经阴道使用，从低剂量开始，根据需要每 2~4 周可增加剂量。

（2）有子宫的女性应给予孕激素联合雌激素，降低子宫内膜癌的危险性，孕激素联合雌激素连续用药（即每日）或序贯用药（每 4 周连续 12~14 日）。

（3）只出现阴道不适的症状时，优先选择低剂量阴道雌激素治疗。局部制剂在改善阴道症状时，比口服制剂更有效。

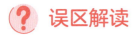 **误区解读**

一、HRT 会导致人变得肥胖

不会的。人们认识里的激素治疗通常是应用糖皮质激素进行治疗，确实会导致人体代谢改变，使人发胖。但 HRT 采用的是雌孕激素，可以帮助更年期女性改善生理状况，甚至改善皮肤状态，而不会导致人长胖。

二、更年期 HRT 会致癌

合理应用的前提下是不会的。确实过量的雌孕激素摄入会导致乳腺癌、子宫内膜癌的发病率上升，但 HRT 的应用一定是经过医生合理评估，仔细把握用量和时间的，已经把风险降到尽可能低的情况。人们反而需要注意平时服用的一些保健品或者食物中是否含有过量的激素。

三、大豆里含有的雌激素会致癌

不会的。大豆中确实含有类似于雌激素作用的物质，这种物质叫作大豆异黄酮，它在人体内部会起到类似于雌激素的作用，但也不用谈之色变，因为它的效果与正常雌激素相比会小很多，而且目前也没有研究显示食用大豆与癌症的发生有直接的关系,所以可以放心使用。

四、所有绝经期女性都需要 HRT

并不是所有绝经之后的女性都需要 HRT。如果女性在绝经之后并没有明显的不适,可以不需要治疗。如果女性出现明显的围绝经期症状,像潮热、出汗、烦躁、情绪变化,以及各种各样身体上的不适,可以考虑激素治疗。

HRT 主要适用于绝经症状比较明显的女性,在使用之前一定要排除相关禁忌证。

 ## 小贴士

进入更年期,女性卵巢功能开始衰竭,雌孕激素水平波动,身体和心理状况都会发生明显变化。养成良好的生活习惯,采取科学的自我保健措施,合理利用卫生服务,可以有效地帮助女性健康度过这个时期,提高生活质量。

补充雌孕激素对于缓解更年期症状是十分有效的。如果感觉症状确实比较明显,可以咨询医生,对于采用绝经激素治疗,医生需要经过合理评估后才可以,后续还包括一系列的流程,切记不要自己购买保健品补充雌孕激素。

绝经激素治疗虽然对于预防女性心血管疾病和骨质疏松有一定的效果,合理应用的情况下对于改善老年认知也有一定疗效,但并不作为预防这些疾病的常规推荐。不过,在我们看到治疗效果的同时也要警惕激素不合理应用可能带来的副作用。

(劳雅琴　马庆华　黄　丽)

 ## 参考文献

［1］谢梅青,陈蓉,任慕兰.中国绝经管理与绝经激素治疗指南(2018)［J］.协和医学杂志,2018,9(6):512-525.

［2］JoAnn V.Pinkerton.绝经.默沙东诊疗手册(医学人士专业版)［EB/OL］.(2021-08-14)［2023-09-10］.https://www.msdmanuals.cn/professional/gynecology-and-obstetrics/menopause/menopause.

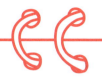

第**六**章

常见女性
疾病保健

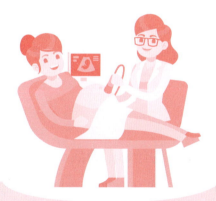

第一节
如何正确认识外阴
阴道假丝酵母菌病

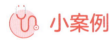 **小案例**

患者:医生,我最近下面很痒,以为自己会好,可是都等了快两星期了,还没好,而且越来越难受,痒得晚上都睡不好觉,怎么办啊,我是不是得怪病了啊!

医生:最近梅雨季节,都没什么太阳,内裤不一定晒得干,有可能会是阴道炎引起的外阴瘙痒,具体的我要帮你做一下妇科检查,化验一下分泌物,因为细菌或霉菌、滴虫都可能引起外阴瘙痒,要看化验结果才能对症下药呀!

患者:好的,那我肯定是要检查的,这样太难受了,真希望明天就好……

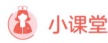 **小课堂**

一、什么是外阴阴道假丝酵母菌病

外阴阴道假丝酵母菌病(vulvovaginal candidiasis,VVC)是一种由假丝酵母菌引起的真菌感染,是妇产科最常见的阴道感染,曾称念珠菌性阴道炎,约占微生物所致阴道炎的 1/4~1/3。80%~90% 的 VVC 由白色假丝酵母菌引起,少数由非白色假丝酵母菌(如光滑假丝酵母菌、近平滑假丝酵母菌以及热带假丝酵母菌等)引起。

二、为什么会得 VVC

正常的阴道内寄生许多种微生物,这些微生物相互制衡、维持着一种生态的平衡;假丝酵母菌是人阴道内 20 多种微生物中的一种,在 10% 的正常女性阴道和 30% 妊娠女性阴道内可以正常存在而不致病。但是,在某些情况下,阴道内的微生物平衡状态受到破坏,这时就会出现大量假丝酵母菌繁殖的状态,女性会因此而出现症状,也就出现了 VVC。

另外,频繁感染也可能是糖尿病或其他疾病的征兆,需要引起重视。

三、得了 VVC 怎么办

如果得了该病,最重要的是先到医院做白带检查,及时明确诊断,严格规范用药,遵医生医嘱用药,在家可以冲洗外阴,但不可以在检查白带前冲洗阴道或阴道用药,因为这样会对检查结果造成影响。

四、VVC 有哪些症状

该病的主要症状为瘙痒、灼痛,部分患者因瘙痒挠抓外阴引起外阴皮肤破溃并且出血,且部分患者会有凝乳样阴道分泌物。

五、医生通过什么方法来诊断 VVC

VVC 的诊断并不难,根据临床表现和阴道分泌物检查(发现假丝酵母菌的芽生孢子或假菌丝)即可确诊。

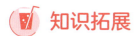 知识拓展

一、VVC 的分类

1. 单纯性 VVC　是指患者是非怀孕期、免疫功能正常的女性,致病菌是白色假丝酵母菌,并且是偶发性的、症状较轻的 VVC。

2. 复杂性 VVC　满足以下情况任意一项即可认为是复杂性 VVC,包括:①复发性 VVC(一年内发作 4 次或以上);②重度 VVC(临床症状严重,外阴或阴道皮肤黏膜有破损);③致病菌是非白色假丝酵母菌;④患者是怀孕期女性或未控制糖尿病患者或存在免疫功能抑制患者。

二、VVC 的治疗

消除诱因,根据患者情况选择局部或全身应用抗真菌药物。

1. 消除诱因　若有糖尿病应给予积极治疗,及时停用广谱抗生素、雌激素及皮质类固醇素。勤换内裤,用过的内裤、盆及毛巾均应用开水烫洗。

2. 局部用药　单纯性 VVC 的治疗可局部用药,主要以局部短疗程抗真菌药物为主;如咪康唑栓剂、克霉唑栓剂、制霉菌素栓剂等。

3. 全身用药　对不能耐受局部用药者、未婚女性及不想采用局部用药者,可选用口服药物。

三、VVC 的预后

VVC 每次发作的控制并不是特别复杂,关键是怎样避免复发。规则治疗和去除好发因素可以有效减少 VVC 的复发。

 ## 误区解读

VVC 治疗后不需要复查

错误。VVC 治疗后肯定是需要复查的,那什么时候复查呢? 一般应避开月经期,在未用药的情况下复查,月经后复查阴道分泌物是最准确的。但对于容易复发的 VVC 来说,复查次数需要根据具体情况增加。

着重提醒一下 VVC 的随访:若症状持续存在或诊断后 2 个月内复发者,需再次复诊。对复发性 VVC 在治疗结束后 14 日、1 个月、3 个月和 6 个月各随访 1 次,3 个月及 6 个月时建议同时进行真菌培养。

 ## 小贴士

一、VVC 的日常注意事项

1. 提升免疫力　长期服用类固醇或免疫抑制药物、长期熬夜、饮食失衡、缺乏运动等会导致免疫力低下,增加感染的概率。建议多吃蔬菜、菇类,并养成规律睡眠,增加免疫功能,减少假丝酵母菌的慢性感染。

2. 注意饮食　不饮酒,少吃甜食、加工食品等,可以多吃一些无糖乳酸菌制品,或含益生菌的保健品,有助于维持体内菌群的平衡。

3. 穿着宽松　避免穿太过紧身的裤子,尽量选择棉质裤子,让身体保持凉爽舒适。因为假丝酵母菌在温暖潮湿的环境中更容易滋生。月经期间要勤换卫生棉。

4. 发病期间应避免性行为。

二、VVC 的预防

事实上,女性正常的阴道环境对病原体入侵是有较强抵抗能力的,只有在阴道环境被破坏后,阴道的自身防御能力显著下降时,才会出现 VVC。所以养成健康的生活方式,规律作息、营养均衡、增加体育锻炼能提高机体免疫力,减少 VVC 的发生。

另外,过度的局部清洗和经常使用有抗菌性或刺激性的洗剂清洗外阴和阴道有可能会破坏阴道环境,反而更容易诱发 VVC。

（高珊珊　郑园园）

 ## 参考文献

谢幸,孔北华,段涛.妇产科学[M].9 版.北京:人民卫生出版社,2018.

第二节

下体有鱼腥味,正常吗

小案例

不知是因为天气热还是其他原因,王女士感觉贴身的内裤上总能闻到一股鱼腥味,而且白带也黄,以为来过月经就会好,可月经已经过去几天,这样的气味却越来越严重了,并且小便时也感觉痛。王女士内心很忐忑,在百度上查了下,众说纷纭,吓得她觉都睡不好,已经影响到日常工作了,带着这个疑问,她忧心忡忡地来到了全科门诊……

全科医师:王女士是育龄期女性,在身上能闻到鱼腥味,结合其症状,首先考虑滴虫阴道炎,是否存在其他的混合性感染,需要我们在妇科检查时完善分泌物检查。接下来让我们了解一下这种疾病。

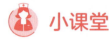 **小课堂**

一、什么是滴虫阴道炎

滴虫阴道炎是由阴道毛滴虫引起的常见阴道炎症,也是常见的性传播疾病。滴虫阴道炎的病原体——阴道毛滴虫生存力较强,适宜在温度 25~40℃、pH 为 5.2~6.6 的潮湿环境中生长,在 pH 为 5.0 以下环境中生长受到抑制。月经前后阴道 pH 发生变化,月经后接近中性,隐藏在腺体及阴道皱襞中的滴虫得以繁殖,滴虫阴道炎常于月经前后发作。简单点说就是,阴道毛滴虫喜欢待在温暖潮湿的环境中,女性的阴道环境最适合它生存。

二、滴虫的感染途径

一般情况下,滴虫阴道炎大多数是通过性传播。即使只有一次无保护性交,女性也有约 70% 的概率被感染。由于男性感染滴虫后常常没有任何症状,所以也更容易成为感染源,并且是女性患者病情反复发作的原因之一。感染途径主要为性接触(异性或同性间)或垂直传播(阴道分娩)。

三、滴虫阴道炎的临床表现

此病的潜伏期为 4—28 日,25%~50% 患者感染初期无症状。主要症状是阴道分泌物增多及外阴瘙痒,间或出现灼热、疼痛、性交痛等。分泌物典型特点为稀薄脓性、泡沫状、有异味。分泌物灰黄色、黄白色呈脓性是因其含大量白细胞,若合并其他感染则呈黄绿色;呈泡沫状、有异味是滴虫无氧酵解碳水化合物,产生腐臭气体所致。所以女性朋友们说的鱼腥味,大部分是滴虫感染所致。

四、滴虫阴道炎的危害有哪些

滴虫阴道炎会导致不良生殖健康结局,包括子宫颈病变、子宫切除术后残端蜂窝织炎或脓肿、盆腔炎症性疾病、不孕症、增加 HIV 易感性、增加宫颈癌风险,尤其是阴道毛滴虫与 HPV 共同感染时宫颈癌风险更明显。阴道毛滴虫病还可能增加患精神疾病的风险,特别是治疗困难的阴道毛滴虫病患者患精神疾病风险更高。妊娠合并阴道毛滴虫病患者早产、胎膜早破、低出生体重儿、新生儿滴虫感染和新生儿死亡发生率增高。

五、滴虫阴道炎的诊断

根据典型临床表现,阴道分泌物中找到阴道毛滴虫即可诊断。但需要注意的是取分泌物时阴道内窥器不涂润滑剂,分泌物去除后应及时送检并注意保暖,否则滴虫活动力减弱,造成辨认困难。

六、滴虫阴道炎的治疗

滴虫阴道炎患者可同时存在不同部位的滴虫感染,治愈此病需全身用药,并避免阴道冲洗。主要治疗药物为硝基咪唑类药物。

初次治疗可选择甲硝唑或替硝唑全身用药。口服药物的治愈率达90%~95%。但服用甲硝唑者,服药后12~24小时内应避免哺乳;服用替硝唑者,服药后3日内应避免哺乳。性伴侣应同时进行治疗。

此外,妊娠期滴虫阴道炎可导致胎膜早破、早产及低出生体重儿等不良妊娠结局。妊娠期治疗的目的主要是减轻患者症状。目前,对甲硝唑治疗能否改善滴虫阴道炎的不良妊娠结局尚无定论。

 ## 误区解读

治疗滴虫阴道炎,女方一个人就可以了,不需要夫妻同治

错误。滴虫阴道炎主要是性行为传播疾病,男性感染滴虫后常常没有任何症状,更容易成为感染源,在治愈前应避免无保护性性行为。夫妻同治是为了减少再次感染及相互传染的概率。

此外,用药的不规范可能会导致持续性滴虫阴道炎,在治疗上会带来更大的困难,所以千万不要擅自用药。

 ## 小贴士

如何预防滴虫阴道炎

1. 杜绝传播途径　阴道毛滴虫在外界环境中生存能力很强,建议淋浴,不要去公共浴池,杜绝传播途径,改坐便式为蹲式。公共场合会隐藏大量的霉菌,不要使用宾馆的浴盆,在使用马桶前垫上卫生纸,不租用公共毛巾和泳衣。医院内用过的器械应严格消毒,检查台上的消毒片用过要随时更换。

2. 饮食清淡而有营养 不要进食辛辣、酒精等刺激性食物,建议多喝水,吃一些富含维生素 B 的食物,如:高粱、豆腐、小麦、韭菜、牛奶、蜂蜜等,多食用新鲜水果蔬菜。还可以吃一些具有抗菌作用的食物,如洋葱、鱼腥草、大蒜、马兰等。禁食海鲜发物,如虾、蟹、带鱼等海产品。

3. 注意个人卫生 清洗个人内裤要用单独的盆具,内裤和毛巾要常用开水消毒。由于滴虫阴道炎很容易发生交叉感染,并且容易复发,在进行性生活时要使用避孕套。坚持治疗、搞好个人卫生,滴虫阴道炎的复发概率会大大减小。此外,滴虫不仅寄生于阴道,还可能侵入尿道或者男性前列腺液中,所以夫妻双方应一起治疗,避免通过性生活再次感染。

(高珊珊　郑园园)

参考文献

[1] 谢幸,孔北华,段涛. 妇产科学 [M]. 9 版. 北京:人民卫生出版社,2018.

[2] 中华医学会妇产科学分会感染性疾病协作组. 阴道毛滴虫病诊治指南(2021 修订版) [J]. 中国妇产科杂志,2021,56(1):7-10.

第三节

得了盆腔炎怎么办

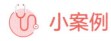

小案例

　　一位 40 岁左右的女性患者出现在妇科门诊,右手捂着肚子:"医生,我的小肚子已经疼好几天了,越来越不舒服,我今天拖到不能拖了才来看的,之前有盆腔炎,但是已经好了,怎么这次比上次还严重了!"

　　妇科医生:赶紧坐下来,之前有过盆腔炎是会容易复发的,我要先帮你检查下。

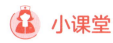 **小课堂**

一、什么是盆腔炎

盆腔炎性疾病（pelvic inflammatory disease，PID），简称盆腔炎，指女性上生殖道的一组感染性疾病，主要包括子宫内膜炎、输卵管炎、输卵管卵巢脓肿、盆腔腹膜炎等。炎症可局限于一个部位，也可同时累及几个部位。盆腔炎多发生在性活跃期、有月经的女性。

二、盆腔炎的病原体有哪些

盆腔炎通常由外部病菌、内外部病菌共同作用导致发病。外部病菌如：沙眼衣原体、淋病奈瑟球菌等，主要为性传播疾病的病原体。内部病菌如：金黄色葡萄球菌和一系列厌氧菌，本来就寄居在人体内，等其免疫力下降时，就会成为致病菌。

三、盆腔炎的表现

急性盆腔炎主要表现为下腹痛、发热、阴道分泌物增多，腹痛为持续性，活动或性交后加重等。急性盆腔炎未彻底治疗，病程易迁延导致慢性盆腔炎，主要表现为下腹部坠胀、疼痛及腰骶部酸痛，常在劳累、性交后及月经前后加剧；其次是月经异常，月经不规则；往往经久不愈，反复发作，导致不孕、输卵管妊娠，严重影响女性的健康。

四、盆腔炎的高危因素

1. **性活动**　盆腔炎好发于 15~25 岁性活跃期的女性，特别是第一次性生活年龄太小、性伙伴太多、次数太频以及性伴侣有性传播疾病。

2. **子宫腔内手术操作**　如刮宫术、输卵管通液术、子宫输卵管造影术、宫腔镜检查术等。

3. **性卫生不良**　经期性交，使用不洁卫生垫等。

4. **机体抵抗力下降**　过于劳累或有其他疾病，如阑尾炎、腹膜炎发作时。

五、盆腔炎如何诊断

根据病史、症状、体征及实验室检查可作出初步诊断。但是要关注相关疾病与鉴别。急性盆腔炎的主要鉴别诊断有：急性阑尾炎、异位妊娠、卵巢囊肿蒂扭转等;慢性盆腔炎的主要鉴别诊断有:子宫内膜异位症和卵巢癌。

六、盆腔炎如何治疗

以抗感染治疗为主,必要时行手术治疗。药物治疗应根据病原菌的药敏试验选用抗生素,患者在获得药敏结果之前需予以经验性治疗,依据疾病严重程度选择治疗方式和抗菌药物。根据经验选择广谱抗生素覆盖可能的病原体,包括淋病奈瑟球菌、沙眼衣原体、支原体、厌氧菌和需氧菌等。

盆腔炎还需要对性伴侣进行治疗,盆腔炎患者出现症状前 60 日内接触过的性伴侣需进行检查和治疗。在女性盆腔炎治疗期间应避免无保护性性交。

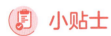 小贴士

一、盆腔炎的预防

①注意性生活卫生,减少性传播疾病,对沙眼衣原体感染高危女性筛查和治疗,可减少盆腔炎的发病率;②及时治疗下生殖道感染;③及时治疗盆腔炎,防止发生后遗症。

二、盆腔炎的饮食调理

1. 加强营养,发热期间宜食清淡易消化饮食,对高热伤津的患者给予梨汁、苹果汁、西瓜汁等饮品,但不可冰镇后饮用。

2. 白带色黄、量多、质稠的患者属湿热证,应忌食煎烤油腻、辛辣、海鲜等。

3. 小腹冷痛、怕凉、腰酸疼的患者属寒凝气滞型,在饮食上可给予姜汤、红糖水、桂圆肉等温热性食物。

4. 盆腔炎患者表现为五心烦热、腰痛者多属肾阴虚,可食肉蛋类食品进行滋补。

5. 要保持心情愉悦,加强锻炼、增强抵抗能力。

(郑园园　高珊珊)

参考文献

[1] 谢幸,孔北华,段涛. 妇产科学[M]. 9 版. 北京:人民卫生出版社,2018.

[2] 郎景和. 北京协和医院医疗诊疗常规妇科诊疗常规[J]. 北京:人民卫生出版社,2012.

[3] 董清风,温玉华. 远离恼人的盆腔炎[J]. 中国保健营养,2010(4):86-88.

第四节
痛经越来越严重
是怎么回事

 小案例

患者："医生，我都四十岁了，怎么痛经还越来越严重了啊？"

全科医师："月经第一次来的时候就有痛经了吗？"

患者："不是啊，小姑娘的时候不怎么痛的，生完小孩之后才开始痛的，而且现在越来越严重了，每次来月经都要吃止痛药！"

全科医师："先别急，我先看看，做些检查，看看是什么原因让你的痛经加重了。"

经过一番问诊和检查后，医生怀疑该患者的痛经可能是子宫内膜异位症引起的。现在就让我们来了解一下这种疾病吧。

 小课堂

一、什么是子宫内膜异位症

子宫内膜组织出现在子宫内膜以外的部位时，称为子宫内膜异位症（endometriosis，EMT）。异位的子宫内膜可以侵犯全身任何部位，如脐、膀胱、肾、输尿管、肺、胸膜、乳腺，甚至手臂、大腿等处，但绝大多数位于盆腔脏器和腹膜壁，常见的异位部位依次为：卵巢、子宫韧带、子宫、邻近的腹膜、阴道直肠隔等。由于子宫内膜异位症是激素依赖性疾病，在绝经后其病灶可逐渐萎缩吸收；妊娠或使用性激素时，可以暂时阻止病情发展。子宫内膜异位症最主要的表现是持续加重的盆腔粘连、疼痛、不孕。

二、子宫内膜异位症临床表现有哪些

子宫内膜异位症多发病于中青年女性,无症状患者占 20%~30%,原发或继发不孕患者占 17%~30%。痛经是其主要症状,多为继发性、周期性,并进行性加重;性交痛和慢性盆腔疼痛亦有发生。也会表现为月经失调,如周期缩短、经期延长、经量增多等。内膜异位累及肠道时,可能会有便秘或腹泻、里急后重、便血等;累及泌尿道时,可能会出现尿频、尿急、尿痛、血尿等。

三、子宫内膜异位症的诊断

1. **影像学检查** 是诊断卵巢、膀胱、直肠内异症的重要方法,B 超的诊断敏感度和特异度都在 96% 以上。盆腔 CT 和 MRI 对盆腔子宫内膜异位症有诊断价值,但费用较昂贵。

2. **血 CA125 检测** 子宫内膜异位症患者 CA125 水平可能升高,重症患者升高更为明显,腹腔液的 CA125 值较静脉血清值更有意义。CA125 水平对于子宫内膜异位症的诊断有一定的参考价值,但不能单单依靠 CA125 就作出诊断,动态监测 CA125 有助于评估疗效和预测复发。

3. **腹腔镜检查** 是目前诊断子宫内膜异位症的最佳方法。

四、子宫内膜异位症的治疗

1. **期待疗法** 通俗说就是观察。仅仅适用于轻度子宫内膜异位症患者,需要定期随访,每 3~6 个月定期复查妇科彩色多普勒超声及 CA125 等,也可以给予一般药物止痛治疗,如吲哚美辛、布洛芬等。

2. **药物治疗** 用于慢性盆腔痛、经期痛经症状明显、有生育要求及无卵巢囊肿形成的患者。包括口服避孕药(如屈螺酮炔雌醇片、炔雌醇环丙孕酮片等)、孕激素、达那唑、促性腺激素释放激素激动剂(GnRH-agonist)等。

3. **手术治疗** 包括保留生育功能手术、保留卵巢功能手术与根治性手术(切除子宫、双侧附件及盆腔内病灶)。

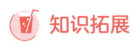 知识拓展

异位子宫内膜的来源至今还不明确,目前主要有两种观点

1. **异位种植学说** 1921 年,有学者首先提出经期时子宫内膜可随经血逆

流,经输卵管进入盆腔,种植于卵巢和邻近的盆腔腹膜,并在该处继续生长、蔓延,形成盆腔子宫内膜异位症。

2. **遗传因素** 子宫内膜异位症具有一定的家族聚集性,某些患者的发病可能和遗传有关。

 ## 小贴士

子宫内膜异位症的预防

因为病因不明确、多因素起作用,主要注意以下几点以减少其发生。

1. **防止经血逆流** 要及时发现并治疗引起经血潴留的疾病,例如先天性生殖道畸形、闭锁、狭窄和继发的宫颈粘连、阴道狭窄等。

2. **药物避孕** 口服避孕药可抑制排卵(这里所说的避孕药不是紧急避孕药,而是复方口服避孕药、促进子宫内膜萎缩,降低子宫内膜异位症的发病率,对有高发家族史者,可以选择药物避孕降低子宫内膜异位的风险。

3. **防止医源性异位内膜种植** 尽量避免多次宫腔手术操作(如人工流产、刮宫等)。

中医角度下子宫内膜异位症的病因包括饮食不洁,也就是说饮食不规律,饮食过饥、过饱,饮食偏嗜、不洁等,均可导致脏腑功能失常,引发子宫内膜异位症,所以子宫内膜异位症的患者应该做到饮食规律、干净,合理增加膳食等。

(高珊珊 郑园园)

 ## 参考文献

[1] 谢幸,孔北华,段涛.妇产科学[M].9版.北京:人民卫生出版社,2018.
[2] 郎景和.北京协和医院医疗诊疗常规妇科诊疗常规[J].北京:人民卫生出版社,2012.
[3] 吴燕.中医诊疗子宫内膜异位症的研究综述[J].内蒙古中医药,2017(18):132.

第五节

畸胎瘤到底是什么

 小案例

患者："医生，我今年体检的时候发现了一个'瘤子'，体检报告上写的是畸胎瘤，我平时身体都很好，怎么长了个畸胎瘤，到底什么是畸胎瘤？"

现在就让我们来了解一下畸胎瘤。

 小课堂

一、什么是畸胎瘤

畸胎瘤（teratoma）来源于卵巢的生殖细胞，也就是卵细胞。生殖细胞的特性，就是能发育成不同的组织细胞，医学上叫作"多能干细胞"。当生殖细胞发生肿瘤的时候，组织就非常多样化，因此，畸胎瘤中往往有很多的组织成分，手术中能看到头发、骨骼、脂肪、脑组织等。

二、畸胎瘤的诊断

1. **临床症状** 较小的畸胎瘤多数无症状，多数是在体检时发现。当肿瘤变大时，部分患者可以在腹部摸到肿块，也会伴有大小便困难等压迫症状。当发生扭转、破裂或感染时，会出现发热、腹痛，患者会因急腹症来医院就诊。

2. **盆腔包块** 较大的肿物可在腹部扪及，妇科检查时也可以扪及肿物，包块的位置有的在子宫后方，有的在子宫上方。包块性质可以是囊性、囊实性或实性。

3. **辅助检查** 超声检查能明确肿物的性质，囊性、囊实性或实性，单房或多房;彩色多普勒超声也可以探测血流情况,如果血流丰富,排除排卵期前后的包块,要高度警惕交界性或恶性的可能。肿瘤标志物 CA125、CA199 会有轻微升高。

三、成熟畸胎瘤的治疗原则

1. 首先需要除外生理性肿物,对于囊性的、肿物不是很大的、肿瘤标志物正常者,应在月经后卵泡期进行超声检查,如果月经后肿物消失,考虑为生理性囊肿。

2. 一旦除外卵巢生理性肿物,就应该行手术治疗。年轻、未孕的患者,不管是单侧还是双侧的肿瘤,建议行卵巢肿物剔除术,尽可能保留正常的卵巢组织,必要时才考虑行患侧附件切除术;年龄较大、已完成生育的患者,也可行患侧附件切除术;绝经患者建议行全子宫 + 双侧附件切除术。

3. 可选择腹腔镜或开腹手术,取出标本后仔细检查,可疑者应送快速冷冻病理,以弥补术前估计和诊断的不足。

4. 肿瘤标志物有升高者,术后应继续随诊至正常。

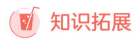 **知识拓展**

畸胎瘤的恶性程度同肿瘤性质和年龄有关

95%~98% 的畸胎瘤是良性的,良性畸胎瘤一般为成熟畸胎瘤(mature teratoma),可以发生在任何年龄,但以 20~40 岁居多,大多数为单侧,双侧占 10%~17%。成熟囊性畸胎瘤恶变率 2%~4%,多见于绝经后女性。恶性畸胎瘤主要是未成熟畸胎瘤(immature teratoma),占 1%~3%,多见于年轻患者,年龄为 11~19 岁,该肿瘤复发及转移率均较高。

 误区解读

卵巢畸胎瘤都是良性的,不用反复检查

错误。卵巢畸胎瘤是非常常见的卵巢肿瘤,良性占绝大多数,为 95%~98%,而恶性仅占 2%~5%。很多人诊断畸胎瘤后经常会观察很久,也并不在意,既没有症状,也不影响卵巢功能,甚至也不影响怀孕,因此常常不重视。但卵巢的畸胎瘤并不都是良性的。一般来说我们将良性的畸胎瘤叫作成熟畸胎瘤,而未成熟的畸胎瘤就是恶性的。但成熟畸胎瘤也可能发生恶变,成熟畸胎瘤

恶变期恶性程度更高,化疗效果更差。所以不要觉得畸胎瘤就都是良性的,还是要每半年定期随访。

小贴士

成熟畸胎瘤剥除术,囊肿容易剥离,对卵巢损伤比较小,术后不影响生育,也极少发生卵巢功能的衰退。畸胎瘤复发概率不高,低于巧克力囊肿。成熟囊性畸胎瘤剥除术后,无须药物治疗。

饮食方面,需均衡饮食,避开饮食方面的禁忌,不可食用刺激或者是辛辣性严重的食物,比如辣椒、葱、蒜等,也要忌油腻、发霉、腌制的食物,养成良好的饮食习惯。还要做到禁烟、戒酒,能够减少危害与刺激,同时要营造良好的生活环境,养成良好的生活习惯。

(高珊珊 郑园园)

参考文献

谢幸,孔北华,段涛.妇产科学[M].9版.北京:人民卫生出版社,2018.

第六节

非月经期出血是什么原因

小案例

患者:"医生,最近很奇怪,我月经期过后又出血了,已经大半个月了,还没停止,好烦啊!"

医生:"根据你的报告和妇科检查,考虑是子宫不规则出血。"

现在就让我们来了解一下子宫不规则出血吧!

小课堂

一、什么是子宫不规则出血

子宫不规则出血是一种女性生殖内分泌疾病,是妇科常见病,通常由下丘脑-垂体-卵巢轴功能异常或靶细胞效应异常所致,部分还涉及遗传因素、女性生殖器官发育遗传等。子宫不规则出血现在归为异常子宫出血,主要包括月经过多、月经期延长、不规律的子宫出血等;但除外由宫颈疾病导致的出血。

二、异常子宫出血的原因

1. **第一大类**　子宫内膜息肉、子宫肌瘤、子宫腺肌病和子宫内膜不典型增生或者癌变。

2. **第二大类**　由于卵巢排卵障碍引起的出血、全身凝血功能障碍引起的出血。

三、常见异常子宫出血性疾病

1. **排卵障碍性出血**　主要容易发生在三类人群:青春期、更年期和多囊卵巢综合征患者。青春期由于下丘脑-垂体-卵巢轴的内分泌功能刚刚建立,功能不稳定,会出现月经失调,表现为月经不规律,有时候几个月才来一次月经,有时候来了又很久不干净。更年期时卵巢上卵泡已经消耗殆尽,卵巢功能衰退,再次进入了下丘脑-垂体-卵巢轴功能的不稳定期。而多囊卵巢综合征患者,卵巢上的卵泡数量不减少,每个月有较多的卵泡发育,因为没有排卵,月经周期会延长甚至闭经,如果长期不来月经,子宫内膜会过厚,无论最终是否排卵,当出血的时候,就会发生出血过多。

2. **子宫内膜息肉**　大部分子宫内膜息肉患者主要的临床表现就是子宫出血和不孕。但有一部分子宫内膜息肉患者无症状,只是在做妇科彩色多普勒超声的时候偶然发现而确诊。子宫内膜息肉的发病原因尚不清楚,可能与炎症、内分泌紊乱有关。

3. **排卵期出血**　一个正常的月经周期,中期是排卵期,排卵后发生短期、少量、不明原因的出血,且宫颈检查、妇科彩色多普勒超声检测均无异常,即很可能为排卵期出血,但具体诊断需由医生根据病情来判断。

知识拓展

一、排卵障碍性出血治疗

1. 止血 采用药物或刮宫的方法止血。

2. 人工月经周期 用药物人工控制月经周期,增加孕激素对子宫的保护,让月经周期控制在 28 天。

3. 抗贫血治疗 轻度贫血患者要补充铁剂(红糖、黑糖除含高热量外,其实不能补铁)。贫血严重者需要输血治疗。

二、子宫内膜息肉治疗

如果超声提示宫腔内有高回声的结节,或者绝经后子宫内膜增厚,应该行宫腔镜检查。宫腔镜下可以同时行子宫内膜息肉切除。医生做宫腔镜检查时可以在直视下切除子宫内膜赘生物,对切除的组织进行病理检查。

三、排卵期出血治疗

出血量少持续时间短,对健康、生活治疗影响较小,可以不需要任何的治疗。当出血增多,对生活质量有影响的时候,可以口服短效避孕药进行治疗。但是有生育需求的女性不能口服短效避孕药,可以在医生的指导下短期服用雌激素以达到止血效果。

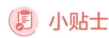 误区解读

子宫内膜息肉一定要手术

不一定。对于无生育需求的女性,发现子宫内膜息肉 <1 厘米可随访,如果逐渐增大,应及时行宫腔镜检查。对于有生育需求的女性,一经发现则行宫腔镜检查。一般不建议盲目刮宫。

小贴士

一、子宫内膜息肉的预防

子宫内膜息肉与年龄存在一定的联系,而且会伴随年龄增长而增加,特别

是肥胖、高血压与子宫异常出血等人群,具有较高的发病率。但是,在实际治疗的过程中,有部分子宫内膜息肉能够自然消失。在治疗子宫内膜息肉的过程中,手术的治疗效果最理想,而且复发概率不高。如果患者对于生育没有需求,则应当在切除子宫内膜息肉的基础上进行手术,术后可放置左炔诺孕酮宫内节育。而不孕患者在切除子宫内膜息肉以后,其自然妊娠的概率会明显提高。

二、异常子宫出血患者的饮食注意事项

出血期间暂禁食活血化瘀食物,如红枣、桂圆、红糖等,禁饮酒、吸烟,做到饮食干净,保持好个人卫生。

(郑园园　高珊珊)

 参考文献

[1] 谢幸,孔北华,段涛.妇产科学[M].9版.北京:人民卫生出版社,2018.
[2] 王玉玲.子宫的秘密:妇科医生手记[M].北京:清华大学出版社,2016.
[3] 农梅艳.子宫内膜息肉的发病特点与临床治疗进展[J].双足与疾病,2018,2(3):124.

第七节
子宫肌瘤是很严重的疾病吗

 小案例

门诊来了一位中年女性,心事重重地说:"医生,B超单上写着我有子宫肌瘤,我该怎么办呢?是不是很严重的病啊?"

医生:"子宫肌瘤是生育期女性很常见的疾病,你不要太担心!"

那现在我们就来了解一下子宫肌瘤到底是怎么一回事吧。

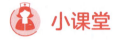

小课堂

一、什么是子宫肌瘤

子宫肌瘤（uterine myoma）是女性生殖系统最常见的良性肿瘤，由平滑肌及结缔组织组成，常见于 30~50 岁女性，20 岁以下少见，病因尚不明确。绝大多数子宫肌瘤是良性的，但子宫肌瘤倾向于多发，因此，育龄女性随着年龄增长，肌瘤可能逐渐增大增多，肌瘤剔除手术后亦有可能复发。子宫肌瘤的恶变（即肉瘤变）率很低，为 0.4%~0.8%，但仍需警惕恶变风险。

二、子宫肌瘤的症状有哪些

子宫肌瘤的临床症状主要取决于肌瘤的位置和大小，主要表现为月经不调、腹部包块、白带增多、压迫症状、腰酸背痛等。如果发现有这些症状，应该予以重视，以免病情加重影响治疗效果。

1. 月经不调　经量增多及经期延长的月经不调是子宫肌瘤最常见的症状。多见于大的肌壁间肌瘤及黏膜下肌瘤，肌瘤使宫腔增大，子宫内膜面积增加并影响子宫收缩，此外肌瘤可能使肿瘤附近的静脉受挤压，导致子宫内膜静脉丛充血与扩张，从而引起经量增多、经期延长。黏膜下肌瘤伴有坏死感染时，可有不规则阴道流血或血样脓性排液。长期经量增多可继发贫血，出现乏力、心悸等症状。

2. 腹部包块　肌瘤较小时在腹部摸不到肿块，当肌瘤逐渐增大、使子宫超过 3 个月妊娠大时可从腹部触及。巨大的黏膜下肌瘤可脱出阴道外，患者可因外阴脱出肿物就医。

3. 白带增多　肌壁间肌瘤使宫腔面积增大，内膜腺体分泌增多，并伴有盆腔充血，致使白带增多；子宫黏膜下肌瘤一旦感染，可有大量脓样白带。若出现溃烂、坏死、出血，可有血性或脓血性、有恶臭的阴道溢液。

4. 压迫症状　子宫前壁下段肌瘤可压迫膀胱引起尿频、尿急；宫颈肌瘤可引起排尿困难、尿潴留；子宫后壁肌瘤（峡部或后壁）可压迫直肠引起下腹坠胀不适、便秘等症状。阔韧带肌瘤或宫颈巨型肌瘤向侧方发展，嵌入盆腔内压迫输尿管使上泌尿路受阻，形成输尿管扩张，甚至发生肾盂积水。

5. 其他症状　包括下腹坠胀、腰酸背痛，经期症状加重。肌瘤红色样变时有急性下腹痛，伴呕吐、发热及肿瘤局部压痛；浆膜下肌瘤蒂扭转可有急性腹痛；子宫黏膜下肌瘤由宫腔向外排出时也可引起腹痛。黏膜下和引起宫腔变形的肌壁间肌瘤可引起不孕或流产、早产等。

三、子宫肌瘤怎么治疗

1. **手术治疗**　经阴道子宫肌瘤切除术、子宫肌瘤剔除术（可采用经腹、经阴道、腹腔镜、宫腔镜等路径）、子宫全切术。

2. **药物治疗**　适用于需短期治疗改善一般情况或有手术禁忌证的患者。

3. **随诊观察**　适用于子宫小、无症状的患者，可每 4~6 月随访一次。

4. **其他治疗**　包括子宫动脉栓塞术等。

知识拓展

一、子宫肌瘤的病因

子宫肌瘤的病因尚未明确。它的发生、发展是多因素、多环节的，目前普遍认为子宫肌瘤为性激素依赖性肿瘤。此外，子宫肌瘤的发病还可能与年龄、肥胖、妊娠史（流产史）、吸烟、饮酒、遗传等因素有关。

子宫肌瘤的发病因素包括以下三大类。

（一）一般因素

1. **年龄**　子宫肌瘤多发生在生育年龄的女性身上，多见于 30~50 岁女性，很少见于青春期女性，绝经后子宫肌瘤发生萎缩或者消退。

2. **肥胖**　肥胖可引起代谢紊乱，导致孕激素周期性调节缺乏，引起月经周期异常，影响排卵，增加患子宫肌瘤的风险。

3. **妊娠、流产史**　有孕产史的女性比无孕产史的女性患子宫肌瘤的概率要更高，发病年龄要更早，主要是因为经产能增加女性身体的孕激素。

4. **吸烟、饮酒**　吸烟、饮酒容易诱发子宫肌瘤。有研究表明，每天抽 1 包烟的女性，其患子宫肌瘤的概率是不抽烟女性的 6 倍。

（二）激素水平

1. **雌激素高**　生物化学检测证实肌瘤中雌二醇的雌酮转化明显低于正常肌组织，肌瘤中雌激素受体浓度明显高于周边肌组织，故认为肌瘤组织局部对雌激素的高敏感性是肌瘤发生的重要因素之一。

2. **孕激素高**　孕激素有促进肌瘤有丝分裂、刺激肌瘤生长的作用。如果女性体内孕激素水平高，则容易诱发子宫肌瘤。

（三）遗传因素

细胞遗传学显示，25%~50% 的子宫肌瘤存在细胞遗传学的异常，如染色

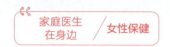
体片段位置互换、染色体长臂重排或部分缺失等。

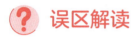

误区解读

子宫肌瘤都会癌变

子宫肌瘤癌变的可能性极低。子宫肌瘤是女性生殖系统最常见的良性肿瘤,其恶变率低于 1%。子宫肌瘤的发病率较高,有资料显示,在 35 岁以上的女性中,每 4~5 人就可能有一人患有子宫肌瘤。所以得了子宫肌瘤,不需要过度担心,保持良好的生活习惯、定期复查、积极配合医生治疗即可。

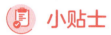

小贴士

如何预防子宫肌瘤

1. 培养健康的生活习惯　抽烟、作息时间混乱都是导致子宫肌瘤发生的重要原因,因此养成健康的生活方式、形成有规律的生活是预防子宫肌瘤最有效的方式。

2. 合理饮食　饮食均衡营养,多吃五谷杂粮、水果、时鲜蔬菜,坚持低脂肪饮食。

3. 自我调节　子宫肌瘤的发生与女性负面情绪有直接关联,学会自我调节,保持积极乐观的心态,避免不良生活情绪对自己的影响。

4. 避免人工流产伤害　子宫肌瘤的发生与人工流产次数呈正相关,采取积极有效的避孕措施显得尤为重要。

5. 注意月经期卫生保健　在月经期,要保持外阴清洁,避免经期同房。

6. 适当运动　加强锻炼,增强身体素质,提高免疫功能与抗病能力。

7. 定期复查　子宫肌瘤多数无症状,应定期到正规医院进行妇科检查,做到早发现、早治疗。

（高珊珊　郑园园）

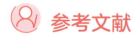

参考文献

谢幸,孔北华,段涛.妇产科学[M].9 版.北京:人民卫生出版社,2018.

第八节

如何正确认识宫颈癌和 HPV 疫苗

 小案例

全科门诊患者:"医生,我和老公同房后就会出血,出血量还挺多,而且最近挺奇怪的,平时一用力也会出血,每天都要用护垫,太烦了!"

医生:"之前做过妇科检查吗?"

患者:"没有,3 年没查了。"

一番检查后,医生:"检查好了,你的宫颈上长东西了,一碰就出血,要做宫颈癌筛查排除宫颈病变,尤其是宫颈癌!"

 小课堂

一、什么是宫颈癌

宫颈癌(cervical cancer),即发生在子宫颈的癌症,是最常见的妇科恶性肿瘤。

二、宫颈癌有什么表现

宫颈癌的常见症状为接触性阴道出血,异常白带如血性白带、白带增多,不规则阴道出血或绝经后阴道出血,而癌前病变及宫颈癌早期可无任何症状。

三、宫颈癌的发病与哪些因素相关

宫颈癌的发病与 HPV 长期感染、多个性伴侣、吸烟、性生活过早(<16 岁)、性传播疾病、口服避孕药和免疫抑制等因素相关。

四、宫颈癌需要与哪些疾病鉴别

宫颈癌应和宫颈息肉、宫颈结核性溃疡、子宫颈子宫内膜异位症、子宫颈管肌瘤、宫颈管乳头状瘤等鉴别。

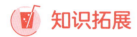 **知识拓展**

一、宫颈癌的分类

宫颈癌根据肿瘤细胞的病理类型可分为浸润性鳞状细胞癌、腺癌、其他（如腺鳞癌、神经内分泌肿瘤等）几种类型。病理类型不同治疗方案及预后也会有所不同。

二、宫颈癌的预后

与临床期别、病理类型等密切相关,有淋巴结转移患者预后差。自 20 世纪 50 年代以来,由于子宫颈细胞学筛查的普遍应用,使宫颈癌和癌前病变得以早期发现和治疗,宫颈癌的发病率和死亡率已有明显下降。

三、人乳头瘤病毒(HPV)

HPV 是双链 DNA 病毒,可引起人体皮肤黏膜上皮增生,主要通过性生活或密切接触传播。80% 以上的女性一生中至少有过一次 HPV 感染,90% 以上的 HPV 可在感染 2 年内自然清除,仅不足 1% 的患者发展至宫颈癌前病变和宫颈癌。高危型 HPV 持续性感染是下生殖道高级别上皮内病变和癌发生的必要因素。

四、HPV 如何导致宫颈癌

可以感染子宫颈的 HPV 分为两类——低危和高危。那些低危类型的 HPV 与宫颈癌无关,但可能会造成生殖器疣等;长期受到高危类型 HPV 感染,可能会导致宫颈癌。

HPV 十分常见,并且很容易通过任何类型的性接触传播,包括亲密抚摸、口交、阴道交和肛交。对于免疫系统正常的女性,发展到宫颈癌需要 15~20 年时间;对于免疫系统较薄弱的女性,例如艾滋病病毒感染者,则只需要 5~10 年时间。

五、什么是宫颈癌筛查

宫颈癌筛查是一种检查，又称为子宫颈抹片检查。医生检查时会将扩阴器轻轻地放入阴道，以便看见子宫颈，然后用小刷子或刮刀从子宫颈采集一些细胞。宫颈癌筛查通常不会致痛，但可能有不舒服的感觉。

六、不同年龄段的女性该怎样开展宫颈癌筛查

1. 年龄在 21~29 岁的女性　每 3 年进行一次宫颈细胞学检查。

2. 年龄在 30~65 岁的女性　每 3 年单独进行宫颈细胞学检查，每 5 年单独进行 HPV 检测或每 5 年进行 HPV 检测和细胞学检测（共同检测）筛查。

3. 65 岁以上的女性　如果之前的规律筛查结果一直都是正常的，可以停止做筛查。具体是否仍然应该做检查，请向医生咨询。

七、什么是 HPV 疫苗

宫颈癌疫苗是用于预防致癌型 HPV 所致相关病变的预防性疫苗。目前上市的均为预防性疫苗，不能消除已有的感染，但接种宫颈癌疫苗可以预防其他相关 HPV 型别的感染或者相同 HPV 型别的再次感染。世界范围内，现已有 3 种预防性 HPV 疫苗，即二价疫苗、四价疫苗、九价疫苗。

八、为什么要打 HPV 疫苗

临床试验和上市后监测情况表明，HPV 疫苗非常安全，而且在预防 HPV 感染方面非常有效。HPV 疫苗在接触到 HPV 之前接种效果最佳。因此，世卫组织建议还没有开始性活动的 9~14 岁女孩儿实施疫苗接种。

国内研究数据表明，二价和四价 HPV 疫苗能够预防 84.5% 的宫颈癌，九价疫苗可以预防 92.1% 的宫颈癌。

 误区解读

一、绝经了没有性生活就不会得宫颈癌了

错误。宫颈癌的发生是个漫长的过程，一般来说需要大约 10 年时间。30 岁前的性活跃期是 HPV 感染的高峰，宫颈癌在 40 岁以后开始增多，45~55 岁达到高峰。宫颈癌发病有提前的趋势，原因在于性成熟过早，性行为开始时间提前，过去的发病高峰在 55~65 岁之间，但这是平均数，不是绝对数，有些人发病比较晚，有

些人发病比较早。所以还是那句老话,早发现早治疗,每年的妇科检查不能少。

二、接种了 HPV 疫苗后就不会得宫颈癌了

错误。目前约有 30% 的宫颈癌不能通过接种 HPV 疫苗预防,因此接种 HPV 疫苗后仍有可能发生宫颈癌。所以,所有 25~64 岁有性生活的女性,即使接种过疫苗,仍需定期接受宫颈癌筛查。

📋 小贴士

宫颈癌病因明确、筛查方法较完善,是一个可以预防的肿瘤。可以通过以下方式进行预防:

1. 通过普及、规范宫颈癌筛查,早发现、早治疗。
2. 提高接受宫颈癌筛查和预防性传播性疾病的自觉性。
3. HPV 疫苗注射(一级预防),可通过阻断 HPV 感染预防宫颈癌发生。

(郑园园　高珊珊)

👤 参考文献

[1] 谢幸,孔北华,段涛.妇产科学[M].9 版.北京:人民卫生出版社,2018.
[2] 郎景和.北京协和医院医疗诊疗常规妇科诊疗常规[M].北京:人民卫生出版社.2012.

第九节

哪些人群可以接种
HPV 疫苗

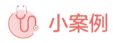

🩺 小案例

门诊来了一位替小姐妹咨询 HPV 疫苗的年轻女孩:"我小姐妹有 1 型糖

尿病,现在在打胰岛素,她能不能打疫苗?"

医生:"如果她的血糖控制稳定的话,是可以打的。"

现在让我们来看看有哪些人群可以接种 HPV 疫苗吧!

 ## 小课堂

HPV 的流行病学

目前,已确定的 HPV 型别有 200 余种,根据其致癌性分为高危型和低危型。其中,以 HPV16、18 诱发癌变的风险最高。宫颈癌患者中 HPV16 的感染率为 55.2%,HPV18 的感染率为 14.2%,其他型别的 HPV 按其感染率排序依次为 HPV45、33、58、31、52、35、39、59。在中国 170 万名一般人群中开展的 HPV 流行病学研究发现,最常见的 5 种 HPV 型别分别为 HPV 16(3.52%)、HPV 52(2.20%)、HPV 58(2.10%)、HPV 18(1.20%)和 HPV 33(1.02%)。我国子宫颈细胞学正常女性高危型 HPV 的感染率约为 7.1%,而无明确诊断意义的不典型鳞状细胞(ASCUS)、低级别鳞状上皮内病变(LSIL)、高级别鳞状上皮内病变(HSIL)女性高危型 HPV 的感染率分别为 37.1%、90.9% 和 93.06%。69.1% 的子宫颈浸润癌归因于 HPV 16、18 感染。子宫颈鳞癌中,HPV 16(76.7%)和 HPV 18(7.8%)感染最常见,其次是 HPV 31(3.2%)、HPV 52(2.2%)、HPV 58(2.2%)和 HPV 33(1.0%);子宫颈腺癌中 HPV 16 和 HPV 18 的感染率分别为 35.1% 和 30.6%。据报道,2018 年,全球范围内宫颈癌新发病例约 57.0 万例,死亡病例约 31.1 万例,已成为 15~44 岁女性第 2 位常见肿瘤和第 3 位死亡原因。我国宫颈癌新发病例约 10.6 万例,每年死亡病例约 4.8 万例。几乎 100% 的宫颈癌、88% 的肛门癌、50% 的阴茎癌、43% 的外阴癌以及口咽癌等肿瘤均与高危型 HPV 持续性感染有关。

知识拓展

HPV 疫苗的接种人群推荐

（一）普通人群

推荐意见:优先推荐 9~26 岁女性接种 HPV 疫苗,特别是未满 17 岁女性;同时推荐 27~45 岁有条件的女性接种 HPV 疫苗。

（二）高危、特殊人群

1. HPV 感染/细胞学异常女性　均推荐接种 HPV 疫苗。

2. 妊娠期及哺乳期女性

（1）妊娠期女性：不推荐妊娠期女性预防性接种 HPV 疫苗。若近期准备妊娠，建议推迟至哺乳期后再行接种。若接种后意外妊娠，应停止未完成剂次的接种；已完成接种者，无须干预。

（2）哺乳期女性：虽然目前临床试验尚未观察到血 HPV 抗体经母乳分泌，但鉴于多种药物可经母乳分泌，且缺乏哺乳期女性接种 HPV 疫苗的安全性研究数据，因此，慎重推荐哺乳期女性接种 HPV 疫苗。

3. HPV 相关病变治疗史人群

（1）下生殖道癌前病变/癌治疗史人群：推荐既往下生殖道癌前病变接受过消融或切除性治疗的适龄女性接种 HPV 疫苗。对于宫颈癌治疗后接种 HPV 疫苗是否获益尚需进一步研究证实。

（2）肛门癌前病变/癌治疗史人群：推荐既往肛门癌前病变适龄女性，特别是肛门鳞状上皮性癌高风险人群（包括 HIV 阳性的女性，既往阴道上皮内瘤变和外阴上皮内瘤变的女性患者）接种 HPV 疫苗。

4. 遗传易感人群、高危生活方式人群

（1）遗传易感人群（遗传易感因素可能影响 HPV 感染的敏感性、持续性以及宫颈癌的发展速度。环境因素是肿瘤发生的始动因素，而个体遗传特征决定了肿瘤的易感性）：优先推荐遗传易感位点变异的适龄女性（*HLA-DPB*2、*EXOC*1 和 *GSDMB* 基因突变等）接种 HPV 疫苗。建议遗传易感人群在首次性行为之前接种，即使性暴露后亦应尽早接种。

（2）高危生活方式人群（性生活过早、多性伴、多孕、多产、吸烟、长期口服避孕药、患性传播疾病者）：优先推荐高危生活方式的适龄女性尽早接种 HPV 疫苗，即使已知 HPV 感染/细胞学异常及既往接受过 HSIL 治疗者亦推荐接种。

5. 免疫功能低下人群

（1）HIV 感染者：优先推荐 HIV 感染的适龄女性接种 HPV 疫苗。

（2）自身免疫性疾病患者：包括自身免疫炎性风湿病（autoimmune inflammatory rheumatic diseases，AIIRD）、桥本甲状腺炎等。AIIRD 指系统性红斑狼疮（systemic lupus erythematosus，SLE）、风湿性关节炎、幼年特发性关节炎、结缔组织病、干燥综合征、抗磷脂综合征、系统性硬化、大细胞动脉炎、多发性结节性动脉炎、白塞综合征、复发性多软骨炎、周期性发热综合征等。上述人群适龄者应接种 HPV 疫苗。

（3）糖尿病患者、肾衰竭接受血液透析者等：推荐患有 1 型或 2 型糖尿病的适龄女性接种 HPV 疫苗。推荐肾衰竭接受血液透析的适龄女性在病情允许时接种 HPV 疫苗。对全身脏器功能差、预期寿命有限者不推荐接种。

（4）器官/骨髓移植术后长期服用免疫抑制剂者：建议临床医生与患者共同探讨，根据疾病轻重给予个体化建议。对于预期寿命长的适龄女性，推荐移植1年后接种HPV疫苗；对于预期寿命有限者，不推荐接种。

 ## 误区解读

接种 HPV 疫苗后无须再行宫颈癌筛查

不是的。接种疫苗后仍需常规进行宫颈癌筛查，因为：

1. HPV 疫苗对未暴露于疫苗相关 HPV 型别的人群保护效力较好，但对于存在 HPV 感染或相关疾病危险因素（如多性伴、既往感染过疫苗相关 HPV 型别、免疫缺陷等）的人群有效性降低。

2. HPV 疫苗是预防性疫苗，不能治疗已感染的 HPV 及相关疾病，不能预防所有HPV型别感染，也不能阻止 HPV 感染后疾病的进展。

3. 少数宫颈癌可能与 HPV 感染无关，特别是 HPV 阴性的特殊类型癌。

4. 自 2006 年 HPV 疫苗上市以来，长期随访研究证实了 HPV 疫苗 14 年的保护效力，但目前尚无证据证实 HPV 疫苗有终身保护效力。

5. HPV 疫苗所含型别有限，即使接种了 HPV 疫苗，机体仍处于非疫苗型别 HPV 的感染风险中，因此，接种 HPV 疫苗后仍需继续进行宫颈癌筛查。

小贴士

HPV 疫苗接种是预防 HPV 感染和相关疾病的有效、安全方法。低龄人群接种效果优于高龄人群，性暴露前接种免疫效果最佳。

（高珊珊　张园园）

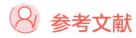 ## 参考文献

马丁,魏丽惠,谢幸,等.人乳头瘤病毒疫苗临床应用中国专家共识[J].协和医学杂志,　2021,12(2):189-201.

第十节

乳房里这个光滑的
小瘤子，会不会癌变

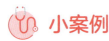

小案例

一位年轻女性来到门诊，焦虑地问："医生，我乳房这里发现一个小瘤子，你快帮我看看！"

医生给她做了相关的体格检查、B超检查等，最后跟她说："这个小瘤子表面光滑、活动度好，结合病史和检查结果，考虑是乳腺纤维腺瘤，瘤体也不大，可以不处理，定期观察吧！"

患者："会不会变成乳腺癌？"

医生："癌变的可能性很小。"

患者："需要手术吗？"

医生："暂时不需要。"

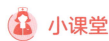

小课堂

一、什么是乳腺纤维腺瘤

乳腺纤维腺瘤（breast fibroadenoma）是最常见的乳腺良性肿瘤，约占乳腺良性肿瘤的75%。本病产生的原因是乳腺小叶内的纤维细胞对雌激素的敏感性异常增高，高发年龄是20~25岁，其次为15~20岁和25~30岁，约75%为单发，少数属多发。

二、乳腺纤维腺瘤有哪些表现

除肿块外，患者常无明显自觉症状。肿块增长缓慢，质似硬橡皮球的弹性感,表面光滑,易推动,月经周期对肿块的大小无明显影响。

三、乳腺纤维腺瘤的诊断

乳房纤维腺瘤的诊断方法包括:临床检查、医学超声检查、乳腺 X 线摄影和病理组织学检查等。但对于妊娠后,特别是绝经后女性,乳房发现无痛性肿块,需要提高警惕,不能轻易诊断乳腺纤维腺瘤,应借助影像学检查与乳腺癌相鉴别,必要时需依据病理组织学检查确诊。

四、乳腺纤维腺瘤的治疗

大多数的乳腺纤维腺瘤只需要持续追踪,其次才是手术治疗。

1. 密切观察、定期随诊　乳房纤维腺瘤极少恶变,发展缓慢,没有症状,不影响生活和工作,可以密切观察、定期随诊。

2. 手术治疗　手术切除是目前治疗乳腺纤维腺瘤唯一有效的方法,应将肿瘤连同其包膜整块切除,以周围包裹少量正常乳腺组织为宜。切除的肿块必须常规送检病理学检查。

观察过程中,如乳房自查或去医院检查,发现纤维腺瘤有增大倾向,或彩色多普勒超声原来显示肿块内无血流信号,现在出现大量血流信号,应手术切除。

乳腺纤维腺瘤患者,备孕前,应进行纤维腺瘤切除术。原因:首先,妊娠、哺乳期体内激素水平会发生显著变化,可能会导致肿瘤体积迅速增大;其次,妊娠期和哺乳期乳腺均不宜进行手术及有创性检查。

青少年巨大纤维腺瘤(幼年性纤维腺瘤)因肿瘤生长快,体积大,对正常乳腺组织产生挤压,应考虑手术切除。

有乳腺癌家族史者可考虑手术切除。

🍹 知识拓展

复查乳腺纤维腺瘤时,彩色多普勒超声检查单上的"BI-RADS 分级"是什么意思

1. BI-RADS 1　阴性。临床上无阳性体征,超声影像未见异常:如无肿块、无结构扭曲、无皮肤增厚及微小钙化等。

2. BI-RADS 2　良性病灶。基本上可以排除恶性病变。根据年龄及临床表现可每6~12个月随诊。如单纯囊肿、乳腺假体、脂肪瘤、乳腺内淋巴结(也可以归为 1 类)、多次复查图像无变化的良性病灶术后改变及有记录的经过多次检查影像变化不大的结节可能为纤维腺瘤等。

3. BI-RADS 3　可能良性病灶。建议短期复查(3~6个月),进一步检查。根据乳腺X线检查积累的临床经验,超声发现明确的典型良性超声特征如实性椭圆形、边界清、平行于皮肤生长的肿块,很大可能是乳腺纤维腺瘤,它的恶性危险性应该小于2%,如同时得到临床、乳腺X线检查或MRI的印证更佳。新发现的纤维腺瘤、囊性腺病、瘤样增生结节(属不确定类)、未扪及的多发复杂囊肿或簇状囊肿、病理明确的乳腺炎症及恶性病变的术后早期随访都可归于该类。

4. BI-RADS 4　可疑的恶性病灶。此级病灶的恶性可能性为2%~95%。评估4类即建议组织病理学检查:细针吸取细胞学检查、核芯针穿刺活检、手术活检提供细胞学或组织病理学诊断。超声声像图上表现为不完全符合良性病变或有恶性特征均归于该类。目前可将其划分为4A、4B及4C。4A类更倾向于良性可能,不能肯定的纤维腺瘤、有乳头溢液或溢血的导管内病灶及不能明确的乳腺炎症都可归于该类,此类恶性符合率为3%~10%;4B类难以根据声像图来明确良恶性,此类恶性符合率为11%~50%;4C类提示恶性可能性较高,此类恶性符合率为51%~94%。

5. BI-RADS 5　高度可能恶性,应积极采取适当的诊断及处理措施。超声声像图恶性特征明显的病灶归于此类,其恶性可能性大于等于95%,应开始进行积极的治疗,经皮穿刺活检(通常是影像引导下的核芯针穿刺活检)或手术治疗。

6. BI-RADS 6　已经活检证实为恶性。此类用于活检已证实为恶性,但还未进行治疗的影像评估。主要是评价先前活检后的影像改变,或监测手术前新辅助化疗的影像改变。

7. BI-RADS 0　评估不完整,需要其他影像学检查(如乳腺X线检查或MRI等)进一步评估。一般常见于两种情况:一种情况是超声检查乳腺内有明显的病灶而其超声特征又不足以作出评价,此时必须借助乳腺X线检查或MRI;另一种情况是临床有阳性体征,如触及肿块、浆液性溢液或乳头溢血、乳腺癌术后及放疗后瘢痕需要明确是否复发等,超声检查无异常发现,也必须借助乳腺X线检查或MRI对乳腺进行评估。

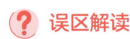 误区解读

患乳腺纤维腺瘤的人更容易得乳腺癌

错。乳腺纤维腺瘤并不会增加个体患乳腺癌的概率。

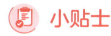

小贴士

乳腺纤维腺瘤的预防

建立良好的生活习惯,保持心情舒畅,控制高脂肪、高热量饮食的摄入,不乱服用外源性雌激素。掌握乳房自我检查方法,养成每月一次的乳房自查习惯,若发现原因不明的乳腺结节,应及时去医院诊断。积极参加乳腺癌筛查。

(郑园园)

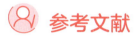

参考文献

[1] 陈孝平,汪建平,赵继宗.外科学[M].9版.北京:人民卫生出版社,2018.
[2] 中国抗癌协会乳腺癌专业委员会.中国抗癌协会乳腺癌诊治指南与规范(2021年版)[J].中国癌症杂志,2021,31(10):954-1040.

第十一节

无意间发现的乳房肿块，我该怎么处理

小案例

一位50岁左右的女性患者出现在医生的诊间,她一脸忧郁:"医生,我无意间发现左侧的乳房上有一个肿块,你快帮我看看,我是不是得了乳腺癌?"

医生:"您是怎么发现这个肿块的?"

患者:"前几天洗澡的时候,无意间摸到的。"

医生:"您有乳房疼痛的感觉吗?"

患者:"好像没有。"

医生："阿姨，您发现问题及时来就诊，做得很对！接下来，请不要太紧张，我会给您做一个乳房触诊，之后再根据情况，我们一起讨论接下来要采取的措施好吗？"

患者："好的。"

小课堂

一、什么是乳腺癌

乳腺癌(breast cancer)是女性最常见的恶性肿瘤之一。在我国占全身各种恶性肿瘤的 7%~10%，呈逐年上升趋势。乳腺癌的病因尚不清楚。其中雌酮及雌二醇与乳腺癌的发病有直接关系，女性进入 20 岁以后乳腺癌的发病率便逐渐上升，45~50 岁时的发病率较高。

乳腺癌的发病与月经初潮年龄早、绝经年龄晚、不孕及初次足月产的年龄晚等均有关。母亲或姐妹中有乳腺癌病史者，发病风险是普通人群的 2~3 倍。另外，环境因素及生活方式与乳腺癌的发病也有一定关系，营养过剩、肥胖、高脂肪饮食等均可增加其发病机会。

二、乳腺癌有哪些表现

乳腺癌早期常见的表现是患侧乳房出现无痛、单发的小肿块；肿块的质地偏硬，表面不光滑，用手触摸时会发现肿块与周围的组织分界不是很清楚，肿块没有滑动感。随着肿块的增大，可引起乳房局部隆起，甚至还会出现患侧乳头扁平、回缩、凹陷，乳房表面皮肤"橘皮样"改变，等等。

某些特殊类型乳腺癌的表现会有所不同，比如炎性乳腺癌和乳头湿疹样乳腺癌，但是这两种乳腺癌都不多见。炎性乳腺癌以局部皮肤的炎症样改变为主：局部皮肤发红、水肿、增厚、粗糙、表面温度升高等。乳头湿疹样乳腺癌主要表现为乳头瘙痒、烧灼感，再逐渐出现乳头和乳晕的皮肤变粗糙、糜烂如湿疹样，进而形成溃疡。

总之，对于无意间发现乳房肿块、乳房表面皮肤异常或乳头乳晕的皮肤破损长久不愈的，都要及时就医，由医生来做最终的诊断和治疗决定。

三、乳腺癌的诊断

病史、体格检查以及乳腺超声、钼靶检查或 MRI 都是乳腺癌诊断的重要依据。乳腺组织的病理学检查是乳腺癌的确诊依据。

完善的诊断除了确定乳腺癌的病理类型外,还需记录疾病发展程度及范围,以便制定术后辅助治疗方案、评价治疗效果、判断预后。现在多采用国际抗癌协会建议的 T(原发癌)、N(区域淋巴结)、M(远处转移)分期法。

四、乳腺癌有哪些治疗方法

乳腺癌的治疗采用的是以手术治疗为主的综合治疗策略。具体有手术治疗、化学治疗、内分泌治疗、放射治疗、靶向治疗等。

(一) 手术治疗

对早期乳腺癌患者,手术治疗是首选,全身情况差、主要脏器有严重疾病、年老体弱不能耐受手术者属手术禁忌。

常见的乳腺癌手术方式有:保留乳房的乳腺切除术、乳腺癌改良根治术、乳腺癌根治术、全乳房切除术、前哨淋巴结活检术及腋窝淋巴结清扫术等,手术方式的选择要结合患者本人的意愿,再根据病理分型、疾病分期及辅助治疗的条件等综合确定。

(二) 化学治疗

化学治疗,简称"化疗",乳腺癌是实体瘤中应用化疗最有效的肿瘤之一,化疗在整个治疗中占有重要地位,包括术后辅助化疗、术前化疗等。术后辅助化疗就是先通过手术尽量去除肿瘤主体,术后再实施化学治疗杀灭残存的肿瘤细胞。术前化疗又称新辅助化疗,多用于局部晚期的病例,目的在于缩小肿瘤,提高手术成功机会等。

(三) 内分泌治疗

乳腺癌细胞中雌激素受体含量高者,称为激素依赖性肿瘤,这些病例对内分泌治疗有效;而雌激素受体含量低者,称为激素非依赖性肿瘤,这些病例对内分泌治疗反应差。因此对激素受体阳性的病例应使用内分泌治疗,对于降低乳腺癌术后复发及转移,减少对侧乳腺癌的发生等存在正面意义。常用的药物有他莫昔芬、阿那曲唑、来曲唑、依西美坦等,但是这些药品的适用人群不同、也具有一定的副作用,故需严格按照专科医生的医嘱开展治疗。

(四) 放射治疗

放射治疗是乳腺癌局部治疗的手段之一。在保留乳房的乳腺癌手术后,放射治疗是重要组成部分,应用于肿块局部广泛切除后给予适当剂量放射治疗。

(五) 靶向治疗

靶向治疗对癌基因表皮生长因子受体 2 过度表达的乳腺癌患者有良好效

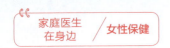

果,可降低其术后的复发转移风险,提高生存期。

误区解读

早期的乳腺癌是局限于乳腺的疾病

错。乳腺癌是一种全身性疾病,已成为业内共识,早期乳腺癌已有血运转移。现代医学重视对乳腺癌生物学行为的研究,通过相关风险基因的检测,来个体化预测乳腺癌患者的复发风险和治疗敏感性,从而确定一个完善的综合治疗方案,综合治疗可以进一步改善乳腺癌患者的生存率。

小贴士

如何预防和早期发现乳腺癌

(一) 预防

控制可改变的乳腺癌特定高危因素,比如促进健康饮食,加强身体活动并控制饮酒、体重过重和肥胖症等,在长时期内控制高危因素可降低乳腺癌的发病率。

(二) 早期发现

早期发现可以改善乳腺癌的结果和存活率,是乳腺癌控制的基石。其中,开展乳腺癌筛查是有效、简便、经济的措施。详见下一节。

(三) 乳房自检

乳房自检是日常乳房保养的重要一环,能提高女性的防癌意识。由于女性月经周期会影响乳房的大小,所以最好固定在每次月经结束那几天做自我检查,养成每个月自我检查乳房的习惯。已停经或切除子宫的女性,则选择在每个月的固定一天检查。乳房自检的方法具体如下。

1. 在镜子前观察自己的胸部,看看是否有以前没发现的状况,如:乳头分泌物、乳头形状改变、皮肤外观改变等。

2. 看着镜子,双手手指在头后方交叉,轻轻从后颈往前压。乳房的形状和上个月看起来一样吗?

3. 看着镜子,双手叉腰。上身微微前倾,双肩和双肘向前。和上个月看起来有何不同?

4. 淋浴时身体抹上香皂,再做以下的检查。举起左臂,用右手的三或四根手指并拢,从左胸外缘开始按压。手指以稳定的压力,依环状滑动,直到最内圈的乳头。要确定整个乳房已经地毯式摸过而无遗漏。再来用同样的方式,检查乳房和腋窝之间的区域,以及腋窝本身。有没有摸到任何皮下的硬块?再轻轻挤压乳头,有分泌物吗? 整个完成后,换成右手举高,用左手检查右边乳房。

5. 走出淋浴间,擦干身体,仰身躺下,重复第 4 部分的检查。

(郑园园)

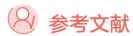

参考文献

[1] 陈孝平,汪建平,赵继宗.外科学[M].9 版.北京:人民卫生出版社,2018.
[2] 中国抗癌协会乳腺癌专业委员会.中国抗癌协会乳腺癌诊治指南与规范(2021 年版)[J].中国癌症杂志,2021,31(10):954-1040.

第十二节

什么是"两癌"筛查

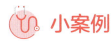

小案例

刘女士最近接到一个电话,说是社区医院让她有空去做"两癌"筛查,她很不解,每年都有定期体检,为什么还让她做"两癌"筛查? 为此她特意来到全科门诊,想问问医生这究竟是什么检查。

全科医师:"两癌"筛查是针对女性的一项检查,包括宫颈癌和乳腺癌方面的检查,现在就让我们具体了解一下吧!

小课堂

一、"两癌"筛查的意义

将这两种危害女性健康的最常见的恶性肿瘤,尽早地排除出来,做到早预防、早诊断、早发现、早治疗。早期发现的乳腺癌及宫颈癌 90% 以上都能治愈,因此对这两种癌症的定期筛查就特别有意义,是保障女性健康重要的"保护伞"。

二、"两癌"筛查政策

我国政府一直高度重视女性"两癌"防治工作,2009 年以来,以农村女性为服务重点,将农村女性"两癌"筛查列入重大公共卫生服务项目,对项目地区 35~64 岁农村女性免费进行"两癌"筛查,取得明显成效。

2009—2019 年,全国累计开展宫颈癌免费检查近 1.2 亿人次,乳腺癌免费检查近 4 800 万人次。仅 2019 年,就为 2 111 万女性提供了免费宫颈癌检查,为 1 753 万女性提供了免费乳腺癌检查。国家"两癌"检查项目产生了明显的辐射效应,地方各级政府不断加大女性"两癌"检查工作支持力度,项目覆盖面逐年扩大,受益人群不断增加。2019 年,"两癌"检查项目已覆盖全国 80%以上县(市、区),15 个省(自治区、直辖市)已实现女性"两癌"检查工作覆盖省内所有县(市、区)。

知识拓展

"两癌"筛查的检查内容包括哪些

检查项目包括妇科、乳腺疾病常规物理检查,阴道分泌物检查,宫颈癌和乳腺癌相关的辅助检查。

(一)宫颈癌检查内容

1. **妇科检查**　包括盆腔检查及阴道分泌物涂片显微镜检查/革兰染色检查。

2. **HPV 检测**　检测包括 HPV 16、18、31、33、35、39、45、51、52、56、58、59、68 等 13 种高危型别,确保检测质量。

3. **液基薄层细胞学检测(thin-prep cytologic test,TCT)**　又称液基细

胞学检查（liquid-based cytology，LBC），对 HPV 检测结果阳性或 HPV 高危分型检测结果为非 HPV 16/18 型阳性，应当进行 TCT，对宫颈细胞进行评价。

4. **阴道镜检查**　对高危型 HPV 阳性合并宫颈细胞学检查结果异常、HPV 高危分型检测 16/18 型阳性、肉眼检查异常等均应进一步进行阴道镜检查。

5. **组织病理检查**　对阴道镜检查结果异常/可疑者进行组织病理学检查。

（二）乳腺癌检查内容

1. **乳腺体检和彩色多普勒超声检查**　对接受检查的所有女性进行规范的乳腺体检，包括视诊和触诊。乳腺彩色多普勒超声检查结果采用乳腺影像报告和数据系统（BI-RADS）。

2. **乳腺 X 线检查**　对乳腺彩色多普勒超声检查 BI-RADS 0~3 级者，应进行乳腺 X 线摄影检查（俗称"钼靶摄影"），检查结果包括 BI-RADS 分级评估报告系统。对乳腺 X 线检查为 0~3 级者，应由副高以上乳腺专科医生综合评估决定随访或其他进一步检查。

对乳腺彩色多普勒超声检查和/或 X 线检查 BI-RADS 分级为 4 级和 5 级者，应自行接受组织病理学检查，检查费用自理。

 ## 误区解读

"两癌"筛查任何时间都可以去

不是的。一般建议避开月经期，最好在月经期后 3~7 天内检查，查宫颈刮片前避免性生活，避免阴道冲洗等。乳腺检查则方便些，但也建议避开月经来潮前 7 天，因为有些乳腺增生患者会在月经来潮前感到乳房胀痛，为了增加检查的精确度，也是建议在月经期后 3~7 天内检查。因为宫颈位置的特殊性，一般是看不到摸不着的，但对于乳腺，可以在查之前先做自我检查，即"一看"：脱去衣服，双手叉腰，面对镜子，检查乳头是否回缩和偏移，乳房皮肤有无酒窝征、橘皮样外观；"二摸"：坐位或仰位，五指并拢用手指掌面及手掌前半部分平放于乳房上触摸（不要抓捏乳房，防止把乳腺小叶误认为肿块），检查乳房内有无肿块及压痛，以及肿块的大小、形状、质地、表面状态、活动度、边界是否清楚；"三挤"：用拇指、示指轻捏乳头看看有无液体溢出。

（高珊珊　郑园园）

参考文献

［1］谢幸,孔北华,段涛.妇产科学［M］.9版.北京:人民卫生出版社,2018.

［2］孙成芳.健康教育对提升女性两癌筛查意愿的作用［J］.中国社区医师,2021,37(14):178-179.

［3］中国优生科学协会阴道镜和宫颈病理学分会(CSCCP)专家委员会.中国子宫颈癌筛查及异常管理相关问题专家共识(二)［J］.中国妇产科临床杂志,2017,18(3):286-288.

55枚